U0626327

人工肝
基础与临床

白浪◎主编

四川科学技术出版社
·成都·

图书在版编目（CIP）数据

人工肝基础与临床 / 白浪主编 . -- 成都：四川科
学技术出版社, 2025. 5. -- ISBN 978-7-5727-1755-0

Ⅰ. R657.3

中国国家版本馆 CIP 数据核字第 2025WR7025 号

人工肝基础与临床

RENGONGGAN JICHU YU LINCHUANG

主　编　白　浪

出 品 人　程佳月
策划编辑　肖　伊
责任编辑　李　栎
助理编辑　王天芳
封面设计　成都编悦文化传播有限公司
责任出版　欧晓春
出版发行　四川科学技术出版社
　　　　　成都市锦江区三色路 238 号　邮政编码 610023
　　　　　官方微信公众号 sckjcbs
　　　　　传真 028-86361756
成品尺寸　170 mm × 240 mm
印　　张　14.75
字　　数　240 千
印　　刷　成都市金雅迪彩色印刷有限公司
版　　次　2025 年 5 月第 1 版
印　　次　2025 年 5 月第 1 次印刷
定　　价　80.00 元

ISBN 978-7-5727-1755-0

邮　　购：成都市锦江区三色路 238 号新华之星 A 座 25 层　邮政编码：610023
电　　话：028-86361770

人工肝基础与临床
编委会

前　　言

　　肝衰竭是由多种因素引起的严重肝脏损伤，导致肝脏合成、解毒、排泄和生物转化功能严重障碍或失代偿，出现以黄疸、凝血功能障碍、肝肾综合征、肝性脑病、腹腔积液（简称腹水）等为主要表现的一组临床综合征。作为全球范围内的危重症，肝衰竭病情进展迅速且死亡率高，尤其在合并多器官功能衰竭或脓毒症时，传统内科治疗手段往往难以逆转病程。人工肝作为肝脏功能替代与再生的核心策略，历经半个多世纪的探索与实践，已从单一的血浆置换技术发展为涵盖非生物型人工肝、生物型人工肝、混合型人工肝的多维度治疗体系，成为肝衰竭救治的"生命桥梁"。然而，随着临床需求的不断升级与精准医学时代的到来，人工肝技术面临诸多挑战如非生物型人工肝对毒素清除的局限性、生物型人工肝的细胞来源与规模化生产的难题、异种移植存在的免疫屏障等问题，均亟待系统性理论与技术突破。

　　本书立足于"基础研究－技术开发－临床转化"的全链条视角，旨在为肝病学、重症医学及生物材料学等多学科从业者提供一部兼具深度与广度的权威参考书。本书以肝衰竭病理生理机制为起点，系统解析人工肝技术的科学基础与临床应用，并探讨再生医学与异种移植等前沿领域，旨在实现以下三大核心目标：通过梳理人工肝技术的分子机制、材料科学与生物力学基础，揭示非生物型吸附材料的作用原理、生物反应器中肝细胞代谢调控规律及组织工程支架的仿生设计逻辑，形成理论整合。此外，对比不同人工肝模式的效能边界，提出混合型人工肝的优化路径，推动技术革新。

本书的编写汇聚了肝病学、重症医学及生物材料学等领域数十位专家的智慧与心血，我们期望本书出版，能够为从事人工肝及相关肝脏疾病研究的科研人员、临床医生及医学生提供全面而系统的参考，促进人工肝技术的进一步推广应用、创新发展，推动我国乃至全球肝脏疾病治疗领域迈向新的台阶，最终造福广大肝脏疾病患者。

　　在本书编写过程中，尽管我们力求内容详实、准确，但由于人工肝领域发展迅速，难免存在疏漏与不足之处，恳请读者批评指正。

白浪

2025 年 5 月于成都

四川大学华西医院

目　录

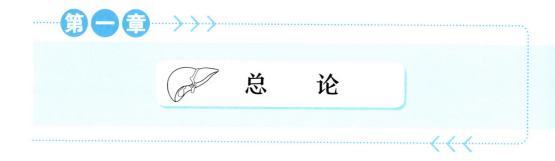

第一章

总 论

第一节 肝衰竭的概念和发病机制

一 肝衰竭的概念

肝衰竭（liver failure，LF），作为临床领域的一项重大挑战，是一种表现为肝脏功能急剧且全面衰退的危重临床综合征。

肝衰竭通常由一系列复杂因素触发，诸如病毒性肝炎的急剧恶化、药物或毒素引起的中毒、自身免疫性肝病的病理性失控、遗传性代谢性疾病，以及由缺血再灌注损伤引起的肝脏损伤等。这些因素的累积效应导致肝细胞发生大量坏死或功能严重受损，进而引发肝脏在合成（如合成白蛋白、凝血因子等）、解毒（如代谢氨、药物及环境毒素等）、排泄（如排泄胆汁酸、胆红素等）及生物转化（如药物代谢、激素灭活等）等方面发生严重障碍或失代偿。

在临床表现方面，肝衰竭的特征性症状明显，且病情进展迅速。凝血机制严重受损使肝脏合成凝血因子的能力急剧下降，从而导致患者出现自发性出血倾向，表现为皮肤黏膜的瘀点、瘀斑及消化道出血等。黄疸的急剧加深和血清总胆红素水平的快速上升，反映了肝脏在胆红素代谢方面的功能严重受损。

肝性脑病作为肝衰竭的严重并发症之一，其临床表现为从轻微的认知障碍到深度昏迷的不同程度的意识障碍，其发病机制涉及氨中毒、假性神经递质形成及氨基酸比例失衡等多因素。此外，腹水、肝肾综合征、电解质紊乱及感染等并发症的出现，进一步加大了病情的复杂性和治疗的难度。

肝衰竭的发病机制

（一）免疫损伤

1. 体液免疫

在肝衰竭，尤其是在急性肝衰竭（acute liver failure，ALF）和亚急性肝衰竭（subacute liver failure，SLF）的病理过程中，已有研究明确指出自身抗体介导的体液免疫损伤的存在。这些自身抗体主要针对可溶性肝抗原，故又称抗可溶性肝抗原抗体，它们在自身免疫性肝炎（AIH）中具有高度特异性。

通过采用高灵敏度的检测技术，如化学发光免疫分析（CLIA）、发光免疫分析（LIA）、酶联免疫吸附分析（ELISA）等，对非对乙酰氨基酚引起的药物性肝炎、乙型肝炎病毒（HBV）引起的肝炎及原因不明的急性肝炎等多种不同病因引起的急性肝衰竭进行检测，普遍发现了自身抗体的存在。这些自身抗体的检测对于 AIH 的诊断具有重要的临床意义，尤其是在血清免疫球蛋白（Ig）G、γ-球蛋白水平的常规检测中。

2. 细胞免疫

1）抗原呈递能力增强

在肝衰竭的病理过程中，机体的抗原呈递能力显著增强。前期研究表明，在 HBV 相关的慢加急性肝衰竭（HBV-acute-on-chronic liver failure，HBV-ACLF）中，血液中的树突状细胞（DC）会聚集到肝脏并被激活。一旦 DC 被激活，它们对抗原的呈递能力会显著增强，进而推动机体免疫反应进入活跃状态。这种增强的抗原呈递能力对于 HBV-ACLF 患者 T 细胞亚群的功能及DC 的激活均有影响，尤其是在中医所称的"虚证"中更为明显。

2）多途径介导的细胞凋亡

细胞凋亡的多途径激活是细胞毒性 T 细胞（CTL）、自然杀伤细胞（NK 细胞）和自然杀伤 T 细胞（NKT 细胞）清除病毒感染肝细胞的主要机制，也是导致肝衰竭中肝细胞大量凋亡和坏死的关键因素。

具体来说，抗原特异性的 CTL 通过多种机制诱导感染 HBV 的肝细胞凋亡，涉及穿孔素/颗粒酶途径（CTL 释放穿孔素和颗粒酶，穿孔素在靶细胞膜上形成孔洞，使颗粒酶能够进入细胞内，从而激活细胞内的凋亡途径）、Fas/FasL 途径（CTL 表面的 FasL 与肝细胞表面的 Fas 结合，触发肝细胞的凋亡信号）和肿瘤坏死因子（TNF）/肿瘤坏死因子受体（TNFR）途径（CTL 分泌 TNF，与肝细胞表面的 TNFR 结合，激活凋亡信号）。随后，非特异性的淋巴细胞和中性粒细胞在数小时内迅速扩增并聚集，形成炎症反应区域，加剧肝脏损伤。最终，CTL 分泌干扰素（IFN）- γ，激活肝内巨噬细胞，引发迟发型超敏反应，导致肝脏进一步损伤。

此外，NK 细胞和 NKT 细胞通过表达 FasL，以及释放 Fas、肿瘤坏死因子相关凋亡诱导配体（TRAIL）和 IFN - γ，正向调节 Fas 和 TRAIL 的释放，导致死亡受体介导的肝细胞凋亡。这些过程共同促进了肝衰竭中肝细胞的大量凋亡和坏死。

3）宿主细胞自身免疫改变

研究发现，激活状态的 T 细胞及病毒感染均能显著提高体外培养的人肝细胞中程序性死亡受体配体 1（PD - L1）的表达水平。PD - L1 与程序性死亡受体 1（PD - 1）共同构成的免疫检查点系统，在调控 T 细胞过度激活中扮演着关键角色。这一系统通过抑制 T 细胞的过度反应，有助于维持免疫稳态。当 PD - 1/PD - L1 这一抑制性信号通路发生障碍时，可能会导致 T 细胞反应失控，进而触发并加快肝衰竭的病理过程。

4）细胞因子变化

细胞因子在肝细胞坏死及肝衰竭发展中扮演着核心角色，并且与肝细胞再生的抑制作用密切相关。具体而言，TNF - α、IFN - γ、白细胞介素（IL）- 6 和 IL - 1 等细胞因子已被证实与肝衰竭的发生有密切的联系。

TNF-α在高水平时能够促进肝细胞的凋亡与坏死，被认为是导致肝细胞损伤的主要细胞因子之一。血液中TNF-α水平的显著升高及肝细胞TNFR1的过度表达均与肝衰竭患者的死亡风险增加有直接关联。

IFN-γ由NK细胞和活化的T细胞产生，其在诱导主要组织相容性复合体（MHC）Ⅰ类抗原表达及刺激TNF-α产生中发挥重要作用。

众多研究已经证实，血清IL-6水平与肝细胞坏死程度相关，且在肝细胞坏死区域内的表达增强。更有研究者认为，血液循环中的IL-6水平可以作为急性/亚急性肝衰竭病情严重程度的一个反映指标。

（二）缺血及缺氧

在肝衰竭的病理过程中，肝脏组织常出现大面积或亚大面积的坏死，伴随着广泛的炎症反应，这些反应导致微血管栓塞和肝血窦结构的破坏，进而引起显著的肝脏微循环障碍。鉴于肝脏是一个代谢活跃且对氧气需求高的器官，它对缺血缺氧损伤极为敏感。在临床治疗中，通过改善肝脏微循环，可以在一定程度上缓解肝衰竭患者的病情，这间接证实了微循环障碍在肝衰竭中的重要性。

缺血缺氧和再灌注通过以下机制导致肝细胞损伤。

（1）缺血缺氧及再灌注引发的线粒体破坏，促进细胞凋亡。

（2）局部代谢废物和门静脉血液中的毒素积累，直接导致细胞损伤和坏死。

（3）活性氧和炎症因子的产生，造成细胞损伤和坏死。

一项回顾性研究显示，预后不良（死亡）的肝衰竭患者病程中乳酸脱氢酶（LDH）水平的升高与降低相比预后良好（存活）的患者有明显的延迟，表现为丙氨酸氨基转移酶（ALT）与LDH比值的下降，提示在肝衰竭过程中存在广泛的肝细胞缺氧现象。另一项研究指出，肝损伤表现出明显的时相动态变化，与此同步的是病程中细胞因子的变化呈现出特征性的"双波峰"模式，即在缺血性损伤的早期，细胞因子基因表达增强，随后逐渐降低；在再灌注后，细胞因子基因表达再次增强，并在再灌注后4小时达到高峰。这些发现强调了细胞因子在肝衰竭发展中的重要作用。

（三）内毒素血症

自 Pfeiffer 于一个世纪前从革兰阴性菌中发现具有生物活性的内毒素（endotoxin）以来，科学界对内毒素的结构与生物学作用进行了广泛而深入的研究。研究已证实，内毒素在革兰阴性菌脓毒症及在急性肝衰竭、失血性休克等基础上发生的内毒素血症的病理生理过程中扮演着至关重要的角色。

肝脏作为清除内毒素和解毒的主要器官，同时也是内毒素攻击的首要靶器官。在肝衰竭状态下，肠源性内毒素血症构成了对机体的第三重严重打击，其产生与内毒素的产生和吸收增加及肝脏灭活内毒素能力下降密切相关。

肠源性内毒素血症通过诱导炎症介质/细胞因子的释放，介导肝细胞的死亡或凋亡。此外，内毒素血症还可以通过引起肝脏微循环障碍，导致或促进肝细胞的大量死亡。

内毒素通过与脂多糖结合蛋白（LBP）结合发挥作用，并经由 CD14、TLR4、NF-κB→TNF-α 信号通路诱导凋亡。研究表明，如果敲除小鼠的 LBP 基因，那么在给予小鼠严重肝损伤性内毒素刺激时，内毒素的损伤效应明显减弱。如果阻断 TNF-α 信号通路，也能够阻断内毒素介导的肝细胞死亡。内毒素脂多糖刺激肝组织后，肝组织分泌 TNF-α、IL-1、IL-10 等增多，这些因子可以诱导肝细胞死亡。

总体而言，内毒素的损伤机制表现在以下几个方面：①降低肝脏腺苷酸和 ATP/ADP 值，导致能量代谢障碍。②下调巨噬细胞表面的清道夫受体表达，降低巨噬细胞的吞噬功能，致使内毒素滞留于体内，导致肝脏微循环障碍。③内毒素与 LBP 形成复合物后，与巨噬细胞表面受体 CD14 结合，使后者释放各种肝损伤因子和细胞因子。④诱导中性粒细胞向肝脏内聚集，并激活中性粒细胞。⑤上调共刺激因子 CD80 与 CD86 在肝细胞表面表达，参与导致大块肝细胞坏死的炎症过程。⑥作用于肝窦内皮细胞及微血管，引起肝脏微循环障碍，导致缺血缺氧性损伤。

1. 内毒素的结构特征

内毒素作为革兰阴性菌外膜的脂多糖成分，由 O-特异性链、核心多糖和脂质 A 三部分构成。这种结构组成使得内毒素成为一个分子不均匀家族，其多糖部分由 O-特异性链及核心多糖组成，而脂质 A 则是内毒素的毒性中心。内毒素分子具有两性分子的特性，在水性环境中倾向于形成聚合体，其相对分子质量为 300 000~1 000 000。这种聚合体的形成是由于内毒素分子的两性分子特性，其中多糖部分提供亲水性，而脂质 A 部分提供疏水性。

O-特异性链是内毒素最外层的多糖结构，由 20~40 个重复的糖基单元组成，每个糖基单元包含 3~7 个糖分子。O-特异性链在内毒素的结构中是最易发生变异的部分，其结构的多样性赋予了不同革兰阴性菌株独特的抗原特性。这一结构是革兰阴性菌株的主要抗原决定簇，具有高度的菌株特异性，能够激发宿主产生针对特定菌株的免疫反应。

核心多糖是内毒素结构中连接 O-特异性链与脂质 A 的关键部分，它由外核区域和内核区域组成。外核区域主要包含己糖和庚糖，表现出较高的糖异构性，某些革兰阴性菌的核心多糖变异主要发生在这一区域的己糖分子上。相比之下，内核区域则相对保守，主要由庚糖和 2-酮基-3-脱氧辛酸（KDO）构成，它在脂多糖的结构中扮演着连接多糖部分与脂质 A 的桥梁角色。在比较革兰阴性厌氧菌与肠杆菌科细菌内毒素的生物活性时发现前者的内毒素活性相对较低，这被认为与内核区域缺乏 KDO 有关。而坏死梭形杆菌的内毒素由于含有 KDO，其活性与肠杆菌科细菌的内毒素相似。

脂质 A 是内毒素结构中的核心成分，由葡萄糖、磷酸盐和脂肪酸组成，构成了内毒素分子中最为保守的区域。脂质 A 是革兰阴性菌株内毒素分子结构中共有的部分，对细菌的生存至关重要，不仅能够将脂多糖锚定在细菌细胞壁的外膜上，还能够发挥内毒素的核心作用。脂质 A 的结构完整性，尤其是双磷酰脂质 A，与内毒素毒性作用密切相关，而单磷酰脂质 A 或其前体则不具备引起发热、局部施瓦茨曼反应（Schwartzman 反应）或致死性休克的能力。目前的研究认为，在内毒素的结构中，脂质 A 和 KDO 是具毒性的部分，它们能够激活机体的免疫系统，诱导机体产生抗体。

2. 内毒素的生物活性

内毒素展现出多样的生物效应，这些效应通常不是内毒素直接与靶细胞相互作用的结果。内毒素主要通过与宿主的单核巨噬细胞系统相互作用，从而使机体分泌多种介质分子，包括细胞因子（如 TNF、IL-1、IL-6、IFN-γ 等）、活性氧（如超氧阴离子、羟自由基、一氧化氮等）及脂质介质［如前列腺素（PG）、血小板活化因子（PAF）等］。这些介质分子随后在局部或通过血液循环传播至全身其他部位并发挥其生物效应。在这些介质分子中，细胞因子在内毒素引起的病理过程中扮演着核心角色，特别是 TNF 和 IL-1，它们通过上调与炎症反应相关的分子（如环氧化酶、一氧化氮合酶和内皮细胞间黏附分子-1）的基因表达，以及调节某些酶（如 LDH 和脂蛋白脂肪酶等）的活性，对多种细胞类型产生影响。

TNF 和 IL-1 的协同作用能够引起血管扩张和白细胞介导的组织损伤，进而可能导致器官功能衰竭。此外，细胞因子还能促进其他炎症介质如 PAF 和 PG 的产生，并激活补体系统。内毒素的这些生物活性主要由其脂质 A 部分介导，破坏脂质 A 结构能使内毒素失活。

在健康人体中，门静脉系统可能含有少量内毒素，这些微量内毒素可能具有免疫调节作用，可增强机体的非特异性免疫反应。然而，在大多数情况下，内毒素的生物活性对人体是有害的，能够引发诸如血管内凝血、低血压、由巨噬细胞介导的恶病质导致的代谢紊乱、黄疸等一系列病理状态。

内毒素的主要活性作用有以下几个方面。

1）致热性

内毒素能够诱导人体和动物产生发热反应。人体对内毒素的发热反应极为敏感，例如，人体仅需注射入 0.005 μg/kg 的伤寒杆菌内毒素即可触发发热反应，而家兔产生相同反应所需的内毒素量则是人体的 10 倍。内毒素引发发热反应的机制主要为其与单核巨噬细胞系统的相互作用，进而导致这些细胞释放内源性致热原，包括 IL-1、IFN-γ、TNF-α 等。这些致热原随后作用于下丘脑的体温调节中枢，引发发热反应。

2）对补体系统的作用

内毒素，尤其是其脂质 A 部分，具备激活补体系统的能力，其激活机制主要包括以下几个途径。

（1）经典途径。此途径由内毒素与 IgG 或 IgM 抗体复合物结合触发，进而激活补体级联反应。

（2）替代途径。内毒素通过替代途径激活 C3，随后触发补体级联反应的后续组分激活。

（3）非抗体依赖的经典途径。内毒素能够直接激活 C1，从而启动补体级联反应，而无须抗体的参与。

补体系统激活后最终形成的攻膜复合物（MAC）能够杀灭并溶解细菌。在激活过程中，各个活化补体片段如 C3a、C5a 等，能够促进巨噬细胞的吞噬作用。此外，C1、C4、C2、C3 等补体成分能够增强对病毒的中和作用。

内毒素通过激活补体系统，增强了机体的防御能力，特别是其能够在不依赖抗体的情况下启动补体活化，这在机体尚未产生特异性抗体的革兰阴性菌感染早期阶段，对机体的先天免疫防御具有重要的生理意义。

3）对凝血系统的作用

内毒素在人体凝血机制中扮演着关键角色，并且与弥散性血管内凝血（DIC）的发展密切相关。内毒素通过以下两种途径影响凝血过程。

（1）内源性凝血途径的激活。内毒素能够激活凝血因子Ⅶ，从而触发内源性凝血级联反应。

（2）外源性凝血途径的激活。内毒素通过激活单核巨噬细胞系统，促使这些细胞释放组织因子，进而启动外源性凝血途径。

通过这两种途径，内毒素不仅能够直接激活凝血级联反应，还能够通过免疫系统的中间环节间接影响凝血过程，从而在 DIC 的发生和发展过程中起到推动作用。

4）对中性粒细胞的影响

内毒素能够显著影响人体血液中中性粒细胞的数量。在实验动物或人体中注射内毒素后，可以观察到中性粒细胞的初始减少，同时伴随着其黏附性的增加，导致中性粒细胞在组织毛细血管床内，尤其是肺毛细血管床中聚集，从而引起血液中中性粒细胞数量增多。

研究发现，向健康人体注射重组肿瘤坏死因子（剂量为 50 μg/m²）后，可以迅速引起粒细胞减少，这种减少在 15 分钟内达到峰值，随后还伴随着淋巴细胞减少。这一现象表明，血液循环中的白细胞数量变化与感染早期内毒素引起的 TNF 释放密切相关。内毒素和 TNF 所诱导的中性粒细胞释放因子，促进了粒细胞从骨髓进入血液循环的过程。这些发现进一步阐明了内毒素在调节人体免疫和炎症反应中的作用，特别是在中性粒细胞动员和血流动力学变化中的关键作用。

5）对淋巴细胞的作用

内毒素具有直接作用于 B 细胞的能力，能够促进 DNA 合成，进而引发 B 细胞的增殖。内毒素作为一种非特异性的 B 细胞有丝分裂原，能够激发 B 细胞的分裂。此外，内毒素还具有免疫原性，能够刺激 B 细胞产生特异性抗体，这一过程独立于 T 细胞的辅助作用，因此内毒素被认为是一种不依赖于胸腺的抗原。

内毒素的促分裂活性主要归因于其脂质 A 部分，而其免疫原性则与核心多糖部分相关。当内毒素经过多黏菌素 B 处理后，其促分裂活性会丧失，但免疫原性可能保持不变，甚至可能增强。

内毒素的这些活性是机体抗感染机制的一部分，同时也与病理生理过程密切相关，它们在调节免疫反应和促进炎症过程中发挥着重要作用。

6）对单核巨噬细胞的作用

单核巨噬细胞是内毒素作用的主要靶点，对内毒素极为敏感，微量的内毒素就能触发这些细胞的反应。内毒素首先与血浆中的 LBP 结合，然后被转运至单核巨噬细胞表面的内毒素受体 CD14 上。这一过程通过信号转导途径激活单核巨噬细胞，促使它们产生大量细胞因子、氧自由基和脂质介质。这些介质的释放可引发一系列炎症反应，进一步促进了内毒素引起的全身炎症反应综合征。

7）对内皮细胞的作用

内毒素在动物模型（如小鼠、家兔、犬等）中，通过静脉注射后，能够在肝脏、肺、肠道、脾脏、肾脏等器官的毛细血管内皮细胞中被检测到。这些内皮细胞在内毒素的作用下会发生损伤，表现为细胞核变形、空泡形成，最终可能导致细胞核消失和内皮细胞从血管壁脱落。

尽管内皮细胞不表达膜结合的 CD14（mCD14），但血浆中的可溶性 CD14（sCD14）能够介导不表达 CD14 的内皮细胞的毒性作用。Frey 等研究者提出，不表达 CD14 的内皮细胞对内毒素的反应依赖于血浆中 sCD14 的存在，即内毒素首先与血浆中的 sCD14 结合形成复合物，进而激活内皮细胞。若同时存在 LBP，则内毒素与 sCD14 的相互作用会更快且更完全。这些发现揭示了内毒素通过与 sCD14 和 LBP 的相互作用，激活内皮细胞并引发炎症反应的机制。

8）引起局部和全身性 Schwartzman 反应

局部 Schwartzman 反应是一种由内毒素引起的非特异性超敏反应。先将伤寒沙门菌滤液注入家兔皮内 24 小时后，再用相同滤液注入家兔静脉内，在 4 小时后，皮内注射处出现出血坏死。此外，皮内注射脑膜炎球菌滤液后再静脉注射大肠杆菌滤液，也能引起类似的反应。这一现象表明，该反应并非由抗原-抗体结合引起，而是革兰阴性菌内毒素导致的注射部位血管通透性增加、血细胞黏附、血浆渗出。静脉注射内毒素引起大量血细胞聚集在初次注射部位，使病变加重，产生出血坏死性炎症。在内毒素血症影响肝脏时，也可观察到类似的局部 Schwartzman 反应。全身性 Schwartzman 反应，即 DIC，涉及内毒素对 DIC 形成的三个基本因素（血流缓慢、代谢性酸中毒、凝血物质的过量形成）的影响。

9）引起代谢紊乱

内毒素激活单核巨噬细胞后，能够诱导大量细胞因子的产生，如 TNF-α 等，这些细胞因子的释放常导致代谢紊乱，并可能引起恶病质样表现。具体而言，内毒素通过与单核巨噬细胞表面的 CD14、TLR4 等受体结合，触发信号转导途径，激活转录因子，从而调节多种基因的表达，促使细胞因子和炎症介质的大量产生。这些炎症介质不仅参与内毒素的生物效应，还影响细胞代谢，最终可能导致细胞死亡和脏器功能受损。

内毒素引起的代谢紊乱涉及多个方面，包括刺激肾上腺素分泌增加，导致肝糖原、肌糖原分解，表现为高血糖，随后可能因肝糖原及肌糖原的消耗和代谢障碍转变为低血糖状态。此外，内毒素还可能影响葡萄糖-6-磷酸酶的表达和活性，进一步干扰糖代谢。这些代谢紊乱不仅反映了体内激素分泌异常和疾病的严重程度，还与死亡率及并发症的增加密切相关。因此，内毒素通过激活单核巨噬细胞和诱导细胞因子产生，对机体的代谢平衡和炎症反应产生深远的影响。

10）对肝脏的影响

内毒素对肝脏的损伤作用是多方面的，内毒素通过诱导炎症介质的产生，对肝细胞功能产生显著影响。具体而言，内毒素能够降低约90%的肝细胞基底外侧膜钠离子牛磺胆酸共转运蛋白（NTCP）的表达，以及降低约50% Na^+ - K^+ - ATP 酶的活性，从而引起肝内胆汁淤积性黄疸。此外，内毒素还在肝脏引起局部缺血性坏死。

近年的研究表明，内毒素在引起肝实质细胞损伤方面起着相当重要的作用。内毒素激活的巨噬细胞产生的主要炎症介质 TNF - α，通过一种不同于 Fas 系统的途径引起肝细胞凋亡。通常，IL - 1 对 TNF - α 有协同作用，随后 TNF - α 和 PAF 可激活中性粒细胞并定向至病理性肝细胞，最终引起肝脏的严重损伤。这些过程揭示了内毒素通过影响肝脏的胆汁分泌和细胞凋亡，进而导致肝脏损伤的复杂机制。

11）其他作用

内毒素还有许多其他作用，如内毒素可作用于下丘脑 - 脑垂体 - 肾上腺素系统，对内分泌产生影响，如使血小板凝集、破裂，促使血管内凝血；抑制心肌收缩；导致流产、早产、死胎；抗辐射作用；作为免疫佐剂，增强免疫效果等。

3. 内毒素的检测

鲎试验，也称为鲎变形细胞溶解物试验（limulus amoebocyte lysate test，LAL 试验），是一种广泛应用于临床的内毒素检测方法。该试验基于内毒素能够触发鲎血液凝固的特性，而鲎血液凝固的所有因子均源自鲎血液中的多功能单一细胞——变形细胞。因此，从鲎血液中提取并制备的鲎试剂被广泛用于检测不同样本中的内毒素，包括食品、水源、药品、医疗器械及动物和人体体液等样本中的内毒素。

LAL 试验利用鲎试剂与微量内毒素发生反应，形成固态状凝胶，实现内毒素的检测。内毒素的脂质 A 是激活鲎试剂的活性部位。鲎试剂中含有 C 因子、B 因子、凝固酶原和凝固蛋白原等 12 种参与连锁反应的成分。在特定条件下，微量内毒素能激活鲎试剂中的 C 因子，引发一系列连锁反应，最终导致凝胶的形成。

经典的 LAL 试验方法是凝胶法，因其操作简单、无须特别仪器而得到广泛应用，但该法的终点判断主观性强，主要用于半定量测定。随着技术的发展，一些新型的 LAL 试验方法被开发出来，包括浊度法、放射免疫电泳法（RIE）、ELISA、基质显色定量法、毛细管法、干法等。

李兰娟等对凝胶法、毛细管法、干法和基质显色定量法四种方法进行比较研究，认为基质显色定量法在灵敏度、特异性和精确性方面均优于其他三种方法。基质显色定量法是目前广泛应用的 LAL 试验方法。免疫学方法如 RIE 及 ELISA 的灵敏度都比凝胶法高 10 倍以上，且不受血浆色素和混浊物的干扰，因此特别适用于内毒素的检测。这些方法的发展和应用，提高了内毒素检测的准确性和可靠性，对临床诊断和治疗具有重要意义。

（四）肠道微生态失衡

肝脏与肠道在解剖结构和功能上存在密切联系，这种联系在维持机体内外环境稳定中扮演着关键角色。在正常生理状态下，肝脏具有清除肠道来源的多种毒素的能力，包括内毒素、氨、吲哚、酚类、短链脂肪酸及假性神经递质前体等。肝脏不仅能清除这些毒素，还能清除肠源性细菌和真菌。然而，当肝脏功能严重受损时，肠道微生态会发生显著变化，肠道屏障功能受损，导致肠道细菌及其代谢产物（如内毒素）通过细菌易位途径大量进入肠外器官，包括血液。这种过度的细菌和内毒素易位会激活机体免疫系统，引发异常免疫反应，导致肝细胞大量凋亡和坏死，从而加重肝脏损伤，并可能引发全身炎症反应综合征甚至多器官功能衰竭。此外，动物实验研究显示，肠道菌群和内毒素对肝脏库普弗（Kupffer）细胞的数量增加及功能的完善起着重要作用。因此，肝脏不仅与肠道微生态关系密切，而且在维持人体整体生态平衡中发挥着至关重要的作用。

1. 肝脏的微生态基础

1）肝脏细胞功能与肠道微生态

肝脏作为人体最大的腺体器官，由多种类型细胞组成，包括肝细胞、Kupffer细胞、肝星状细胞、内皮细胞和隐窝细胞等。肝脏功能的实现依赖于这些实质细胞与非实质细胞的协同作用，并且与肠道微生态紧密相关。

肝细胞是肝脏中的主要细胞类型，负责执行肝脏的大部分功能，包括合成代谢、解毒和排泌等。在正常生理状态下，肠道吸收的营养物质在肝脏中被代谢，合成人体所需的白蛋白、糖类、脂肪、胆固醇和凝血因子等物质，并将肠道菌群中腐败菌产生的有害物质转化为无害物质，供机体利用或排到体外。

肝细胞合成凝血因子的过程与肠道微生态密切相关。肝脏合成具有生物活性的凝血因子需要维生素K依赖性羧化酶的参与。人体所需的维生素K主要由肠道细菌合成。无菌动物研究表明，缺乏维生素K会导致严重的凝血异常，而补充维生素K或引入合成维生素K的肠道菌群可以显著改善维生素K缺乏症。临床研究也证实，使用广谱抗生素清除肠道菌群后可能导致维生素K缺乏和肠道出血。

肝细胞对肠源性有害物质具有解毒作用。肠道菌群中的腐败菌，如类杆菌、韦荣球菌、梭菌和大肠杆菌等，可将未被吸收的蛋白质转化为组胺、尸胺、腐胺、酪胺等物质，同时产生苯酚、吲哚、甲基吲哚、硫化氢和氨等有害物质。这些物质大部分随粪便排出，但少量被吸收后通过门静脉进入肝脏，在肝脏中被解毒，避免引起机体中毒。当肝脏功能异常或门静脉高压时，这些物质可能直接进入体循环，引起中毒，尤其在急、慢性肝衰竭中表现明显。

Kupffer细胞是肝脏的专职吞噬细胞，能够清除来自肠道的内毒素、细菌和真菌。Kupffer细胞的分化和发育依赖于肠道正常菌群的存在。在无菌动物中，Kupffer细胞的数量明显少于普通动物。当无菌大鼠通过肠道接触内毒素或细菌后，肝脏Kupffer细胞的数量可以恢复到正常水平。在Kupffer细胞与肝实质细胞的共培养系统中，Kupffer细胞对内毒素的敏感性显著增加。至于其他非实质细胞如肝星状细胞和隐窝细胞与肠道微生态的关系尚不完全清楚。

肝星状细胞主要参与肝纤维化过程，研究表明，在酒精性肝炎中，肠源性内毒素可能通过细胞因子网络启动肝纤维化过程。

2）肝脏血液供应与肠道微生态

肝脏具备独特的双重血液供应系统，其血流量为 1 200～1 400 mL/min，其中约25%来源于肝动脉，75%来源于门静脉。门静脉携带从肠道吸收的丰富的营养物质，同时携带肠道细菌产生的代谢产物，甚至包括肠道细菌。在生理状态下，门静脉中含有微量的肠源性内毒素及极少量的肠道易位细胞，这一现象被认为是一种重要的生理现象。少量的肠源性内毒素能够刺激肝脏Kupffer细胞，使其保持"觉醒"状态及较强的吞噬功能。

当前研究认为，内毒素的生成和吸收增多是导致肝硬化合并内毒素血症的重要机制。临床研究显示，给予肝硬化患者抗菌药物后，体循环中的高动力循环状态也得以纠正，这表明内毒素血症是造成和维持肝硬化高动力循环的重要因素。多项研究揭示，内毒素通过刺激一氧化氮的合成来发挥作用。

3）肝肠循环与肠道微生态

肝肠循环是一个复杂的生物化学过程，涉及肝脏的结合反应和肠道菌群的去结合反应，以及肝脏的氧化反应和肠道菌群的还原反应的相互作用。肝脏的生物化学反应依赖于分子氧，可促使化合物氧化；而肠道菌群则依赖于无氧环境，多数微生物以分子而非氧作为最终的电子受体。胆汁酸、尿素、激素、药物等物质均可参与肝肠循环。肠道微生态的平衡对于维持胆汁酸的肝肠循环至关重要。肠道微生态失衡可能导致胆汁酸代谢异常。例如，在小肠细菌过度生长的情况下，肠道内的细菌可能使结合型胆汁酸提前去结合，产生大量游离的胆汁酸。当肠腔中结合胆汁酸的浓度低于形成正常混合微粒所需的水平时，可能会引发脂肪泻。肠道细菌含有尿素酶，能将尿素转化为二氧化碳和氨，并利用部分氨中的氮来维持自身的生存，而大部分氨则通过门静脉吸收入肝脏，在肝脏重新合成尿素，完成尿素的肝肠循环。

肝功能不全或门静脉高压的患者常伴有肠道微生态失衡，产酸的有益菌减少而产脲酶的肠杆菌过度生长，导致氨的产生量大大增加。肝脏若不能有效处理这些氨或通过门 – 腔静脉吻合支直接进入体循环，可能引起高血氨症，甚至肝性脑病。

2. 肝病与肠道微生态

肝脏与肠道在解剖学和功能上构成了一个紧密联系的消化系统整体。在肝硬化和重型肝炎患者中，肠道微生态失衡和肠道感染的发生率较高，这些患者常表现出恶心、呕吐、腹泻等症状，同时也可能伴有便秘，甚至出现消化道出血及肠功能衰竭等严重并发症。反之，肠道的异常状况也能通过破坏肠道微生态平衡而加剧肝脏疾病，形成恶性循环，进一步影响肝脏功能。这种相互作用和影响，即所谓的肠肝轴，在调节胃肠道健康和疾病中起着至关重要的作用。

肝脏的血液大多（约75%）来自肠道回流血，肠道回流血携带肠道中的细菌产物、环境毒素和食物抗原等，因此肝脏与肠道之间存在最直接的关系。人体肠道微生态中的微生物不仅参与调控肠道内的免疫反应，还参与调控肝脏等器官的免疫反应，从而使得肠道微生态与肝脏免疫密不可分。

1）肠道正常微生态

肠道微生物群落的构成可划分为三个主要部分：①生理性细菌。这部分细菌与宿主共生，主要由专性厌氧菌组成，它们是肠道中的优势菌群，如双歧杆菌、类杆菌、优杆菌和消化链球菌等，它们构成了黏膜菌群的主要部分，并在宿主的营养吸收和免疫调节中发挥重要作用。②条件致病菌。这些细菌与宿主共栖，以兼性需氧菌为主，属于肠道中的非优势菌群，如肠球菌和肠杆菌，它们在肠道微生态平衡时通常无害，但在特定条件下可能表现出侵袭性，从而对宿主造成潜在的危害。③病原菌。这部分细菌大多数是暂时性菌种，长期定植的机会较少。在肠道微生态平衡状态下，这些细菌的数量较少，不足以引起疾病。然而，当它们的数量超出正常水平时，可能会引起宿主的疾病，如变形杆菌、假单胞菌和产气荚膜梭菌等，在数量异常增多时可能导致宿主发病。

在正常情况下，肠道微生态处于平衡状态，生理性细菌并不致病。由肠道菌群、肠道黏液层、肠上皮细胞层和肠道免疫系统共同组成肠道屏障，防止肠腔内有害物质穿透肠黏膜进入体内其他器官组织。

（1）肠道菌群。肠道中的专性厌氧菌，如双歧杆菌，通过磷壁酸介导的黏附机制，定植于肠上皮细胞表面，进而形成生物膜屏障。这一屏障通过竞争性抑制作用，阻止肠道内源性（尤其是肠杆菌科细菌）及外源性潜在致病菌与肠上皮细胞的结合，有效抑制了这些微生物的定植和增殖。

此外，双歧杆菌和乳酸杆菌等益生菌通过多种机制发挥生物拮抗作用，它们通过竞争营养物质、产生酸性代谢产物（如乙酸、乳酸、短链脂肪酸等）来降低肠道局部的 pH 值和氧化还原电位，与致病菌争夺营养资源，从而抑制致病菌的生长。

因此，肠道的正常菌群在构建肠道的第一道防线，即物理屏障和生物屏障方面发挥着重要作用。

（2）肠道黏液层。肠道黏液层是由肠道杯状细胞和肠上皮细胞分泌的黏蛋白构成的，这些黏蛋白含有大量水分，形成凝胶状物质覆盖在肠腔表面，同时包含 sIgA。黏蛋白的碳水化合物结构具有特殊的生态位点，能够为细菌提供黏附的结合位点。这些结合位点可以与肠上皮细胞上的相应位点竞争，从而阻止细菌（特别是潜在致病菌）与肠上皮细胞的结合，使细菌保持在黏液层中，便于通过肠道蠕动将其清除。

普遍认为，黏液层为专性厌氧菌提供了适宜的生态环境，促进了它们的生长；同时，双歧杆菌和乳酸杆菌等益生菌不仅不会降解黏蛋白，还能促进黏蛋白的分泌，并抑制大肠杆菌、产气荚膜梭菌等有害菌对黏膜和肠上皮细胞的黏附。

（3）肠上皮细胞层。肠上皮细胞层是肠道屏障的关键组成部分，主要由肠上皮细胞及其之间的紧密连接构成，这些紧密连接能阻止细菌和大分子毒素等物质穿过。紧密连接由多种蛋白质组成，包括闭合蛋白（occludin）和密封蛋白（claudin）等。

近年的研究发现，肠上皮细胞展现出类似巨噬细胞的功能，能够吞噬并杀灭细菌，这些细胞被称为非专业巨噬细胞。肠上皮细胞源自隐窝的多能干细胞，其生命周期为 6～7 天，具有快速的更新速率。肠道菌群的组成对肠上皮细胞的分化具有影响，并且这种影响与细菌的数量有明显的依赖关系，即细菌数量需达到一定阈值（$\geqslant 1 \times 10^7$ CFU/mL）才能对肠上皮细胞的分化产生显著影响。无菌动物实验表明，在引入单一段丝状细菌后，隐窝细胞分化速度加快，肠绒毛处肠上皮细胞与杯状细胞的比例增加。体外研究也证实，双歧杆菌、乳酸杆菌及其代谢产物能够促进肠上皮细胞 DNA 合成，从而促进肠上皮细胞的增殖。肠道中的专性厌氧菌通过产生丁酸为肠上皮细胞提供营养，支持其生长。此外，肠道中的有益菌可通过增强肠上皮细胞间的紧密连接，提升肠上皮细胞层的屏障功能。这些发现强调了肠道菌群与肠上皮细胞之间相互作用的重要性，以及它们在维持肠道屏障完整性中的关键作用。

（4）肠道免疫系统。肠相关淋巴组织（GALT）是肠道免疫系统的关键组成部分，包括分布于肠道的集合淋巴结，如派尔集合淋巴结，它们是免疫应答的诱导和激活部位，而弥散性免疫细胞则构成了肠黏膜免疫的效应部分。

GALT 在防御机制中扮演着重要角色，特别是在阻止细菌黏附和细菌易位方面。由 B 细胞分化成的浆细胞产生的 sIgA 是肠道免疫屏障的重要组成部分。sIgA 位于黏液层，能够通过与细菌细胞壁上的抗原决定簇结合，包裹细菌，从而抑制细菌对肠上皮细胞的黏附，发挥免疫排斥作用。研究已经证实，双歧杆菌和乳酸杆菌均能促使肠道 GALT 产生 sIgA。此外，研究还发现特定菌株的双歧杆菌和乳酸杆菌对小鼠的 PP 细胞具有较强的丝裂原活性，能够促进 PP 细胞的增殖。

2）肝病时肠道微生态的变化

在肝病状态下，特别是在肝硬化和肝衰竭的情况下，患者常表现出显著的消化道症状，如恶心、呕吐及食欲显著下降。这些症状可能导致肠道菌群营养底物不足，进而引发肠黏膜萎缩和肠黏膜屏障的损伤。由于肝功能不全和肝脏合成功能的下降，血浆中的白蛋白水平急剧下降，这增加了水肿的风险，如腹水的形成。此外，胆汁分泌不足导致肠道内胆盐的缺乏、肝脏结构的改变和门静脉高压的形成，导致胃肠道淤血和缺氧，从而出现门静脉高压性胃病及肠病。由于肝脏合成凝血因子减少，加上胃肠道淤血，在临床上为了防止上消化道出血，常预防性或治疗性地使用止酸剂，如奥美拉唑等。这些因素的存在均可导致肠道微生态失衡，影响肠道菌群的稳态。

通过高通量测序技术对细菌 16S rRNA V3 区进行测序及利用荧光定量 PCR 方法对肠道主要菌群进行定量分析发现，肝硬化患者肠道菌群结构与正常对照存在显著差异，并且肠道微生态失衡程度与肝功能分级有一定相关性，在蔡尔德－皮尤（Child－Pugh）分级为 C 级的患者中，肠道微生态失衡表现得最为明显。

肝硬化患者与健康人相比，细菌在门分类的水平上，肠道拟杆菌门比例明显下降，而蛋白质细菌门和梭杆菌门比例明显增加；细菌在科分类的水平上，肝硬化患者肠道杆菌科及链球菌科比例显著增加，毛螺菌科比例明显下降。

此外，肠道毛螺菌比例随着患者 Child－Pugh 分级增加而逐渐降低，提示毛螺菌可能有潜在的益生菌功能，对机体有一定的保护作用。

研究还发现，肝硬化患者肠道中的双歧杆菌也显著增加。在肝硬化患者组中，大肠杆菌毒力基因的拷贝数和检出率、肠源性微生物毒力基因的多样性指数也明显高于慢性乙型肝炎患者组及健康对照组。

急性肝损伤可造成显著的肠道菌群紊乱，并且其菌群结构特征与沙门菌感染导致的肠道菌群紊乱结构特征显著不同。机体尤其是肠道 Th17/Treg 细胞平衡及相关的细胞因子网络参与了急性肝损伤和肠道菌群紊乱的发病过程。在急性肝损伤大鼠模型中，肠道菌群改变会影响肝损伤的严重程度。

口服益生菌及庆大霉素能够明显减轻肝损伤，降低脏器的细菌易位及血清细胞因子（如 TNF－α、IL－6、IL－10 和 IL－12）水平，另外，内毒素水平也出现轻度降低。益生菌的服用可能通过对 Th17/Treg 细胞平衡的调节来改善肠道免疫屏障和机体免疫功能，可在一定程度上保护肝功能。口服肠炎沙门菌则能升高机体的炎症反应水平。

不同程度的肠道菌群改变对预防或加快肝损伤进程有着不同的影响，改变的肠道菌群通过细菌易位、内毒素和局部炎症反应导致细胞因子释放三个方面对肝损伤产生影响。

在肝缺血再灌注大鼠模型中，揭示了急性门静脉高压大鼠回肠末段肠道菌群的显著变化。具体而言，与正常对照组相比，肝硬化患者组的肠道菌群组成发生了明显改变，其中双歧杆菌和乳酸杆菌的数量显著减少，而肠球菌的数量显著增加，肠杆菌也呈现出增加的趋势。这些变化不仅局限于肠道，细菌易位至肠系膜淋巴结、肝脏、脾脏等器官的发生率也呈现出增加的趋势，尤其是易位至肾脏的发生率增加更为显著。

　　肝缺血再灌注引起的急性门静脉高压不仅损伤了肠道的机械屏障，还由于肠道厌氧菌的减少而破坏了肠道的菌膜屏障，这增加了肠道细菌易位及肠源性内毒素血症的发生风险。这些发现强调了肠道微生态失衡在肝病进展中的重要性，并揭示了肠道菌群变化与肝功能分级之间的相关性，特别是在Child-Pugh分级为C级的患者中，肠道微生态失衡表现得最为明显。

　　对慢性重型肝炎患者的粪便菌群进行定性定量分析发现，患者肠道中的总菌量减少，其中专性厌氧菌和类杆菌等显著减少，如双歧杆菌，特别是假小链双歧杆菌和青春双歧杆菌，减少更为显著；兼性厌氧菌如肠杆菌、肠球菌和酵母菌等显著增加，表明存在肠道微生态失衡。肝移植患者，其肠道中假小链双歧杆菌、青春双歧杆菌、短双歧杆菌的检出率显著低于健康人群。此外，肝移植患者的肠道双歧杆菌多样性也显著低于健康人群。

　　进一步研究肝硬化患者肠道乳杆菌的分子生态结构，发现肝硬化患者和肝移植患者肠道中乳杆菌种群的两个主要变化是鼠李糖乳杆菌的细菌量显著降低及副干酪乳杆菌的检出率显著降低。这些结果表明，肝硬化患者和肝移植患者肠道中的乳杆菌种群生态结构存在显著异常。此外，在肝硬化患者中，肠道内源性革兰阴性菌毒素基因、大肠杆菌菌毛和非菌毛黏附物毒力因子基因的检出率较慢性肝炎及健康人群显著增加，这与肝硬化患者肠道革兰阴性肠杆菌过度生长的情况相吻合。

第二节　肝衰竭的治疗

　　肝衰竭的治疗主要包括三个方面：内科综合治疗、人工肝治疗及肝移植治疗。治疗原则在于早期诊断和干预，实施针对性的病因治疗和多模式治疗，并积极预防和控制并发症，以维持或支持器官功能的稳定。在治疗过程中，应持续监测病情变化，强化监护措施，并在必要时及时整合人工肝治疗、桥接肝移植，以降低死亡率。

一　内科综合治疗

（一）一般支持治疗

（1）卧床休息，减少体力消耗，减轻肝脏负担，在病情稳定后适当加强运动。

（2）加强病情监护。对患者进行精神状态的评估，监测生命体征，并详细记录体重、腹围及大小便的变化。建议进行全面的病因和病情评估，包括但不限于以下实验室检查：国际标准化比值（INR）、凝血酶原时间（PT）、纤维蛋白原、LDH、血常规、血糖、血脂、电解质水平、血肌酐、尿素氮、血氨、动脉血气分析、乳酸水平、内毒素水平、与肝衰竭相关的病原微生物检测、铜蓝蛋白水平、自身免疫性肝病相关抗体。此外，还应包括肝脏影像学检查，如超声、计算机体层扫描（CT）或磁共振成像（MRI）等，以评估肝脏结构和血管状况。对于门静脉高压患者，应考虑进行胃镜检查以评估食管静脉曲张的风险。在有条件的情况下，可以进一步进行血栓弹力图或旋转式血栓弹力计检测、凝血因子 V 和 VI 水平测定、人类白细胞抗原（IILA）分型检测及通过间接测热法测定静息能量消耗（REE），以更全面地评估患者的凝血状态、免疫反应和营养状况。

（3）推荐对肝衰竭患者进行全面的营养评估，以识别营养不良的类型和严重程度，并据此制订个性化的营养支持计划。营养支持的目标是依据患者的疾病特点、营养状况和消化吸收能力，逐步实现能量摄入达到每日 1.3 倍 REE 或（30~35）kcal[①]/（kg·d）。首选的营养支持途径是经口摄食，推荐采用分餐制和夜间加餐策略，并补充必要的维生素和微量元素。在无法通过经

---

① 1 kcal≈4.18 kJ。

口摄食满足营养需求的情况下，可考虑肠内营养支持或肠外营养支持。

（4）积极纠正低蛋白血症，补充白蛋白或新鲜血浆，并酌情补充凝血因子。

（5）监测血气分析和乳酸水平，纠正水电解质紊乱及维持酸碱平衡。

（6）注意消毒隔离，预防医院感染的发生。

（二）对症治疗

1. 抗炎护肝药物的应用

推荐使用具有抗炎、抗氧化、解毒、利胆和肝细胞膜修复与保护作用的药物，如异甘草酸镁、水飞蓟素、还原型谷胱甘肽、腺苷蛋氨酸及多烯磷脂酰胆碱等。这些药物通过不同的机制发挥作用，如通过抑制炎症反应、清除活性氧、解毒、免疫调节、调节能量代谢，以及改善肝细胞膜的稳定性、完整性和流动性，从而减轻肝脏组织损伤，促进肝细胞修复与再生，减少肝内胆汁淤积，并改善肝功能。

2. 调节肠道微生态

越来越多的研究证据表明，肠道菌群在肝脏疾病的发病机制中扮演着重要角色。在肝衰竭患者中，肠道微生态失衡的现象普遍存在，特征为肠道中的乳酸杆菌、双歧杆菌等有益菌数量减少，而韦荣球菌、链球菌等条件致病菌数量增多。这种失衡可能导致继发感染和肝性脑病的发生。

应用肠道微生态调节剂，如双歧杆菌、乳酸杆菌、戊糖链球菌等益生菌，乳果糖等益生元，以及合生元，可以改善肝衰竭患者的肠道微生态，维持肠道微生态平衡，减少继发感染，降低肝性脑病患者的血氨水平，并改善肝衰竭患者的心理状态，从而改善肝衰竭患者的预后。

粪便菌群移植作为一种新兴的治疗手段，能够快速重建健康、平衡肠道微生态，恢复肠道功能，减少感染风险，改善肝功能，为肝衰竭尤其是肝性脑病的治疗提供了新的方向。因此，建议肝衰竭患者尽早开展肠道优势菌群检测，以便及时发现肠道微生态失衡，为及时干预提供科学依据。

（三）病因治疗

明确肝衰竭的病因对于指导临床治疗和预后评估至关重要，这涉及识别疾病的具体原因和诱发因素。对于病因尚不明确的肝衰竭患者，应积极进行病因学调查，以便能够采取正确的治疗措施。

二 人工肝治疗

人工肝治疗是肝衰竭治疗的一种有效方法，它通过模拟体外的机械、理化和生物系统来清除血液中的有害物质，补充必需物质，改善患者的内环境，从而暂时替代肝脏的部分功能。这种治疗为肝细胞的再生和肝功能的恢复提供了条件，同时为患者争取时间，等待肝移植的机会。

（一）适应证

（1）各种病因引起的急性肝衰竭、亚急性肝衰竭和慢加急性肝衰竭 COSSH 分级 1~2 级（早期、中期）的患者；COSSH 分级 3 级（晚期）的慢加急性肝衰竭患者，因其病情重、并发症多，应权衡利弊，慎重进行人工肝治疗，积极寻求肝移植的机会。

（2）肝移植术前等待肝源、肝移植术后发生排异反应及移植肝无功能的肝衰竭患者，ABO 血型不相容肝移植围手术期脱敏治疗的患者。

（二）相对禁忌证

（1）活动性出血或 DIC 者。

（2）对治疗过程中所用耗材、血制品或药物等严重过敏者。

（3）血流动力学不稳定者。

（4）心脑血管意外所致梗死，存在血流动力学不稳定者。

（5）血管外溶血者。

在临床实践中，尽管存在相对禁忌证，但当患者的病情确实需要治疗时，经过与患者或其家属的充分沟通并取得知情同意后，选择相对安全的治疗模式进行治疗仍然是可行的。

三 肝移植治疗

肝移植治疗是治疗各种原因引起的终末期肝衰竭的有效方法之一。它适用于那些经过积极的内科综合治疗及人工肝治疗后，病情仍未见好转或无法恢复的患者。

（一）适应证

（1）对于急性/亚急性肝衰竭、慢性肝衰竭患者，终末期肝病模型（model for end - stage liver disease，MELD）评分是评估肝移植的主要参考指标，MELD 评分在 15 ~ 40 分的患者最适合进行肝移植。此外，超紧急状态患者拥有供肝分配最高优先级。

（2）对于慢加急性肝衰竭患者，经过积极的内科综合治疗及人工肝治疗后 CLIF - C 分级为 2 ~ 3 级的患者，建议尽早行肝移植；在 AARC 评分中，慢加急性肝衰竭 Ⅰ ~ Ⅱ 级治疗 1 周内 AARC 评分无下降的患者和慢加急性肝衰竭 Ⅲ 级患者应优先行肝移植治疗。

（3）对于合并肝癌的肝衰竭患者，优先选择肿瘤无大血管侵犯及肝外转移，肿瘤累计直径≤8 cm，或肿瘤累计直径 >8 cm、术前甲胎蛋白（AFP）≤400 ng/mL 且组织学分级为高/中分化的患者。

（4）对于合并严重肾损伤或终末期肾病的肝衰竭患者，可考虑肝肾联合移植。

（二）禁忌证

（1）严重脑水肿并发脑疝者。

（2）严重循环功能衰竭，对血管活性药物剂量增加无反应者。

（3）有持续严重的感染、细菌或真菌引起的败血症、感染性休克、活动性肺结核者。

（4）合并存在肝外弥漫多发未控制的恶性肿瘤者。

（5）合并存在未控制的严重精神疾病者。

第三节　人工肝的概念和分类

　人工肝的概念

目前，肝衰竭的治疗措施主要包括内科综合治疗、人工肝治疗及肝移植治疗。仅接受内科综合治疗的患者病死率较高，肝移植虽疗效确切，但受到高昂的医疗费用、肝源的极度短缺及移植后的一系列并发症等因素的限制，导致肝移植无法在我国广泛开展。人工肝的出现为肝衰竭的治疗这一难题开辟了新路径。

人工肝作为一种高度集成的医疗手段，利用精密的体外机械装置、先进的理化处理技术或生物反应器系统，实现了对因肝功能严重受损而在体内积聚或过量产生的有害物质的有效清除。这种治疗手段不仅有效减轻了肝脏的解毒负担，而且模拟了肝脏的自然合成与代谢功能，向患者体内补充了必需物质，如蛋白质；全面调节和恢复患者的水电解质平衡与酸碱平衡，优化了患者的内环境状态，同时为自体肝细胞再生创造时间和机会。

对于等待肝移植的患者，人工肝提供了一种有效的过渡期的治疗方案，能够在供体肝脏找到之前持续提供基本的肝脏功能支持，确保患者在等待肝移植期间维持稳定的生命状态，为成功接受肝移植手术打下坚实的基础。因此，人工肝不仅是肝衰竭患者的重要治疗选择，更是连接生命希望与康复之路的关键桥梁。随着医疗技术的不断进步，人工肝有望在未来为肝衰竭患者提供更加安全、有效和个性化的治疗方案，进一步改善患者的预后和生活质量。

　人工肝的分类

人工肝主要分为三种类型：非生物型人工肝（non-biologic artificial liver,

NBAL）、生物型人工肝（biologic artificial liver，BAL）和混合型人工肝（hybrid artificial liver，HAL）。非生物型人工肝已经在临床中得到广泛应用，并且被证实具有确定的疗效。生物型人工肝和混合型人工肝目前仍在研发阶段，它们的临床应用需要进一步的探索和验证。人工肝治疗模式的发展有望为肝衰竭患者提供更多的治疗选择。

（一）非生物型人工肝

非生物型人工肝将患者血液中的有害物质引流至血液净化设备中，通过血液净化技术将有害物质清除，其中血浆置换（plasma exchange，PE）还能补充生物活性物质，然后再将净化后的血液回输到患者体内，从而代替肝脏的部分解毒功能，达到恢复和保护肝功能的目的。目前非生物型人工肝主要包括血浆置换、血浆（血液）灌流（plasma perfusion/hemoperfusion，PP/HP）、血液透析（hemodialysis，HD）、血液滤过（hemofiltration，HF）、双重血浆分子吸附系统（double plasma molecular absorb system，DPMAS）及连续性肾脏替代治疗（continuous renal replacement therapy，CRRT），此外，还包括分子吸附再循环系统（molecular absorbent recirculating system，MARS）、成分血浆分离吸附系统（component plasma separation and absorption system）及血浆透析滤过（plasma diafiltration，PDF）、连续性血液净化（continuous blood purification，CBP）、单程白蛋白透析（single‑pass albumin dialysis，SPAD）等系统。

1. 血浆置换

血浆置换是一种清除血液中大分子物质的血液净化疗法，是将血液引出至体外循环，通过膜式或离心式血浆分离方法，从全血中分离并弃除血浆，再补充等量新鲜冰冻血浆或白蛋白置换液，非选择性或选择性地清除血液中的致病因子（如自身抗体、免疫复合物、冷球蛋白、轻链蛋白、毒素等），并调节免疫系统、恢复细胞免疫及网状内皮系统的吞噬功能，从而达到治疗疾病的目的。

血浆置换是国内外临床上应用最广泛的人工肝治疗模式，其分为膜式和离心式两类。

膜式血浆置换采用的是对流的清除原理，其技术核心为血浆分离器，目前多为高分子聚合物制成的空心纤维型分离器，包括醋酸纤维素（cellulose acetate，CA）、聚乙烯（polyethylene，PE）、聚甲基丙烯酸甲酯［poly（methyl methacrylate），PMMA)]、聚丙烯（polypropylene，PP）、聚砜（polysulfone，PSF）、聚乙烯醇［poly（vinyl alcohol），PVA］和聚氯乙烯（polyvinyl chloride，PVC）等，这些材料性质稳定、生物相容性好、通透性高。膜上有直径 0.2~0.6 μm 的微孔，截留分子量在 1 000~3 000 kDa，可允许含有致病因子的血浆滤过并弃掉，阻挡所有血液内的有形细胞成分通过。

膜式血浆置换将患者血液引出体外，通过血浆分离器将血液中含有毒素的血浆成分（主要为蛋白结合毒素）滤出膜外弃除，然后补充等量的新鲜血浆或新鲜冰冻血浆与膜内的血液混合后一起回输体内，这样可以有效清除肝衰竭患者体内的各种毒素和某些致病因子（如病毒、蛋白结合性药物等），同时可以补充患者体内缺乏的凝血因子等必需成分，纠正肝衰竭所致的代谢紊乱，维持内环境稳定，促进肝细胞再生和肝功能的快速恢复。

膜式血浆置换根据治疗模式的不同，分为单重血浆置换（simple plasma exchange，SPE）和双重血浆置换（double filtration plasmapheresis，DFPP）。单重血浆置换是将分离出来的血浆全部弃除，同时补充等量的新鲜冰冻血浆或一定比例的新鲜冰冻血浆和白蛋白溶液；双重血浆置换是将分离出来的血浆再通过更小孔径的膜型血浆成分分离器，弃除含有较大分子致病因子的血浆，同时补充等量的新鲜冰冻血浆、白蛋白溶液或一定比例的两者混合溶液。国外将 8 000~12 000 mL 的高容量血浆置换（high-volume plasma exchange，HVPE）作为急性肝衰竭的一线治疗方案。我国血源来源十分紧张，无法满足高容量血浆置换使用条件，因此国内血浆置换容量通常为 2 500~4 000 mL。由于膜式血浆置换方法简单易行，人工肝多采用膜式血浆置换，但治疗费用昂贵。

离心式血浆置换采用的是离心分离清除的原理。不同的血细胞及血浆的比重是不同的：红细胞的比重为 1.095；血小板的比重为 1.04；白细胞的比重因组分不同比重范围为 1.040~1.085；血浆的比重为 1.027。离心分离清除即是利用红细胞、血小板、白细胞和血浆比重不同的原理，采用离心式血液成分分离机，实现血液不同组分的分离清除。当采用离心式血浆置换时，含有白蛋白的致病物质与滤过的血浆一起被弃除，因此也需要补充外源性血浆等置换液。

离心式血液成分分离机又分为间断流动离心式和连续流动离心式两种。其中，间断流动离心式血液成分分离机只需一条静脉通路，先顺时针方向运转，把一定量的血液引入离心容器进行离心分离，移出需要除去的血液成分，然后再逆时针方向运转，把其余的血液成分再经原路回输给患者，待回输完毕后，再进行下一个循环的分离和清除，如此循环进行，直到完成一次血浆置换。该分离机的优点是价格相对便宜，只需一条静脉通路就能完成整个操作程序，而缺点是成批处理血液，体外循环血量较大，患者呈周期性的低血容量或高血容量。连续流动离心式血液成分分离机一般要求有两条静脉通道，血液随机器的不断运转从患者的一条静脉采出，通过离心分离出需要清除的血液成分，其余成分从另一条静脉回输给患者，如此连续不断，直至完成一次血浆置换。由于连续流动离心式血液成分分离机分离速度快，分离的血液成分较为纯净，体外循环血量少，血容量变化相对较小，有逐步取代间断流动离心式血液成分分离机的趋势。连续流动离心式血液成分分离机的缺点是机器本身和一次性消耗性材料价格昂贵，限制了它的推广使用。

Larsen 等的随机对照试验研究显示，3.0 倍血浆容量的血浆置换治疗可明显降低急性肝衰竭患者的 90 天病死率，也能降低即将肝移植但因有禁忌而未能行手术患者的 90 天病死率。Maiwall 等的随机对照试验研究则使用 1.5 ~ 2.0 倍血浆容量的血浆置换治疗急性肝衰竭，发现患者 21 天病死率明显降低。Qi 等的随机对照试验研究使用 1.0 ~ 1.5 倍血浆容量的血浆置换治疗慢加急性肝衰竭，发现患者 90 天病死率明显降低。为此，前期随机对照试验研究的结果提示，尽管血浆置换治疗的对象、剂量、频率及疗程不同，但血浆置换本身可明显改善肝衰竭患者的短期预后。Tan 等的荟萃（meta）分析也发现了类似的结果。与此同时，美国血浆置换学会已连续多年推荐肝衰竭患者使用血浆置换治疗。因此，在使用人工肝技术治疗肝衰竭患者时，血浆置换不可或缺。

血浆置换的主要缺点是难以清除体内的水溶性毒素，因此血浆置换对由水溶性毒素引起的肝性脑病的作用很有限。此外，血浆置换治疗需要大量异体血浆，有血源相关性感染、过敏的风险，同时，使用大量异体血浆可导致大量枸橼酸进入人体，且新鲜血浆胶体渗透压比患者本身的血浆胶体渗透压低，容易加重肝性脑病，因此血浆置换对肝性脑病患者的治疗效果较差。

2. 血浆（血液）灌流

血液灌流和血浆灌流是两种利用体外循环技术的血液净化方法。它们通过将血液或血浆流经含有活性炭、树脂等吸附剂的装置，利用这些具有丰富固体表面积的吸附剂来清除与肝衰竭相关的毒素或病理产物。这一过程有助于净化血液并调节血液内环境。然而，值得注意的是，血液灌流和血浆灌流本身并不直接调节水电解质平衡和酸碱平衡。

（1）血液灌流。在 20 世纪 70—80 年代，血液灌流技术被应用于治疗暴发性肝衰竭（FHF）诱发的肝性昏迷症状，其核心机制在于能够有效清除体内的多种致肝性昏迷物质，包括芳香族氨基酸、短链脂肪酸、γ－氨基丁酸及 Na^+-K^+-ATP 酶抑制物等。血液灌流对于改善Ⅲ期及以下肝性脑病患者的病情展现出一定的治疗效果。尽管血液灌流具有积极的治疗潜力，但在血液灌流过程中使用的活性炭在吸附、清除有害物质的同时，也可能激活血小板，进而引发低血压和血小板减少等不良反应。尽管已尝试通过使用前列环素等抗凝药物来减轻这些副作用，但遗憾的是，这种方法并不能完全避免上述风险的发生。因此，鉴于其潜在的不良影响，在当前医疗实践中已不再推荐将血液灌流作为肝衰竭治疗的首选或常规手段。

（2）血浆灌流。血浆灌流是一种先进的血液净化方法，它首先通过血浆分离技术将血浆从全血中分离出来，随后利用灌流器对分离出的血浆进行特异性吸附处理，以清除其中的有害物质。在这一过程中，血液的有形成分（如血细胞）并未与吸附介质直接接触，因此有效避免了血液灌流可能引起的血细胞不良反应，如血小板激活和低血压等。然而，值得注意的是，尽管血浆灌流在减少不良反应方面有所改进，但其在处理过程中仍会有部分血浆成分，如白蛋白和凝血因子，发生一定程度的丢失。目前，临床上常用的血浆灌流疗法主要包括中性树脂血浆吸附和阴离子树脂血浆吸附，这两种方法各有特点，可根据具体病情和治疗需求进行选择。其中，中性树脂血浆吸附中使用的中性树脂可吸附相对分子质量为 500～30 000 的多种物质，除吸附致肝性脑病的有害物质外，对内源性内毒素、细胞因子等关键炎症介质有较强的吸附作用，亦能吸附部分胆红素。相比之下，阴离子树脂血浆吸附中使用的是对胆红素有特异性吸附作用的灌流器，以有效吸附胆红素和少量的胆汁酸，然而，对其他代谢产物的吸附作用则相对有限或几乎没有，仅限于在血浆灌流治疗中使用。

3. 血液透析

血液透析作为一种成熟的血液净化手段，其核心在于利用小孔径（$\phi < 0.01$ μm）的中空纤维膜，精确控制溶质分子在浓度梯度驱动下的跨膜扩散。该技术能够有效清除血液中相对分子质量低于 15 000 的水溶性溶质，精准调节体内水电解质平衡及酸碱平衡，对于治疗急性或慢性肾衰竭具有重要意义。20世纪中期，血液透析曾被尝试应用于肝性脑病的辅助治疗，尽管短期内能降低患者血氨水平、促进意识恢复，但并未能显著提升肝衰竭患者的长期生存率。此外，传统间歇式血液透析在肝肾综合征患者中的应用因频发出血、低血压及透析失衡综合征等严重并发症，故在肝肾综合征患者需要透析支持时，推荐使用连续的而不是间歇的方式。目前，血液透析在肝衰竭患者中不推荐单独使用，而仅适用于存在肝肾综合征、肝性脑病、水电解质紊乱及酸碱平衡紊乱等并发症的肝衰竭伴急性肾损伤患者。

透析器作为血液透析过程中的核心部件，其精细设计直接与治疗效果和安全性相关。现代透析器通常由 1.0 万～1.5 万根细到内径 200 nm、壁厚仅 10 nm 的空心纤维构成，这些纤维壁即为透析膜，它们不仅薄为 10～20 nm，更具备无数直径为 2～9 nm 大小的微孔，这些特性赋予了透析膜对相对分子质量高达 35 000 的物质的通透能力。透析器的性能主要通过清除率和超滤系数两大指标来衡量。低通量透析器展现了对尿素、肌酐等传统代谢废物的稳定清除率，但对大分子如维生素 B_{12} 及 β_2 微球蛋白的清除作用有限；而高通量透析器则在维持高效小分子清除作用的同时，显著增强了对大分子的清除能力，尤其是对 β_2 微球蛋白的清除，其在透析后下降率为 40% ~ 60%，这对于预防透析相关淀粉样变具有重要意义。此外，超滤系数的差异反映了透析膜对水分子清除率的差异，高通量透析器以其显著的高超滤系数，为患者提供了更灵活的体液管理策略，促进了治疗的个体化与精细化。

4. 血液滤过

血液滤过是一种先进的血液净化技术，它采用孔径较大的特殊膜材料，通过模拟人体肾脏肾小球的自然滤过机制，即依靠膜两侧液体的压力差作为驱动力，以对流的方式高效清除血液中的中分子及部分大分子物质。这些物质包括但不限于内毒素、细胞因子、炎症介质及某些导致昏迷的物质，对于纠正肝衰竭中普遍存在的水电解质紊乱和酸碱平衡紊乱具有显著疗效。该技术广泛应用于治疗各种肝衰竭伴随的急性肾损伤患者，特别是存在肝肾综合征、肝性脑病及复杂的电解质与酸碱平衡紊乱等情况者。

血液滤过与血液透析的核心区别在于溶质清除机制的不同。血液滤过依赖于对流作用，即利用跨膜压力梯度推动血浆中的溶质及水分子以流体状态跨越透析膜，其清除率主要取决于超滤量及膜的筛滤系数，而与溶质的分子量大小无直接关联，因此能够实现对不同分子量物质的相对均衡清除。相反，血液透析则通过弥散原理，即利用溶质在浓度梯度下的自然扩散，其清除率与溶质的分子量成反比，膜材料的筛滤特性对此过程影响较小，故对小分子量毒素如 K^+、尿素氮、肌酐等的清除尤为高效，但对中分子量物质的清除则不如血液滤过。

血液滤过的显著优势在于其对中分子量毒物的高效清除能力，特别是在处理分子量为 1 000 ~ 5 000 Da 的物质时，其清除率为血液透析的两倍，这对于改善内环境稳态、缓解尿毒症症状具有重要意义。然而，在处理小分子量物质时，血液滤过的清除率则相对较低，不及血液透析的一半。血液透析清除小分子量物质较快，而清除中分子量物质不如血液滤过有效。

此外，在血液滤过过程中，膜过滤动力学的复杂性尤为显著。当均匀液体流经一个不可压缩的过滤膜进行超滤时，滤过流量与膜两侧的压力差呈线性相关。然而，若处理的是含有蛋白质的溶液或是分子直径普遍大于膜孔径的溶液，则会产生次级膜效应，亦称为膜极化。在此情况下，即便流体静力压差保持不变，随着过滤时间的累积，滤液产出量会逐渐减少。为了抑制这种在超滤初期迅速显现的膜极化，理论上可通过提高膜的超额加速能力来抑制，但在血液滤过过程中，这一策略因可能诱发溶血而受到限制。因此，在实际操作中更倾向于优化膜的结构设计，旨在最小化膜极化效应。

除此之外，血液滤过效率还受到血细胞比容的显著影响，同时血脂含量也可能是另一重要考量因素。

在血液滤过过程中，滤过压主要由血液侧的正压和/或滤液侧的负压共同构成，此时，胶体渗透压对滤过过程的影响相对较弱。值得注意的是，随着液体通过超滤作用被逐渐滤出，血浆中蛋白质浓度会相应上升，进而导致胶体渗透压增大，这一变化会进一步限制液体的继续滤出。

5. 双重血浆分子吸附系统

双重血浆分子吸附系统作为非生物型人工肝的关键组成部分，其核心技术在于集成血浆滤过器、胆红素特异性吸附器及树脂血液灌流器三者于一体。该系统通过血管内置导管技术，将患者血液引出体外，随后血液依次流经这些高效装置，以实现对血浆中包括高浓度胆红素、多种炎症介质在内的有害物质的精准吸附与清除。完成净化后的血浆随即与血细胞重新混合，最终通过安全途径回输至患者体内，构成了一种创新的体外肝脏支持疗法。

双重血浆分子吸附系统的创新点在于其在胆红素特异性吸附器的基础上，引入了能够针对中大分子物质进行广谱吸附的增强型材料，这一设计显著提升了系统对血液中各类毒素及炎症因子的清除能力。此系统不仅有效避免了血浆资源的浪费，还通过拓宽吸附谱系，实现了对炎症介质的深度清除，从而弥补了单一胆红素吸附器在处理复杂病理状态下的局限性。

快速降低体内胆红素蓄积量、排出有害代谢产物及炎症介质，对于迅速改善肝细胞功能、遏制肝脏损害的进展具有积极作用。然而，值得注意的是，在双重血浆分子吸附系统治疗过程中可能存在的不良反应包括血浆白蛋白的一定程度丢失及 PT 的延长。Wan 等的前瞻性对照研究发现，双重血浆分子吸附系统治疗的慢加急性肝衰竭患者与 1 倍血浆容量的血浆置换治疗的患者 60 天病死率相似。Guo 等的回顾性对照研究也发现，双重血浆分子吸附系统治疗的慢加急性肝衰竭患者与 1 倍血浆容量的血浆置换治疗的患者 28 天生存率相似。这些研究提示，双重血浆分子吸附系统治疗肝衰竭的效果可能与 1 倍血浆容量的血浆置换治疗的效果相似。此外，一系列研究证实，血浆置换治疗联合双重血浆分子吸附系统治疗能进一步改善肝衰竭患者的短期预后，在血浆紧缺时，即使减少了血浆用量，联合治疗也可维持疗效。

6. 分子吸附再循环系统

分子吸附再循环系统的应用主要集中在欧美等地区的发达国家，在国内也逐步开始有少量医疗机构引入并实践。分子吸附再循环系统巧妙融合了膜分离技术、白蛋白的再生循环机制及低流量透析原理于一体，构成了一个高效、复杂的体外血液净化系统。在治疗过程中，患者血液首先被安全地泵出体外，随后流经一个特制的、由白蛋白包被的高通量滤过器。在此过程中，富含蛋白质的透析液以逆流方式通过滤过器，与血液进行充分接触。这一过程实现了血液中毒素及有害代谢产物的有效转移，它们被高效地从血液中提取至透析液中。紧接着，透析液被引导至一个含活性炭或离子交换树脂的吸附柱内，利用活性炭或离子交换树脂强大的吸附能力，彻底清除透析液中的毒素及有害代谢产物。经过净化的透析液随后再次返回至高通量滤过器中，与新鲜血液进行新一轮的物质交换，以此循环往复。分子吸附再循环系统疗法的独特优势在于其能够全面清除体内既与蛋白质紧密结合又具备水溶性特征的毒素，同时，该疗法还能精准调控患者体内的水电解质平衡及酸碱度平衡，有效缓解由疾病导致的颅内高压状态，显著改善肾功能，从而在治疗脑水肿、肝肾综合征及多器官功能障碍综合征（MODS）等复杂临床病症中展现出卓越的效果。

7. 成分血浆分离吸附系统

成分血浆分离吸附系统，亦被称为普罗米修斯（Prometheus）系统，是一个高度集成且高效的体外肝脏解毒系统。

该系统结合了成分血浆分离吸附与高通量血液透析的双重优势，旨在模拟肝脏的解毒功能，为急性和慢性肝衰竭、药物中毒及多种代谢性疾病患者提供生命支持。该系统通过直接吸附作用，能够非常有效地清除血液中与白蛋白结合的高毒性物质，如某些药物、毒素及代谢废物，这些物质因分子量大，传统透析方法难以有效清除。在此过程中，成分血浆分离吸附技术将血浆从全血中分离出来，利用特定的吸附材料，如活性炭、树脂或特殊合成的聚合物，直接与目标物质进行吸附，从而实现目标物质的高效清除。与此同时，在成分血浆分离吸附系统的单独高通量血液透析阶段，通过增加透析膜的通透性和优化透析液配方，能够高效率地清除水溶性小分子毒素（如尿素、肌酐、尿酸等）和多余的水分，进一步净化血液内环境。高通量透析膜的使用，允许更多中分子物质通过，增强了透析的清除效果。

相比其他血液净化技术，如分子吸附再循环系统，成分血浆分离吸附系统在清除胆汁酸、胆红素、氨等毒性物质及炎症因子上展现出更优越的性能。分子吸附再循环系统同样具备解毒功能，但主要侧重于胆红素的清除，对于其他毒素的清除率相对较低。然而，成分血浆分离吸附系统在全面清除毒素的同时，并未观察到分子吸附再循环系统所报道的改善血流动力学的显著效果，这可能与两者技术原理及操作参数的不同有关。

（二）生物型人工肝

非生物型人工肝作为肝衰竭的一种治疗手段，在短期内能够改善患者的肝脏代谢功能，然而其局限性在于无法促使肝功能的实质性恢复，对患者的长期生存率无显著提升。自 1987 年肝细胞型人工肝成功应用于 FHF 治疗以来，生物型人工肝因其卓越的疗效与广阔的应用前景而备受瞩目。生物型人工肝不仅能有效清除患者体内有害物质，还具备合成及转化功能，能显著促进肝衰竭的缓解与肝功能的恢复。

目前，全球范围内研究较为深入的生物型人工肝包括美国的体外肝脏辅助装置（ELAD）、德国的体外模块化肝脏支持系统（MELS）及荷兰的学术医疗中心生物人工肝（AMC－BAL），而国内则多处于临床前研究阶段。尽管非生物型人工肝已广泛应用于临床治疗及试验中，其仍难以全面替代肝脏的自然合成、代谢与生物转化功能。随着组织培养与分子生物学技术的飞速发展，尤其是肝细胞分离培养、保存技术、大规模培养技术及生物反应器的不断成熟，以肝细胞为核心生物活性成分的生物型人工肝已成为研究热点。

生物型人工肝通过生物反应器中的肝细胞，理论上几乎能够模拟并实现肝脏的全部功能，包括分泌、合成代谢、生物转化及解毒等，为肝衰竭的治疗开辟了崭新的途径。

生物型人工肝作为模拟肝脏功能的先进医疗设备，具体而言，由三大关键部分组成，一是种子细胞，作为系统的核心要素，种子细胞需具备在体外环境中有效代偿肝脏各项功能的能力，同时要求能够持续、规模化地制备，以满足治疗所需的细胞数量标准。二是生物反应器，不仅负责储存种子细胞，更是实现细胞内外物质交换的关键环节。生物反应器为细胞提供了适宜的生长与工作环境。三是辅助装置，其扮演着为整个系统提供动力支持、维持适宜温度等辅助功能的重要角色，确保了生物型人工肝的稳定运行。

（三）混合型人工肝

理想的人工肝设计应紧密贴近并模拟天然肝脏的复杂功能，旨在全面承担并高效完成肝脏作为人体重要代谢与解毒器官的各项任务。在这一愿景下，混合型人工肝应运而生，它巧妙融合了非生物型与生物型人工肝的优势。非生物型人工肝以其卓越的解毒能力见长，而生物型人工肝则进一步扩展了功能范畴，包括解毒、关键生物分子的合成及复杂的生物转化过程。通过将两者技术的精髓结合，混合型人工肝不仅在解毒效率上实现了飞跃，还为生物组件内的细胞源创造了更为有利的生存环境，从而促进了其合成白蛋白、凝血因子等必需生物活性物质的能力，有效弥补了非生物型人工肝在合成功能上的不足，同时，生物组件中细胞源所具备的细胞色素 P450 酶活性，为生物转化过程提供了额外的动力，进一步增强了整体系统的功能全面性。

当前，混合型人工肝的研发正处于活跃阶段，多个创新系统如李氏混合型人工肝（Li－HAL）、肝脏支持（HepatAssist）、MELS 及学术医疗中心混合型人工肝等纷纷涌现。这些系统已在肝衰竭实验动物模型中展现出一定的治疗效果，为临床转化奠定了基础。

然而，在应用于肝衰竭患者的治疗时，尽管部分系统已显示出初步疗效，但受限于报道病例数有限及多种复杂因素，尚未能显著提升患者的生存率。未来，随着材料科学、细胞工程与生物技术的不断进步，混合型人工肝有望在精准治疗、功能优化及长期安全性等方面取得突破，为终末期肝病患者带来全新的治疗希望。

第四节 人工肝的发展历史

1956 年，Sorrentino 通过开创性研究首次揭示了新鲜肝组织匀浆所展现出的卓越解毒能力，这一发现不仅为医学界打开了全新的视野，更直接催生了"人工肝"这一革命性概念的诞生。自此以后，人工肝技术历经了超过半个世纪的持续探索与演进，其发展历程大致可以划分为以下几个关键阶段。

 20 世纪 50—70 年代

在 20 世纪 50 年代的科学探索中，关于肝性脑病病理机制的研究深入到分子层面，当时的主流观点倾向于认为其致病因素中包含一类可通过透析技术去除的分子物质。基于这一假说，人工肝的早期研发聚焦于模拟并代偿肝脏的自然解毒功能，以期缓解或逆转肝性脑病的进展。具体而言，Kiley 等的开创性工作展示了血液透析在治疗肝性脑病患者中的潜力，通过有效降低血氨浓度，成功促使患者恢复意识，但这并未能显著延长患者的生存期。

随后，新技术不断涌现，Schechter 团队创新性地引入了离子交换树脂技术，为肝性脑病的治疗开辟了新途径。几乎同时，Kimoto 设计的首个混合型人工肝融合了复杂的血液透析与离子交换树脂技术，不仅减少了血氨和胆红素的积累，更在一例Ⅳ期肝性脑病患者中实现了治疗后的即时苏醒，展现了该技术的巨大潜力。

然而，技术的发展并非一帆风顺，1964 年，Yatzidis 研发的血液活性炭灌流技术，虽旨在进一步提升治疗效果，但遗憾的是，该技术未能有效解决血细胞破坏的副作用问题，限制了其广泛应用。

20 世纪 50 年代，生物材料在人工肝领域的应用探索也悄然兴起。Otto 等在 1958 年提出的离体肝脏灌流概念，以及 Eiseman 和 Abonna 对其的改进，标志着人工肝向更为接近生理状态的方向迈出了重要一步。这类方法旨在快速且有效地模拟正常肝脏功能，但当时面临的技术挑战，如设备复杂性、免疫反应控制等，均阻碍了其广泛应用。进入 1959 年，Nose 的研究进一步推动了生物型人工肝的发展，他利用犬肝脏的制备产物（如肝组织匀浆、新鲜切片或冰冻干颗粒）结合凝胶型半透膜灌流装置，实现了在有限临床应用中维持血糖稳定、清除乳酸和血氨的积极效果，为现代生物型人工肝的形成奠定了基石。然而，如何长期保持肝脏组织的生物活性成为此类装置亟须攻克的难关。

由此可见，20 世纪 50 年代的人工肝装置研发呈现出多元化趋势，涵盖了非生物型、生物型乃至混合型的广泛尝试。尽管这些早期努力在方法学上验证了人工肝的可行性，并能在一定程度上改善患者的症状，但受限于当时的技术水平和认知深度，患者的整体存活率并未获得显著提升。这一时期的探索为后续人工肝的深入研究与临床应用奠定了坚实的基础。

20 世纪 70 年代，膜技术的飞速发展为人工肝的血液净化技术带来了革命性的变化。其中，聚丙烯腈膜的出现尤为关键。聚丙烯腈膜凭借其卓越的吸附能力，能够有效清除相对分子质量在 1 500～15 000 的物质，这一范围几乎覆盖了活性炭灌流所能吸附的分子量区间，并且对血氨、芳香族氨基酸等关键毒素的清除能力显著优于活性炭灌流。这一技术的突破，使得血液透析在 FHF 的治疗中展现出了更加优异的效果。1976 年，Opolon 等通过对比研究证实了聚丙烯腈膜血液透析在恢复动物意识、改善脑电图及纠正脑神经递质至正常范围方面的显著疗效，为人工肝的发展提供了有力的支持。

尽管聚丙烯腈膜等新型材料的应用显著提升了血液净化效果，但由于当时对 FHF 相关毒性物质的认知尚不完全明确，吸附型人工肝的研究仍面临诸多挑战。研究重点主要集中于改善吸附剂的血液相容性和吸附能力上。

1972 年，张明瑞首次报道了使用微囊膜包裹活性炭进行血液灌流的方法，这一创新有效防止了活性炭与血液有形成分的直接接触，减少了白细胞和血小板的破坏及活性炭颗粒的释放风险，使得活性炭灌流在临床上得以初步应用。然而，尽管该方法在一定程度上提高了治疗的安全性，但患者生存率并未显著提升，限制了其的推广应用。

与此同时，细胞生物学领域的突破也为人工肝的发展开辟了新路径。Seglen 等对肝细胞分离技术进行了深入研究，并成功发明了原位两步灌流法。这一技术极大地提高了肝细胞悬液的产量和肝细胞的存活率，为基于培养肝细胞的生物型人工肝研究奠定了坚实基础。然而，尽管生物型人工肝在理论上具有巨大的应用潜力，但肝细胞在体外培养过程中生物功能与活性的迅速下降仍是一个亟待解决的问题。这一挑战虽限制了生物型人工肝在临床上的广泛应用，但也激发了科研人员对更高效的肝细胞培养技术和更稳定的生物反应系统的探索。

二 20 世纪 80—90 年代

在 20 世纪 80—90 年代，血液净化技术领域迎来了显著的突破与创新，一系列新型装置的问世极大地推动了该领域的发展。其中，血液透析吸附技术以其独特的机制脱颖而出，该技术通过在透析膜靠近透析液的一侧悬浮微小吸附剂颗粒，实现了对透析液中各类有毒物质的高效吸附，从而显著增强了血液透析的效能与深度净化能力。这一创新不仅拓宽了血液透析的应用范围，也为重症患者的治疗提供了新的可能。

与此同时，血液透析滤过（hemodiafiltration，HDF）作为另一种融合性疗法，巧妙地将血液滤过与血液透析的优势集于一身。血液透析滤过结合了弥散与对流两种清除机制，有效提升了对中分子物质的清除率，为改善患者的血液质量提供了更为全面的解决方案。

在血浆净化领域，血浆置换技术经历了从传统到现代的深刻变革。最初，该技术通过血浆分离器将血浆从血液中分离并丢弃，同时补充新鲜冰冻血浆或白蛋白溶液，以清除体内的有害免疫物质及毒素。随后，基于血浆分离技术的进一步发展，出现了更为精细化的处理方式：分离后的血浆不再直接丢弃，而是流经含有多种吸附剂的灌流装置进行深度净化，随后再安全地回输至患者体内。这一改进显著减少了血浆中有益成分的损失，提高了治疗的精准性与安全性。此外，血浆二次分离法的出现更是将血浆净化技术推向了新的高度。该方法利用两个不同孔径的血浆过滤器，通过连续分离过程，实现了对免疫球蛋白等大分子物质的选择性去除，进一步降低了治疗过程中的白蛋白及血浆用量，减轻了患者的经济负担与潜在风险。

在 20 世纪 80 年代初期，血浆置换技术开始广泛应用于中毒性疾病患者的紧急救治中，展现了其独特的临床价值。在我国，李兰娟团队自 1986 年起，便致力于人工肝的深入研究。他们基于对肝衰竭病理生理机制的深刻理解，创新性地构建了李氏人工肝（Li - ALS），将血浆置换、血浆灌流、血液滤过、血液透析等多种治疗手段有机结合，形成了针对肝衰竭患者的个性化、综合化治疗方案。

Li - ALS 强调根据患者的具体病情灵活选择并优化治疗方案，如针对伴有肝肾综合征的肝衰竭患者，采用血浆置换联合血液透析或血液滤过的策略；对于肝性脑病患者，则推荐血浆置换联合血浆灌流的治疗方案；对于以高胆红素血症为主要表现的肝衰竭倾向患者，通过血浆胆红素吸附或血浆置换等手段，有效减轻胆红素的毒性作用，改善患者的瘙痒症状。

临床实践表明，Li - ALS 不仅能够有效清除肝衰竭患者体内积聚的大量有毒物质，还能及时补充蛋白质、凝血因子等必需成分，显著提高肝衰竭患者的临床治愈率，特别是在重型肝炎患者的治疗中取得了令人瞩目的成效。

鉴于 Li - ALS 在肝衰竭治疗中的卓越表现，李兰娟团队于 20 世纪 90 年代后期积极推广这一技术，通过成立人工肝培训中心、举办国内外学术会议及继续教育学习班等方式，将人工肝的先进理念与技术分享给全国乃至全球的同行。这一举措极大地推动了人工肝治疗在国内外的普及与发展，为更多肝衰竭患者带来了生命的希望。

随着肝细胞分离与培养技术的不断进步，生物型人工肝应运而生。这一新型人工肝通过将培养的肝细胞置于体外生物反应器中，利用半透膜或直接接触的方式实现与患者血液或血浆的物质交换，充分发挥肝细胞的解毒、合成及生物转换等功能，为患者提供更为接近自然生理状态的肝脏支持。

为了进一步提升治疗效果，研究者们围绕肝细胞的长期培养、功能维持、生物反应器的优化设计及肝细胞的冻存、复苏等关键技术展开了广泛而深入的研究，为生物型人工肝的未来发展奠定了坚实的基础。

三　21 世纪

迈入 21 世纪，在科技浪潮中，李兰娟团队在人工肝领域取得了里程碑式的进展，特别是在对李氏非生物型人工肝（Li－NBAL）的发展与优化方面，展现出了卓越的创新力与科学性。该团队通过精细化的技术革新，设计出了一种革命性的血浆成分分离器，其孔径仅为常规血浆分离器的十分之一，这一突破性设计实现了对肝衰竭患者体内特定有害物质的直接且高效的选择性血浆置换。此举不仅显著提升了有害物质的清除率，有效缓解了患者肝脏的代谢压力，还极大地促进了肝脏合成功能的恢复，同时减少了对外源性新鲜血浆的依赖，降低了治疗成本及潜在风险。

为了进一步提升治疗效能，李兰娟团队创造性地将血浆置换与血液滤过技术相结合，构建了一种全新的综合治疗模式。这种联合疗法不仅弥补了单重血浆置换可能存在的局限性与副作用，如血浆浪费与过敏反应，还通过血液滤过有效清除了循环中的促炎因子，纠正了体内促炎与抗炎之间的失衡状态，为肝衰竭患者提供了更为全面、精准的支持治疗。

在具体临床实践中，Li－NBAL 展现出高度的灵活性与个性化特点。治疗方案的制定严格依据患者病情的复杂程度及具体病因，如针对药物性肝衰竭（尤其是由药物变态反应引发），李兰娟团队发现以血浆置换为核心的组合型人工肝较以吸附为主导的方案更为有效；而对于自身免疫性肝病导致的肝衰竭，普通血浆置换则在清除免疫球蛋白及免疫复合物方面展现出明显优势。

非生物型人工肝的广泛应用，标志着我国在这一领域已步入国际先进行列。为了规范并提升该技术的临床操作与管理水平，我国在 2002 年制定了非生物型人工肝操作规范和管理制度，为行业的健康发展奠定了坚实基础。

目前，非生物型人工肝已覆盖全国 30 多个省份的 300 余家医疗机构，各医院在遵循规范的基础上，结合自身实践经验，不断对人工肝进行精细化调整与优化。

生物型人工肝的研发在全球范围内均取得了显著进展，特别是在细胞源与生物反应器技术上的突破。从猪肝细胞、肿瘤来源肝细胞到永生化肝细胞、干细胞，多样化的细胞源为生物型人工肝提供了丰富的选择。此外，中空纤维型、平板单层、包裹流化床式及灌流型等多型生物反应器的研发与应用，结合供氧、温度控制等先进技术手段，显著提升了肝细胞的存活率与功能活性。随着纳米技术、微流控技术等前沿科技的融入，生物反应器的性能得到了进一步优化，为生物型人工肝的临床应用开辟了广阔前景。

李兰娟团队在生物型及混合型人工肝领域的研究尤为突出，他们在猪肝细胞分离、人源性永生化肝细胞株构建、干细胞诱导分化、肝细胞微囊培养及新型生物反应器等方面取得了多项重要成果，特别是 Li - BAL、Li - HAL 的初步临床试验成功，标志着我国在人工肝技术的自主研发与创新上迈出了坚实步伐。此外，国内南京、重庆等地的科研机构也积极投身相关研究，共同推动着我国人工肝技术的持续进步与发展。

第五节　人工肝的研究现状

人工肝作为肝脏功能支持的重要手段，其类型可细分为非生物型、生物型及融合了两者特性的混合型。

在非生物型人工肝领域，近年取得了显著的发展与进步，这一类型的人工肝不仅在设备研发上实现了更新换代，在治疗模式上也更加多样化与精细化，同时，在临床研究方面更是积累了大量宝贵的数据与经验，推动了治疗方案的优化与个性化定制。因此，非生物型人工肝目前已成为临床应用最为普遍且广泛接受的一种人工肝类型，为众多肝衰竭患者提供了重要的生命支持。

与此同时，生物型人工肝作为另一前沿探索方向，其研发进程亦不容忽视。近年来，生物型人工肝的核心技术，如种子细胞的筛选与培养、生物反应器的设计与优化等，均取得了突破性的进展。这些关键技术的不断成熟，不仅提升了生物型人工肝模拟肝脏功能的能力，还为其在临床应用中的安全性和有效性奠定了坚实基础。初步展现出的治疗效果与潜力，让生物型人工肝成为了未来肝脏替代治疗领域中一个令人充满期待的新星。

除此之外，混合型人工肝作为一种创新技术，兼具清除毒性物质与补充活性物质的双重功能，通过整合非生物型人工肝与生物型人工肝的优势，实现了序贯治疗及串联或并联联合治疗的临床应用模式。混合型人工肝通过优化治疗路径，确保治疗的及时性、功能完整性和持续性，从而显著提升临床支持效果。混合型人工肝综合技术特点与治疗模式的创新性，代表了人工肝的重要发展方向，为复杂肝衰竭患者的个体化治疗提供了更为高效的解决方案。

一 非生物型人工肝的研究现状

随着人工肝的持续进步与循证医学证据的日益丰富，非生物型人工肝在肝衰竭治疗领域的价值得到了广泛的认可。我国最新发布的《人工肝血液净化技术临床应用专家共识（2022 年版）》，旨在标准化并推广该技术的应用，对提升我国肝衰竭救治的整体水平具有深远意义。与此同时，国际学术界也逐渐认识到人工肝的有效性，并发布了相关专家共识，表明该技术正逐步获得全球认可。特别的是，我国《肝衰竭诊治指南（2018 年版）》明确肯定了非生物型人工肝，尤其是在早中期肝衰竭治疗中的积极作用。

尽管国际上对于人工肝能否显著提升患者生存率仍存争议，各指南推荐意见不尽相同，但普遍认可其对改善患者生化指标、减轻肝性脑病症状等方面的益处。例如，2019 年亚太肝病学会（APASL）在《慢加急性（亚急性）肝衰竭共识和推荐更新版》中推荐以血浆置换为主的非生物型人工肝治疗；而《2023 年欧洲肝病学会临床实践指南：慢加急性肝衰竭》则更为审慎，除临床试验外，不常规推荐使用非生物型或生物型人工肝，但指出白蛋白透析对肝性脑病治疗有益，且治疗性血浆置换在特定肝衰竭类型中展现出潜在优势。这些差异不仅反映出肝衰竭这一复杂疾病的诊治难度及高质量临床试验的挑战性，也揭示了东西方在肝衰竭诊断标准、人工肝应用上的差异性。我国人工肝治疗体系丰富多样，涵盖血浆置换等多种技术；而在欧洲，分子吸附再循环系统、成分血浆分离吸附系统等则更为常见。此外，东西方在慢加急性肝衰竭的诊断标准、患者异质性及治疗模式、设备选择等方面的不同，均对人工肝治疗效果及患者生存率的评估产生影响。

人工肝血液净化技术，除了在肝衰竭治疗中的核心应用外，其适应证已显著扩展至多种非肝衰竭疾病领域，体现了该技术的广泛应用与日益增长的临床价值。该技术现已成功应用于移植肝无功能期管理、胆汁淤积引发的难治性瘙痒、病毒感染诱发的"细胞因子风暴"伴随严重肝损伤及脓毒症、MODS，以及急性中毒、难治性重症免疫性疾病和甲状腺危象的治疗，且均取得了积极的疗效。《人工肝血液净化技术临床应用专家共识（2022年版）》进一步拓宽了其适应证范围，彰显了该技术跨学科融合与综合诊疗能力。

在非生物型人工肝治疗中，治疗效果受干预时机及治疗模式选择的影响。鉴于肝衰竭病情进展迅速且预后较差，早期预警、诊断与治疗被特别强调。根据最新的诊治指南与专家共识，人工肝干预在肝衰竭早期至中期效果更佳，而晚期治疗则需谨慎评估风险与收益。

目前，临床常用的非生物型人工肝治疗模式各具特色，包括血浆置换及其变体、血浆透析滤过、血浆灌流/血液灌流、双重血浆分子吸附系统、分子吸附再循环系统等，每种模式均有其独特的治疗原理、适应证及局限性。为优化治疗效果，多种治疗模式的组合应用成为研究热点，包括嵌合治疗、序贯治疗及联合治疗等策略，旨在根据患者具体情况灵活调整；同时，探索非生物型与生物型人工肝的有效结合也是未来研究方向之一。在临床实践中，需综合考虑疾病机制、患者特征、治疗模式特性、资源条件及经济因素，合理制订个性化治疗方案，并动态评估调整，以使患者最大化获益。

此外，非生物型人工肝的关键材料如膜、树脂、人工管路及新型抗凝药物、智能设备的进步，为治疗提供了更多可能。专业人员的培训强化也促进了该技术的安全、有效应用。例如，DIALIVE（一种新型体外肝透析装置）在酒精性肝病相关慢加急性肝衰竭的初步试验中显示出改善预后评分及生物标志物的潜力，尽管生存率提升尚需大样本研究验证，但其安全性与有效性已初露端倪。未来，随着技术的不断进步与临床实践的深入，人工肝血液净化技术将在更多领域发挥重要作用。

二　生物型人工肝的研究现状

生物型人工肝，作为一项前沿的医疗技术，其构建基础涵盖了核心组件——种子细胞、精密设计的生物反应器及高效运作的辅助装置。这一系统的工作原理深刻模拟了人体肝脏的自然功能过程，通过体外循环的方式，将患者的血浆引导至生物反应器内，与其中培养的肝细胞进行复杂的物质交换。这些经过精心培育的肝细胞，在性能上高度接近人体自然肝细胞，不仅具备解毒、合成生物分子、参与代谢过程及执行生物转化等多重功能，还能在关键时刻短暂替代受损肝脏，为患者争取宝贵的治疗时间。

近年，随着生命科学技术的飞速发展，生物型人工肝领域的关键技术取得了显著突破。其中，种子细胞的来源问题得到了广泛关注，研究人员不断探索并验证了多种潜在细胞源，包括但不限于猪肝细胞、肿瘤来源肝细胞、原代人肝细胞、肝前体细胞、永生化肝细胞、干细胞及通过基因重编程技术获得的肝样细胞（HLC）等。这些细胞源的多样化，为生物型人工肝的个性化定制与功能优化提供了可能。与此同时，生物反应器的设计也日趋完善，中空纤维生物反应器、微载体反应器及纤维支架反应器等主流类型，通过创新的三维（3D）培养环境构建策略，如载体悬浮培养或支架贴壁培养等，有效促进了种子细胞的增殖与分化，提高了生物反应器的整体效能。

在国际与国内科研团队的共同努力下，多款生物型人工肝已成功研发并部分进入临床试验阶段，展现出了巨大的应用潜力。例如，通过将原代人肝细胞去分化并转化为可体外增殖的人胚胎肝祖细胞（HepLPC），进而构建出诱导性肝祖样细胞（iHepLPC）为基础的 Aliver‑BAL，显著提高了急性肝衰竭动物模型的存活率；将成纤维细胞转分化为人源性肝样细胞（human induced hepatocytes，hiHep），并基于此建立了 hiHep‐BAL，不仅在小动物模型中取得优异疗效，还初步探索了其在临床扩大肝切除术患者中的应用，初步结果显示有良好的安全性和治疗效果。

尽管生物型人工肝在多个方面取得了长足进步，但仍面临诸多挑战与未解之谜。如何确保种子细胞功能的长期稳定性、如何进一步提升生物型人工肝的治疗效率与安全性，以及如何将其与非生物型人工肝有效结合，实现更优化的联合治疗方案，都是当前亟待解决的问题。此外，关于生物型人工肝能否完全替代正常肝功能，实现长期稳定的肝脏支持作用，也仍需更深入的研究与验证。面对这些挑战，科研人员正不懈努力，以期在未来能够为广大肝脏疾病患者带来更加安全、有效的治疗选择。

三 混合型人工肝的研究现状

在探讨理想人工肝的设计愿景时，其核心目标是构建一种能够高度模拟自然肝脏功能的人工装置，即需具备解毒、物质合成及生物转化的综合能力。为实现这一目标，科学家们将现有的以解毒为主的血液净化技术（如血液透析滤过、血浆交换、血液灌流）与生物型人工肝技术相融合，创造出混合型人工肝。这类系统旨在更全面地替代受损肝脏的功能，当前的主要代表包括 Li‐HAL、HepatAssist、MELS 及 AMC‐BAL 等系统。

混合型人工肝通过整合多种先进技术，不断向更接近于自然肝脏功能的目标迈进，为肝衰竭等严重疾病的治疗提供了新希望。未来，随着技术的不断进步和临床研究的深入，这些系统有望在肝脏替代治疗领域发挥更加重要的作用。

第二章 >>>

非生物型人工肝

<<<<

第一节 分离膜材料

一 血浆分离膜材料

非生物型人工肝治疗模式多样，血浆置换是目前国内用于治疗肝衰竭使用较为广泛的方法（图 2-1）。血浆置换是一种医学治疗手段，旨在从患者血液中移除病理成分，特别是清除血浆中的毒素、免疫复合物及异常抗体等有害物质。该过程通过使用血浆分离装置，将全血分离成血浆和血细胞（红细胞、白细胞和血小板）。去除一部分血浆后，患者体内的胆红素、转氨酶及多种炎性细胞因子水平降低，将细胞成分与置换液（如新鲜冷冻血浆或白蛋白溶液）重新注入患者体内，同时补充白蛋白及部分凝血因子，这有利于早中期肝衰竭患者的恢复。

血浆分离膜材料是血浆置换过程中，用以有效分离血浆与细胞成分的材料。此类材料展现出良好的生物相容性和机械稳定性，并具备特定范围的孔径（通常为 $0.2\sim0.6\ \mu m$）及独特的化学特性，其工作机制主要依托筛分原理及压差驱动作用。在分离过程中，血液流经膜表面时两侧形成压力梯度，基于膜孔径的大小，血浆中如蛋白质、胆红素、转氨酶及多种炎性细胞因子能够穿透膜层，而血细胞等较大分子则被有效截留，实现物理层面的筛分。在临床治疗实践中，通过精确调控流速、压力及温度等关键参数，不仅能够进一步优化膜的分离效率，还能确保在整个治疗过程中的安全性与治疗效果的提高。

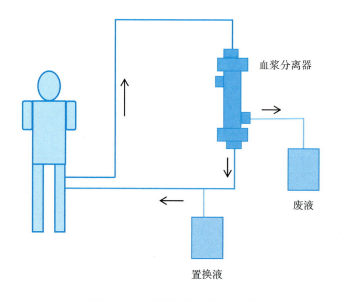

图2-1　血浆置换治疗模式示意图

血浆分离膜大多采用合成聚合物作为主要材料，现已开发出由醋酸纤维素、乙烯－乙烯醇共聚物、聚甲基丙烯酸甲酯、聚乙烯、聚丙烯和聚砜等制成的血浆分离膜。

目前商用血浆分离膜的型号主要有日本旭化成的 Plasmaflo OP 系列和意大利贝尔克的 MICROPLAS MPS 系列，其核心部件是表面涂覆乙烯－乙烯醇共聚物层的聚乙烯中空纤维膜。该膜孔径在 0.3 μm 左右，血浆蛋白筛选系数在 0.96 以上，在低跨膜压力下具有较高且稳定的性能。

常见的血浆分离膜材料见图2-2。

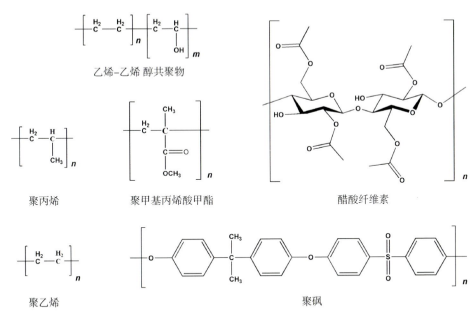

乙烯-乙烯醇共聚物

聚丙烯

聚甲基丙烯酸甲酯

醋酸纤维素

聚乙烯

聚砜

图2-2　常见的血浆分离膜材料

二　血浆透析滤过膜材料

血浆透析滤过是目前一种较为新型的非生物型人工肝，它融合了血浆分离和血液透析滤过技术的特点，旨在更有效地清除血液中的水溶性及蛋白结合毒素。血浆透析滤过核心是使用具有特定孔径范围的血浆成分分离膜，透析液在中空纤维膜外部流动。通过对流和弥散机制，实现对血液中蛋白结合毒素（胆红素等）和中小分子毒素（肌酐、尿素氮等）的选择性滤除，同时保留分子量更大的免疫球蛋白、纤维蛋白原、绝大部分凝血因子及血细胞等成分，最后将保留成分与置换液（外源性血浆、白蛋白溶液等）一同回输至体内，从而达到治疗肝衰竭的目的。

与传统的血浆置换相比，血浆透析滤过治疗模式的优势在于显著减少血浆用量并降低过敏和感染风险，可纠正电解质和酸碱平衡紊乱，使机体内环境和血流动力学保持稳定，为重症肝病患者提供了一种安全、有效的治疗策略。

血浆透析滤过治疗模式示意图见图2-3。

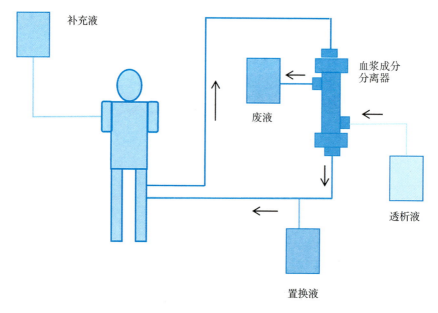

图 2 - 3　血浆透析滤过治疗模式示意图

注：利用弥散和对流原理，实现对水溶性和蛋白结合类毒素的清除。

　　作为血浆透析滤过治疗模式的核心组件，血浆成分分离膜孔径介于血浆滤过膜与血浆分离膜之间（通常为 0.01~0.04 μm），也常用于双重血浆置换技术，可对由血浆分离器分离出的血浆进行二级过滤。与血浆分离膜类似，现已开发出由醋酸纤维素、乙烯 - 乙烯醇共聚物、聚丙烯和聚砜等合成聚合物制成的血浆成分分离膜。大多数血浆成分分离膜由不同的聚合物构成，在生物相容性、毒素过滤和吸附特性方面表现出不同的优缺点。

　　基于乙烯 - 乙烯醇共聚物的成分分离器受到市场的青睐，其分子链上一定比例的羟基和 CH_2 单元赋予了膜良好的亲水性和一定的机械强度，进而显示出有效的筛分性能、更好的生物相容性和低细胞毒性。因此，临床上血浆透析滤过普遍采用的血浆成分分离器由乙烯 - 乙烯醇共聚物膜构成，主要型号有 Evacure EC - A 系列和 EC - W 系列，对白蛋白的筛选系数为 0.25~0.75，而对更大的免疫球蛋白的筛选系数则相对较低，故其在有效清除蛋白结合毒素的同时，减少了免疫白蛋白及凝血因子的流失，有助于降低对外源性血浆的需求量。

三　现阶段的挑战

尽管血液分离膜的制造技术已取得显著进步，然而，较长治疗时间对血浆分离膜的物化性能提出了更严峻的挑战，即维持高毒素清除率的同时最大限度地减少凝血现象。为克服分离效率过低或血液相容性不足的问题，研究者们正致力于开发新一代的智能膜材料。

从膜工程的角度出发，提升毒素清除率所面临的核心问题在于精准区分蛋白结合毒素与血液中其他至关重要的化学组分。例如，白蛋白作为维持生物体内环境稳态的核心组成部分，在正常情况下不应从血液中移除。通过血浆置换模式能够分离血细胞并置换整个血浆，但该方法因需持续依赖大量新鲜血浆而不实用。Hou 等将聚醚砜（polyether sulfone，PES）与吸附树脂共混并通过非溶剂诱导相分离成膜，该膜对溶菌酶（一种具有代表性的中分子毒素模拟物）展现出高效的吸附性能，这一创新成果为解决血浆分离膜如何高效去除中分子毒素的难题提供了全新的思路与方案。

在生物材料与血液接触的过程中，表面蛋白质的吸附是引发众多生物响应的初始步骤，继而引发血小板的黏附及凝血机制的激活，最终导致材料表面血栓的形成。因此，制备具有血液相容性材料的关键在于构建一个超低污染甚至无污染的惰性表面。目前，将不同的抗凝剂分子、两性离子、纳米粒子、亲水性和仿生聚合物接枝或共混到基膜上，可更有效地分离目标蛋白和提高血液相容性。添加亲水性组分是疏水性聚合物常用的改性技术，以最大限度地减少血液成分黏附所造成的生物污染。例如，Stamatialis 等使用 SlipSkin™ 生物材料（亲水性和疏水性结构单元的共聚物）开发出了适用于血液净化治疗的相转化膜，其对牛血清白蛋白（BSA）筛选系数可达 0.83，而对更大分子量的甲状腺球蛋白的筛选系数仅为 0.1，与聚醚砜、聚酯纤维膜相比，该膜显示了更优异的血液相容性。此外，Liu 等提出了具有抗凝与分离双重功能的聚氯乙烯血浆分离膜结构。通过将小分子衣康酸接枝到聚氯乙烯膜上，实现了对血液中 Ca^{2+} 的结合，从而显著延长了凝血时间，预示着其在临床医学领域具有广阔的应用前景。

血液净化技术凭借其高效性和多功能性，已成为前景最为广阔的非生物型人工肝技术之一。现阶段血液净化技术的核心在于开发新的材料以最大限度地提高特异性清除和减少表面污染，从而确保血液毒素更有效地去除并防止长期治疗下凝血等不良事件的发生。鉴于血液成分复杂的生物化学特性及较高的治疗成本，提高血浆蛋白分离的高效化、智能化和经济化膜材料仍需进一步研究和开发。血浆分离膜和血浆成分分离膜常用材料及改性方法见表 2-1。

表 2-1　血浆分离膜和血浆成分分离膜常用材料及改性方法

基膜	改性方法	可清除的溶质
纤维素	表面引发原子转移自由基聚合，接枝两性离子聚合物	血浆蛋白
聚甲基丙烯酸甲酯	未改性	血浆蛋白
聚砜	表面涂覆维生素 E	牛血清白蛋白、糜蛋白酶
	未改性	IgG、IgM、白蛋白、载脂蛋白 B
聚醚砜	表面涂覆乙烯 - 乙烯醇共聚物	总蛋白、白蛋白、IgA、IgG、IgM、总胆固醇
聚丙烯	表面接枝聚（2 - 甲氧基乙基丙烯酸酯）	总蛋白、白蛋白、总胆固醇、纤维蛋白原
聚乳酸	共混聚（乳酸）- 嵌段 - 聚（甲基丙烯 2 - 羟乙酯）共聚物	牛血清白蛋白

第二节　吸附、分解及清除材料

 胆汁酸和胆红素吸附材料

（一）胆汁酸和胆红素在人体中的产生及代谢

胆红素是人体内的一种疏水内源性毒素，有 85% 的胆红素源于衰老红细胞中血红素的代谢和分解，血红蛋白被血红蛋白加氧酶氧化形成胆绿素。胆绿素通过胆绿素还原酶进一步还原为胆红素，胆红素分子量约为 584.7 g/mol，是一种由一个亚甲基桥和两个亚甲基桥连接的链状四吡咯化合物，如图 2-4a 所示。胆红素形成后会与血清白蛋白结合，在血液中被循环运输，并被肝脏吸收。在肝脏中通过特定的葡萄糖醛酸转移酶（UGT1A1）转化为葡萄糖醛酸衍生物。

血浆中存在两种不同类型的胆红素——直接胆红素（DBIL）和间接胆红素（IBIL）。通常，直接胆红素又被称为葡萄糖醛酸胆红素，间接胆红素又被称为白蛋白结合胆红素。葡萄糖醛酸胆红素被运输到胆汁中，并分泌到肠道中进行消化和代谢。在生理范围内，胆红素具有细胞保护和有益的代谢作用，但在高水平时，又有潜在的毒性。通常，一旦血红素来源增加（如溶血性贫血和地中海贫血）或胆红素排泄途径受阻［如克里格勒-纳贾尔综合征（Crigler-Najjar 综合征）、日尔贝综合征（Gilbert 综合征）、胆道梗阻和肝损伤］，就可能出现高胆红素血症。有研究表明，近 71.9% 的新生儿有明显的黄疸，多数可通过光疗恢复，但部分婴儿黄疸可发展为急性胆红素脑病和核黄疸，可能导致新生儿死亡和神经发育障碍。无论是新生儿黄疸还是肝衰竭导致的高胆红素血症，清除过量的胆红素是治疗高胆红素血症的黄金法则。

对于胆汁淤积性肝衰竭，胆汁酸含量增加是主要的临床表现。胆汁酸主要在肝细胞内由胆固醇转化而来，正常人每天合成 0.4~0.6 g 胆汁酸。胆汁酸储存在胆囊中，进食后，胆囊通过胆管将胆汁释放到胃肠道腔。随后，胆汁酸进入肠腔以帮助食物消化，大部分进一步被远端回肠重吸收，通过门静脉循环返回肝脏，这一过程称为肠肝循环。

胆汁酸按结构可分为两大类：一类为游离型胆汁酸，包括胆酸、去氧胆酸、鹅去氧胆酸和少量的石胆酸；另一类是上述游离胆汁酸与甘氨酸或牛磺酸结合的产物，称为结合型胆汁酸，主要包括甘氨胆酸、甘氨鹅脱氧胆酸、牛磺胆酸及牛磺鹅脱氧胆酸等。无论是哪一类胆汁酸，其分子结构中既有亲水基团，也有疏水基团，如图 2-4b 所示，故胆汁酸是一种双亲性分子，即具有分子定向平衡和胶团形成两种特殊性能，因而在一定浓度范围内（1~

10 mmol/L）能使生物膜的磷脂和蛋白质脱落，导致膜损害，引起细胞膜通透性增加，进而导致细胞死亡。

肝细胞受损时可引起胆汁酸排泄障碍，导致胆汁酸浓度升高。近年研究表明，胆汁淤积性疾病的胆汁酸浓度远低于其去污作用的浓度，在此浓度下胆汁酸仍有细胞毒作用，这可能与细胞能量衰竭及氧自由基作用有关。

肝衰竭及其伴随的多器官功能衰竭与体内多种毒性物质及炎性细胞因子的异常升高密切相关，有效清除肝衰竭患者体内胆红素、胆汁酸、血氨、内毒素等有毒物质能减轻患者临床表现，改善患者预后，延长患者生存期。在临床实践中，已有几种去除胆红素和胆汁酸的方法，如血浆置换、血液灌流和白蛋白透析等。其中，血液灌流较为成熟，价格相对低廉，已广泛应用。血液灌流的能力取决于吸附剂。在过去的几十年里，许多新兴的吸附剂被开发出来结合胆红素和胆汁酸，但很少用于临床，其制备方法复杂、血液相容性差可能是阻碍其临床应用的关键问题。

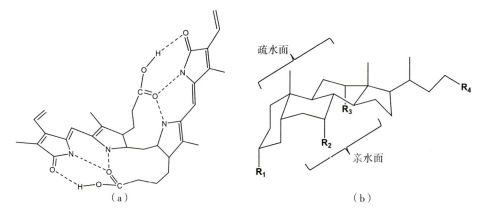

图2-4　胆红素空间结构（a）和胆汁酸空间结构（b）

（二）吸附机制

在机体环境（pH值为7.2～7.4）中，大多数胆红素分子是亲脂疏水的，因此需要通过与白蛋白的强结合才能在血浆和淋巴中运输。胆红素的吸附机制主要包括以下几种。

1. 静电相互作用

胆红素分子带负电，因此带有正电官能团（如季铵盐、咪唑基团、胺基）

的吸附剂可以破坏胆红素的分子内氢键，通过静电相互作用与胆红素结合。例如，天然载体蛋白和氨基酸（主要是精氨酸和赖氨酸）具有较高的胆红素结合位点，能特异性结合胆红素，常用于提高吸附剂的特异性结合能力和生物相容性。

2. 氢键相互作用

胆红素分子中的羟基、羧基及吡咯环上的氮原子可以通过氢键与吸附剂上的含氧、含氮或含氢的基团结合。

3. 疏水相互作用

作为疏水分子，胆红素中的吡咯环可以通过 $\pi - \pi$ 和疏水相互作用与苯和吡咯环等疏水结构及长链碳结合。

4. 多孔吸附

未结合的胆红素直径约为 2 nm，与蛋白质结合的胆红素水合直径约为 7 nm，因此吸附剂需要具备合适的孔径（吸附直径的 2~6 倍）。此外，吸附剂还需要具备高表面积和高分布率的孔结构，以提供丰富的吸附位点和运输通道，提高其对胆红素的吸附能力。大多数胆红素与白蛋白非共价结合，这种结合是自由可逆的，吸附剂可以通过与胆红素的相互作用与白蛋白竞争吸附，从而提高吸附剂对胆红素的选择性吸附能力。然而，血液中丰富的蛋白质不仅容易与胆红素结合，而且容易与疏水和带正电荷的吸附剂相互作用，这不仅导致严重的低蛋白血症和凝血障碍，而且会占据胆红素的结合位点，降低吸附剂的吸附能力。因此，胆红素吸附剂的吸附性能和血液相容性往往难以调和，故当前被临床使用的吸附剂种类有限，应开发吸附量高、特异性强、血液相容性好、制备方法简单、成本低、能有效去除富含白蛋白环境中胆红素的吸附剂。

基于胆汁酸的两性结构，可以通过静电相互作用和疏水相互作用吸附胆汁酸。因此，高效的胆汁酸吸附剂必须在其结构中带正电荷和具强疏水性，同时保持一定的亲水性，以便在生理环境中提供适当的溶胀特性。此外，需要适当密度的阳离子电荷，以确保与阴离子胆汁酸发生静电相互作用（结合过程的主要相互作用）。为此，使用合成方法制备具有适当受控结构和功能的材料极为重要。

（三）合成高分子吸附剂

1. 聚苯乙烯基吸附剂

聚苯乙烯（polystyrene，PS）基吸附剂中的芳香环和乙烯基与胆红素有很强的共轭和疏水相互作用，这些特性使其血液相容性较差，可能导致蛋白质黏附同时阻断吸附位点。因此可以通过引入亲水性物质改善其血液相容性，如聚甲基丙烯酸羟乙酯、聚羧基甜菜碱、聚乙烯基吡咯烷酮和甲基纤维素，但这些亲水性物质会降低吸附剂的吸附效率。

为提高聚苯乙烯/二乙烯基苯树脂的吸附能力和机械强度，欧来良团队通过引入纳米填料 $CaCO_3$ 提高了聚苯乙烯微球的介孔体积和机械强度，结果表明，纳米 $CaCO_3$/聚苯乙烯微球比纯聚苯乙烯微球具有更均匀的介孔，提高了聚苯乙烯基吸附剂对胆红素的吸附能力。为防止纳米材料泄漏到患者血液中，导致血栓并阻塞血管，他们进一步开发了聚苯乙烯/二乙烯基苯/乙烯基羟基磷灰石微球去除胆红素。在高胆红素血症猪模型中，聚苯乙烯/二乙烯基苯/乙烯基羟基磷灰石微球表现出良好的血液相容性和生物相容性，虽然吸附能力不如市售吸附剂，但这是首次在全血灌流中进行胆红素吸附。

2. 聚对苯二胺基吸附剂

聚对苯二胺（Kevlar）是一种芳香酰胺类聚合物，对胆红素有亲和力。赵长生、赵伟锋团队使用聚对苯二胺和碳纳米管制备了一种纳米纤维聚合物微球。其对胆红素的吸附能力高于聚醚砜和聚砜，但对在牛血清白蛋白环境中的胆红素的吸附能力不理想。为提高聚对苯二胺的血液相容性，该团队设计了一种具有自抗凝功能的胆红素吸附剂，将聚对苯二胺纤维与氧化石墨烯（GO）和聚苯乙烯磺酸钠混合制成微球。该微球具有良好的抗凝能力，但其对胆红素的吸附量仅为 5.6 mg/mL。负电荷基团的引入提高了抗凝血性能，但也降低了吸附能力。为改善这一问题，该团队进一步提出了"抗凝＋治疗"的概念。该"抗凝＋治疗"灌流柱是双层柱，柱的上层填充固体抗凝微球和聚对苯二胺多孔微球（胆红素吸附剂）。固体抗凝微球可以结合体外循环中的凝血因子，降低患者出血风险。柱的下层可以填充一系列不同功能的吸附剂来吸附不同的毒素。这种设计可以最大限度地发挥抗凝血和毒素去除的功能。该设计在患有高胆红素血症的比格犬模型上得到了验证，在初始注射正常剂量肝素的情况下，治疗过程中不注射肝素，双层柱可实现灌流 3 小时无血栓形成，同时总胆红素的清除率达到 31.4%。该设计仅重 9 kg，这是首次不需要全身肝素化而实现全血灌流的试验，也是可穿戴人工肝领域中的一次突破性试验。

3. 聚醚砜基吸附剂

聚醚砜具有良好的水解稳定性、热稳定性和氧化稳定性及出色的加工性能，因此被作为中空纤维膜广泛应用于血液透析中。焦延鹏团队制备了混有聚多巴胺（PDA）涂层和牛血清白蛋白的聚醚砜纳米纤维，不仅对胆红素有亲和力，对血清白蛋白也有亲和力。然而，聚醚砜基材料在血液净化领域仍存在不足，如抗凝血性能不佳、蛋白质吸附量较大等。为克服这些缺点，赵长生、赵伟锋团队提出了"类肝素聚合物"的概念，并开发了多种具有良好血液相容性的吸附剂，如通过在聚醚砜中原位交联肝素样聚合物作为外壳，酰胺和氧化石墨烯作为核心制备了一种核/壳结构的微球，外壳可以改善血液相容性，核心可以提高对胆红素的吸附能力。聚醚砜具有较高的机械强度和良好的加工性能，是制备吸附剂的优良聚合物基体。

4. 阳离子聚合物吸附剂

阳离子聚合物可以通过静电相互作用吸附胆红素，与其他结构结合，可以获得高结合亲和力和良好的选择性。国外有研究团队合成了磁性氧化铁纳米花（MNFs），并通过原子转移自由基聚合反应在其表面形成了聚（2－二甲氨基－乙基甲基丙烯酸酯）阳离子聚合物刷。阳离子聚合物修饰的磁性氧化铁纳米花能快速高效地捕获胆红素和肝素。由于磁性氧化铁纳米花可以被磁场分离，因此它们可以与现有的分子吸附再循环系统或单程白蛋白透析联合使用，以清除白蛋白透析液，提高胆红素清除率。

（四）天然高分子吸附剂

1. 纤维素基吸附剂

在血液透析领域，纤维素膜已存在了 40 余年，但纤维素材料的血液相容性和吸附选择性不佳，因此需要对其进行改性。杜开锋团队通过简单的油/水乳液法制备了赖氨酸修饰的大孔纤维素/碳纳米管微球（LMCMs）。实验结果表明，LMCMs 具有较大的表面积和分层多孔结构，对胆红素的吸附速率快，在磷酸盐缓冲液（PBS）中吸附量高达 338.14 mg/g，在体外兔血清环境中，能去除约 79% 的胆红素。

除碳纳米管外，石墨烯作为一种新型碳质材料，在吸附各种毒素的过程中被广泛应用。罗正汤团队开发了直接用于血液灌流的氧化石墨烯功能化醋酸纤维素微球，旨在治疗肾功能障碍，可以用于吸附肌酐、尿酸及胆红素。

遗憾的是，这些基于纤维素的研究没有说明吸附剂与蛋白质之间的相互作用，如蛋白质吸附、补体活化和接触活化。大豆分离蛋白（SPI）含有疏水基团、亲水基团、极性基团和非极性基团等多种功能基团，可促进胆红素的吸附。郑裕东团队开发了一种细菌纤维素（BC）/SPI 原位交联聚合复合膜——BC/SPI 膜。BC/SPI 膜可通过氢键相互作用和静电作用吸附胆红素，且在白蛋白环境下，BC/SPI 膜表现出超过 70% 的胆红素吸附率。

2. 壳聚糖基吸附剂

壳聚糖（chitosan，CS）是一种天然多糖聚合物，通过甲壳素脱乙酰化获得，由于其良好的生物相容性和生物可降解性，被广泛用于生物医学领域。天然壳聚糖在富含白蛋白的溶液中对游离胆红素的吸附能力有限，因为白蛋白被吸附后占据了胆红素的吸附位点。为改善这一问题，王深琪团队将胶原蛋白作为配体，接枝到壳聚糖微球表面制备壳聚糖－胶原蛋白微球。与壳聚糖微球相比，壳聚糖－胶原蛋白微球对胆红素的吸附能力强，对白蛋白的吸附能力弱，同时还保持壳聚糖良好的血液相容性。然而，壳聚糖基吸附剂也需要克服一些困难，如大规模生产、有限的灭菌方法、在动物实验中的有效性验证等。

3. 海藻酸盐基吸附剂

由于海藻酸钙微球的制作方法简单、可一次性使用、经济实惠且可高压灭菌，因此海藻酸钙一直被用作生物型人工肝的细胞壳生物反应器。生物型人工肝可以通过肝细胞代替肝脏的主要功能（氧化解毒、生物转化、排泄和合成）。海藻酸盐基作为非生物型人工肝吸附剂时，主要是作为添加剂来提高吸附剂的生物相容性。

赵长生团队开发了以还原氧化石墨烯和磺化海藻酸钠为原料制得的，可在全血中去除胆红素的自抗凝纳米复合球。磺化海藻酸钠具有与肝素类似的磺化程度和抗凝血特性。凝血试验表明，这些微球可以抑制内源途径，从而延长活化部分凝血活酶时间（APTT）和凝血酶时间（TT），自抗凝纳米复合球中磺化海藻酸钠对凝血时间延长起到了很大的作用。体外全血胆红素清除实验表明，由于还原氧化石墨烯的存在，自抗凝纳米复合球具有很高的胆红素去除能力（清除率达99.69%）。

具有良好生物相容性的天然聚合物可以改善吸附剂的相容性，但是，简单地将天然聚合物混入吸附剂中，可能会降低对胆红素的吸附性能。因此，设计者需要通过聚合物改性或巧妙的材料结构设计来解决这一问题。

4. 环糊精基吸附剂

上述天然聚合物仅作为制备吸附剂的基体，其本身对胆红素的亲和力不大，但环糊精（cyclodextrin，CD）可以通过其疏水腔作为主要功能位点结合胆红素。国外有研究团队研究了胆红素与天然CD（包括α-CD，β-CD和γ-CD）在水溶液中的络合机制。结果表明，胆红素胆碱被吸附在不对称扭曲的CD腔的外壁上，并通过胆红素胆碱的羧基（-COOH）与CD分子中2位和3位的羟基（-OH）之间的两点氢键锚定。贾凌云团队探索了将α-CD、β-CD和γ-CD接枝的聚乙烯亚胺（PEI）作为血浆透析的水溶性吸附剂，探究对胆红素的吸附效果，其分子对接研究结果证实，胆红素与β-CD形成包合物时的相互作用最强。

基于胆红素与β-CD之间的主客体相互作用，不同形式的胆红素吸附剂已经被开发出来。例如含有 β－CD 的聚醚砜中空纤维膜和含有 β－CD 的聚偏氟乙烯（PVDF）膜。此外，β－CD 对蛋白结合毒素（如胆汁酸和芳香氨基酸）的有效性也得到证实。这些结果表明 β－CD 具有作为去除蛋白结合毒素的有效试剂的潜力。唯一的缺点是 β－CD 基吸附剂尚未在体内验证其安全性和有效性。

5. 蛋白质和氨基酸基吸附剂

血清白蛋白是胆红素的天然载体，有研究分析表明，胆红素与血清白蛋白复合物的旋光性取决于赖氨酸和/或精氨酸在 222 位和 199 位的结合位点。因此，用白蛋白、赖氨酸或精氨酸修饰吸附剂可能是一种有效吸附胆红素的策略。牛血清白蛋白纳米粒子、聚醚砜/聚多巴胺－牛血清白蛋白纳米纤维毡、聚丙烯腈/牛血清白蛋白纳米纤维海绵、L－赖氨酸修饰的蛭石纳米复合材料、聚（L－赖氨酸）聚甲基丙烯酸羟乙酯低温凝胶和聚（L－精氨酸）/肝素尼龙复合膜等材料均可吸附胆红素。在模拟血浆灌流实验中，这些蛋白质改性材料表现出良好的胆红素吸附性能和较低的蛋白质吸附率。虽然蛋白质改性材料是特异性吸附胆红素的有效方法，但蛋白质吸附剂的开发仍面临着巨大的挑战，如接枝率低、价格昂贵、灭菌方法有限等。

（五）无机材料吸附剂

虽然聚合物材料有良好的生物相容性，但其对蛋白结合毒素的去除效率较低，选择性吸附能力差。无机材料包括碳和硅材料，由于它们的高比表面积和丰富的孔结构，使它们对胆红素具有很高的吸附能力，但脱落的碳碎片会进入血液循环形成血栓，甚至沉积在多个器官中。因此，无机材料的生物和血液安全特性较差。

碳纳米管表面存在石墨烯和纳米孔结构，因此有很强的胆红素吸附能力。通过热和化学氧化，将具有特定尺寸分布的纳米孔引入孔径大于胆红素分子直径且小于蛋白质分子直径的单壁碳纳米管中。通过这些纳米孔的尺寸效应可以实现胆红素的高效选择性吸附。3D 多孔石墨烯具有石墨烯的表面结构和大量的介孔结构，对胆红素具有很高的吸附能力和快速的吸附速率。然而，由于堵塞、聚集和难以回收，粉末吸收材料限制了它们作为吸附塔填料的实际使用。还原石墨烯气凝胶微球表现出优异的胆红素吸附性能，吸附平衡时间仅需 1.5 小时，即使在富含胆红素的血液中，其吸附能力也可以达到367.14 mg/g，同时能表现出良好的血液相容性。

介孔二氧化硅（SBA－15）具有较高的比表面积、均匀的孔径和丰富的Si－OH 基团，对胆红素具有良好的吸附能力。以硬二氧化硅芯/介孔二氧化硅壳球和空心介孔二氧化硅铝酸盐球为刚性模板，采用初始湿浸技术调整模板的介孔尺寸，制备了尺寸为 80 ~ 500 nm 的空心介孔碳球（HMCSs）。HMCSs 具有合适的孔隙和较大的腔体体积及微球形态，有利于扩散和传输。与商用聚合物材料和常规介孔材料相比，160 nm 大小的 HMCSs 作为胆红素吸附剂具有更高的胆红素吸附能力和吸附速率，以及良好的胆红素选择性吸附和低溶血率。

无机材料吸附剂表现出较高的胆红素吸附能力，但生物相容性差、易渗入血液形成血栓、体积小、机械性能差、易折断等缺点，限制了它们单独在血液灌流中的应用。

（六）其他新型吸附剂

近年来，一些新型吸附剂显示出良好的胆红素吸附前景，包括金属有机框架（MOF）、二维过渡金属碳氮化物、超分子有机框架和芳香框架，它们大多是纳米材料，精细的分子设计和孔径及高比表面积赋予了它们超高的吸附能力。遗憾的是，它们不能直接用于血液循环，需要以聚醚砜等聚合物为载体，加工成微球或纤维。高分子/纳米复合材料的吸附性能与纳米材料相比明显下降，但仍优于工业吸附剂。

（七）胆汁酸吸附剂

聚合物胆汁酸螯合剂可以作为治疗高胆固醇血症的药剂。这些物质通常是阳离子水凝胶，可选择性地结合并从胃肠道中去除胆汁酸分子，从而降低血浆胆固醇水平。由于胆汁酸螯合剂分子量大，但其作用范围仅局限于胃肠道，这是其优于传统小分子药物的一个优势。不同的聚合物，如乙烯基聚合物、丙烯酸聚合物和烯丙基聚合物已被用于制备基于常规聚合技术的潜在胆汁酸螯合剂。此外，研究者还投入了大量精力来了解这些聚合物之间的结构、性能关系及其结合胆汁酸分子的能力。这些聚合物的功效可归因于五个主要变量：阳离子电荷的密度、疏水链的长度和分布、聚合物主链的柔韧性、交联程度和聚合物形状。

1. 合成胆汁酸吸附剂

为了设计高效的胆汁酸吸附剂并了解它们与胆汁酸的结合机制，研究人员使用不同功能和结构的单体合成了不同的聚合物。

制备胆汁酸吸附剂通常遵循的一种策略是对商业吸附剂骨架进行改性。有研究者基于聚烷基胺合成了 61 种不同聚合物网络，这些聚合物网络是通过几种二胺与二卤化合物或二氧化物在不同的溶剂/混合物中反应制备的。所得水凝胶的溶胀行为受聚合物刚度、聚合物的极性和交联程度的影响。高极性（如铵盐）、出色的聚合物柔韧性和低交联度使聚合物溶胀能力提高。基于甲胆酸酯的初步体外结合实验证明由二胺和 α，ω - 二溴烷烃形成的水凝胶比考来烯胺（消胆胺）更有效。

通过改变共聚物链段的聚合程度探究其对胆汁酸的吸附效果。Brown 等使用阴离子聚合控制聚合物的分子量制备了具有不同结构的吸附剂，如小球体（约 20 nm）、大胶束（ > 100 nm）、囊泡和薄片。他们将聚苯乙烯 - b - 聚（丙烯酸叔丁酯）及其水解衍生物聚苯乙烯 - b - 聚（丙烯酸）作为起始材料，并通过 N，N - 二甲基乙二胺（DMED）偶联，合成了对聚苯乙烯 - b - 聚 N，N，N - 三甲基铵乙基丙烯酰胺氯化物。通过离子相互作用结合胆汁酸。然而，两亲性共聚物的聚合和纯化的实验步骤烦琐且耗时。

除了对聚合物骨架进行化学修饰外，研究人员还提出了基于分子印迹技术制备吸附剂的新策略。GelTex 制药公司的 Huval 及其合作者首次提出了基于非共价分子印记的吸附剂合成方法。通过与胆汁酸中的羧基及胆汁酸的形状建立互补的结合点来增强吸附剂的结合能力。以胆酸钠盐（胆汁酸混合物中含量较高的胆盐）作为模板，基于与环氧氯丙烷交联的聚烯丙基氯化铵制备了的不同聚合物网络。在体外实验和体内实验中测试了这些材料的能力。

与不含模板的对照聚合物水凝胶相比，胆汁酸印迹聚合物网络对胆汁酸的结合能力更强。

2. 天然胆汁酸吸附剂

纤维是人类日常膳食的重要组成部分，是以聚合物为基础的碳水化合物材料，具有耐消化性。在体外和体内实验中，纤维材料已被证明能够结合胆汁酸分子。温洋兵团队使用不同季铵基含量及其烷基取代基长度的阳离子改性微纤化纤维素（MFC），将制备的产品——CMFC 用于胆汁酸吸附。结果表明，增加季铵基的含量可以提高对胆汁酸的吸附；随着烷基链上碳的个数由 4 增加到 16，吸附量急剧提高，因此 CMFC 取代基的较长烷基链可以增强与胆汁酸阴离子的类固醇骨架之间的疏水作用。

Seyed 等通过纳米纤维分子与果胶分子之间形成氢和范德华键，以及钙之间的离子交联，合成了一种钙－交联果胶/木质纤维素纳米纤维/甲壳素纳米纤维（PLCN）生物吸附剂，用以吸附胆汁酸。PLCN 对胆盐的最大吸附量可达 5 578.4 mg/g。

β－CD 是一种寡糖，由七个葡萄糖单元组成，这些葡萄糖单元以环状结构连接，据报道 β－CD 在动物中有降血脂和降胆固醇作用。姜微波团队通过戊二醛的羟醛缩合反应将不同量的 β－CD 与果胶交联合成了 β－CD 改性果胶吸附剂，用于去除胃－肠通道中的胆盐。结果表明，当 β－CD 与果胶的比例为 10∶1 时，吸附效果最佳，最大吸附量为（21.38 ±0.39）mg/g。

壳聚糖不易被人类消化，具有良好的生物相容性和安全性。壳聚糖首先在动物研究中以脱乙酰形式进行了试验，并被证明具有良好的降胆固醇作用，其程度与消胆胺相当。Budnyak 等合成了壳聚糖－气相二氧化硅复合材料。通过胆汁酸阴离子与壳聚糖的质子化氨基发生相互作用，将其用于胆汁酸的吸附，如胆酸和牛胆酸。壳聚糖－气相二氧化硅复合材料对牛胆酸的吸附量为 97 μmol/g，对胆酸的吸附量为 43 μmol/g。

近年已经有很多对新兴吸附剂的研究被报道，但尚未进入临床试验阶段。开发更实用的胆红素/胆汁酸吸附剂，需要综合考虑成本、制备方法、吸附效果、血液相容性、消毒方法、有效期等因素。此外，必须改变传统的观点，从致病机制、代谢途径和基于材料的创新等方面提出新的胆红素清除策略。因此，材料科学与医学科学的交叉研究至关重要。

二 胆红素分解材料

胆红素分子具有光敏特性，蓝光（波长 425～475 nm）可将胆红素分解为水溶性的极性小分子化合物，这些分解产物可以通过人体的尿液和粪便排出。新生儿黄疸的蓝光疗法即是利用此原理。新生儿的肝脏功能发育不成熟，不能及时处理和排出由于大量红细胞破坏而生成的胆红素，从而使血液中胆红素浓度升高，约 60% 的新生儿在出生后 2～14 天会出现生理性黄疸症状。1958 年，Cremer 等首次证明了光疗对新生儿黄疸治疗的有效性，但对胆红素的排泄机制仍不清楚。直到 1976 年，Bonnett 等利用 X 线分析证明了胆红素的分子构象，并阐明了胆红素光分解的机制。胆红素光疗的机制如图 2－5 所示，当正常胆红素（4Z，15Z－胆红素）受到光照时，会形成光异构体 4Z，15E－胆红素和 Z－光胆红素，该过程是可逆的，且光异构化的速度比光氧化快得多。4Z，15E－胆红素和 Z－光胆红素的亲水性比 4Z，15Z－胆红素强，无须经过葡萄糖醛酸化就能从胆汁或尿液中排出。胆红素的光氧化产物主要是无色透明的极性小分子化合物，主要通过尿液排出。研究表明，光疗的疗效受光照剂量（受光源强度、光源与患者之间的距离影响）、患者皮肤暴露的面积、高胆红素血症的病因和严重程度影响。在急性溶血患儿体内，血清总胆红素水平的下降速度比无溶血的患儿慢。由于光疗作用于皮肤和皮下浅层组织中的胆红素，因此，血清总胆红素水平越高，光疗就越有效。在一些血清总胆红素水平 >513 μmol/L 的患儿中，光疗可在数小时内使血清总胆红素下降 171 μmol/L。

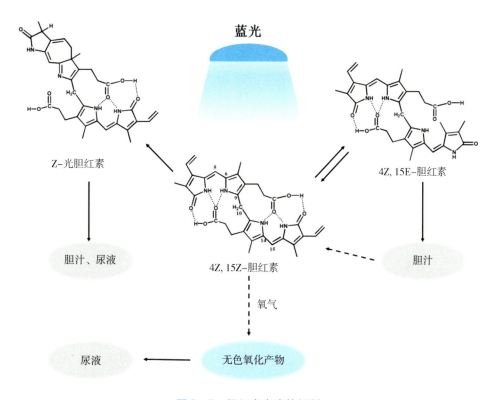

蓝光

Z-光胆红素

胆汁、尿液

4Z, 15Z-胆红素

4Z, 15E-胆红素

胆汁

氧气

尿液

无色氧化产物

图 2-5 胆红素光疗的机制

当成人晒过日光浴后，也能在其体内检测到胆红素的光异构体。因此，将蓝光疗法应用在成年肝损伤患者的血液灌流中是可行的。有研究者研究了血浆吸附治疗与蓝光照射联合使用对急性肝衰竭患者的治疗效果。如图 2-6 所示，在血浆循环回路中，对循环管路加以蓝光照射，有蓝光照射组总胆红素的清除率为 45.7%，高于无蓝光照射组（35.6%）。赵长生、赵伟锋团队结合血浆灌流和蓝光疗法，开发了一种能够在紫外光激活下发出蓝光的胆红素吸附剂，通过沉淀液滴原位交联法制备以聚丙烯酰胺 - 二甲基二烯丙基氯化铵 - 石墨烯量子点为基材的凝胶微球（PDMG），并在其表面涂覆一层透明质酸以得到血液相容性良好的吸附剂微球（PDMG@HA）。PDMG@HA 可先将胆红素分解成小分子的极性化合物，再利用静电相互作用吸附胆红素的分解产物，在高胆红素血症兔模型的血浆灌流治疗中，该吸附剂对总胆红素的清除率为 70.9%。

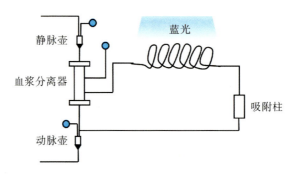

图2-6　血浆灌流及蓝光照射结合治疗示意图

在临床上，血浆胆红素一般基于叠氮试剂或直接分光光度法的原理来测量，但这种方法可信度不高。叠氮试剂的浓度和种类、反应混合物的 pH 值等都是影响检测准确度的因素。因此，有必要寻找一种可信度高、可重复、可快速检测血清中胆红素浓度的方法。

胆红素氧化酶（bilirubin oxidase，BOD）是一种多铜氧化酶，其活性中心如图2-7所示，全酶由蛋白质、铜离子和部分碳水化合物组成，其活性中心包含有一个Ⅰ型铜，一个Ⅱ型铜，两个Ⅲ型铜。在催化胆红素变为胆绿素的过程中，Ⅰ型铜介导电子从底物传到其他铜位点，Ⅱ型铜和两个Ⅲ型铜形成三核中心，氧分子被束缚在此中心并被还原为两个水分子，分子氧被直接还原为水，不会产生有毒副产物（图2-8），胆绿素进一步被氧化生成水溶性的小分子产物。在临床诊断上可用 BOD 来测定血清中胆红素的含量，对肝脏疾病的监测比非特异性的化学方法更为敏感。

近年，利用 BOD 通过电化学的方法来检测胆红素已有报道。Li 等研制了由 BOD 构建的光导纤维荧光生物传感器，可以检测在胆红素被氧化为胆绿素的过程中氧气的消耗，其检测限达 4.4×10^{-7} mol/L。Klemm 等报道了一种间接检测胆红素的方法，BOD 被化学接枝到不同类型的膜上，用氧气电极来记录氧气的消耗，此种方法在检测过程中无干扰，速度快（<3 分钟），被修饰的电极在成功检测 30 个样品后其酶活性仍能维持在 80%。Kannan 等将 BOD 固定在金纳米颗粒上制作了生物传感器，在有 1 mmol/L $[Fe(CN)_6]^{3-/4-}$ 存在时，胆红素的最低检测限可达 1.4 nmol/L，且这种生物传感器可稳定保存

2 天。

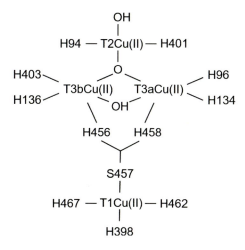

图 2-7　胆红素氧化酶的活性中心

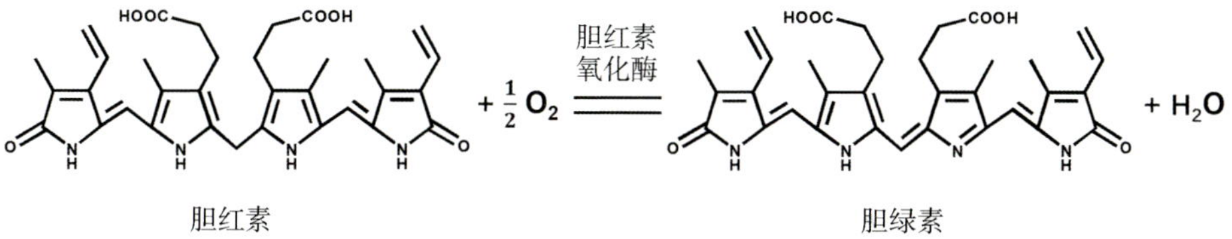

图 2-8　胆红素氧化酶将胆红素氧化为胆绿素

虽然 BOD 对胆红素有特异性氧化作用，但其昂贵的价格、复杂的提取方式、较短的保质期限制了其大规模使用，目前，仅有将其用于疾病诊断方面的应用，在血液净化领域的应用还未曾报道。

三　炎性细胞因子吸附材料

肝脏是最大的实体器官，它参与许多不同的生理活动，如解毒、新陈代谢和蛋白合成。肝脏生理学通过各种肝脏驻留细胞的协调作用而错综复杂地平衡。在调节肝脏生理学的几个因素中，促炎因子和抗炎因子活性之间的和谐是一个关键决定因素。

炎症在肝脏疾病的发生中起着至关重要的作用。在许多情况下，炎症是导致肝脏出现生理功能障碍的起点，因为炎症可以通过调节涉及肝脏损伤的各种信号传导机制。肝功能的发病机制为内外因素导致肝细胞直接损伤，使机体启动细胞免疫，激活一系列免疫细胞，分泌促炎因子和抗炎因子，促炎因子在肝脏中积累，引发炎症级联反应。在炎症的初期，肝细胞、Kupffer细胞、血小板和白细胞被激活并产生活性氧和炎症介质，如血小板衍生生长因子、转化生长因子-β（TGF-β）、结缔组织生长因子和TNF-α。这些因子可能充当旁分泌介质，激活位于窦周间隙的静止肝星状细胞，导致细胞外基质的数量和组成异常。如果炎症活动得不到解决会导致严重的后果，如肝炎、肝纤维化、肝硬化甚至肝细胞癌。适应性免疫和固有免疫都可能导致肝脏炎症。炎症信号的放大通常是通过一组多种促炎因子的协同作用来传导的。因此从血液中吸附炎性细胞因子从而抑制炎症反应是一种非常有效的干预方法。

细胞因子是一组肽类细胞调节物质，包括IL、生长因子、TNF等。大多数细胞因子通常是低分子量的糖蛋白。细胞因子的吸附机制通常有：①疏水相互作用，疏水结构有利于蛋白质的吸附。②孔径。③氢键相互作用。④静电相互作用。⑤范德华相互作用。

在临床实践中，可用于去除细胞因子的商业吸附剂主要是疏水性非离子交换聚苯乙烯-二乙烯基苯树脂，如CytoSorb™聚合物珠，它是由生物相容性良好的聚乙烯吡咯烷酮包被的聚苯乙烯-二乙烯基苯聚合物微珠组成，尺寸为400~5 600 μm，孔隙率为67.7%，孔径为0.8~5.0 nm。通过尺寸排阻和疏水相互作用从全血中去除毒素物质，孔径决定了吸附聚合物内表面对目标分子的可及性并影响其吸附能力。CytoSorb™聚合物珠可以有效靶向分子量范围广（5~60 kDa）的低分子量和中等分子量的毒素，但是不能捕获内毒素和IL-10。TNF-α在人血浆中形成分子量为51 kDa的三聚体，因此TNF-α的清除率也比较低。使用CytoSorb™聚合物珠进行血液吸附可将除TNF-α外的广谱细胞因子、损伤相关分子模式、病原体相关分子模式和霉菌毒素的水平降低50%，但白蛋白的损失也很大，因此在使用过程中需要注意白蛋白和其他重要血浆蛋白（如激素、凝血因子和免疫球蛋白）的减少。

CytoSorb™聚合物珠树脂的机械性能较差，容易造成表面小颗粒脱落，易进入血液形成血栓。近年，纳米级填料极大地改善了材料的韧性、热和机械性能，以及表面变化和微观结构。此外，介孔的比例是控制中分子量毒素吸附的关键因素。欧来良团队通过悬浮聚合制备了聚苯乙烯/纳米碳酸钙吸附颗粒用于吸附血液中的中等分子量 IL-6。聚苯乙烯/纳米碳酸钙具有介孔结构——高孔隙率、高比表面积和大孔隙体积。纳米碳酸钙的加入不仅提高了微球的机械强度，还增加了微球对 IL-6 的吸附能力。在 37℃ 的条件下，聚苯乙烯/纳米碳酸钙吸附颗粒对 IL-6 的最大吸附量大约为 25.6 ng/g，同时聚苯乙烯/纳米碳酸钙吸附颗粒具有良好的生物相容性。欧来良团队还制备了一种羧化碳纳米管包埋的聚乙烯醇微球（PVA/MWCNTs-COOH）用于去除血液中的 TNF-α。PVA/MWCNTs-COOH 在模拟血清中表现出优异的吸附性能和对 TNF-α 的快速吸附平衡，这主要归因于羧化碳纳米管通过疏水效应和静电相互作用表现出对 TNF-α 的高亲和力，同时 PVA/MWCNTs-COOH 表现出良好的血液相容性且无纳米颗粒的泄露，PVA/MWCNTs-COOH 表现出优异的在血液中清除 TNF-α 的能力。

碳前驱体聚合物和二氧化硅前驱体凝胶的反应动力学和温度变化完全相反。基于这种现象的启发，巩前明团队通过改变反应温度和碳前驱体的添加时间这两个参数，使碳前驱体和二氧化硅前驱体共聚，然后碳化和刻蚀，灵活地合成了一系列具有可调尺寸和孔结构的空心碳球（HCSs）。在 PBS 中，纯 IL-6 可以被 HCSs 完全去除。为了更加接近临床治疗效果，采用尿毒症患者血清进行实验。在尿毒症患者血清中，IL-6 和 TNF-α 在 60 分钟内的清除率分别为 42.53% 和 65.35%。HCSs 对 IL-6 和 TNF-α 的吸附能力和选择性协调依赖于壳厚、孔体积和孔径分布。HCSs 的吸附量和速率都表明 HCSs 作为血液灌流吸附剂在临床上的广阔应用前景。

$Ti_3C_2T_x$MXene 是一种高效的血液灌流吸附剂，它使用氢氟酸作为刻蚀剂，通过湿法刻蚀制备。刻蚀后的纳米片呈现手风琴层状结构。剥离的 MXene 纳米片超薄，具有较大的横向尺寸，赋予吸附剂较大的吸附表面。$Ti_3C_2T_x$MXene 纳米片与 IL-6 之间形成的氢键是实现超高去除能力的主要机制。IL-6 的二级结构从 α-螺旋转变为 β-片可以进一步促进 IL-6 固定在

$Ti_3C_2T_xMXene$ 纳米片表面，$Ti_3C_2T_xMXene$ 纳米片对 IL-2 的吸附能力是传统活性炭吸附剂的 13.4 倍。血液相容性实验证明，$Ti_3C_2T_xMXene$ 纳米片具有出色的血液相容性，对正常血液成分没有任何有害的副作用，可作为血液灌流吸附剂来阻断细胞因子风暴。

除了用材料吸附炎性细胞因子，一些研究通过抑制炎性细胞因子的表达途径来抑制炎性细胞因子的释放。蔡卫华团队设计了一种核/壳结构的微复合材料 MP-PLGA@PDA，它由甲泼尼龙掺杂聚乳酸-羟基乙酸共聚物的内核和生物相容性聚多巴胺的外壳组成。MP-PLGA@PDA 通过两种方法抑制炎性细胞因子，一种是通过具有优异黏合性的聚多巴胺层，MP-PLGA@PDA 有望通过物理吸附以广谱方式捕获释放的过量细胞因子。MP-PLGA@PDA 释放的甲泼尼龙可通过激活糖皮质激素受体、抑制多个炎症基因的表达和减少炎症介质产生途径来干扰炎症因子的释放。MP-PLGA@PDA 可有效减少过度的神经炎症，抑制神经炎症引起的损伤，并促进脊髓损伤的功能恢复。血液灌流可以借鉴这种方式通过抑制血液中炎症的级联反应达到减少炎症的效果。

大多数细胞因子的吸附通过静电相互作用、氢键相互作用、疏水相互作用等，因此通过表面涂层、化学改性、添加复合组分及控制多孔结构中的孔径和孔数可以显著控制吸附剂的吸附能力和吸附选择性。然而血液中的成分很复杂，包括红细胞、白细胞、血小板等其他细胞成分及酸性蛋白、疏水蛋白等大分子成分和小分子成分。因此，具有高疏水性或阳离子的吸附剂不可避免地会影响血液成分。此外吸附剂从科研转向临床，必须考虑制备工艺、成本控制、功能多样化、临床适用等其他条件。

四　血氨及芳香族氨基酸吸附材料

血氨是一种神经毒素，通常介导氧化应激和脑水肿，并引起神经炎症和神经功能障碍。血氨通常通过肝脏中的尿素循环解毒为无毒尿素，因此尿素循环和肝功能的任何缺陷都可能导致血氨水平升高，导致高氨血症，从而产生严重的神经发育和神经退行性并发症，伴有嗜睡、呕吐、昏迷、癫痫发作，并最终导致危及生命的肝性脑病（图2－9）。

体外血液净化系统已被广泛用作肝衰竭清除血液毒素的支持疗法，并表现出良好的效率。然而，目前缺乏高效、安全、有前途的用于治疗高氨血症的血氨吸附剂，主要是因为血液成分的复杂性，以及对血液相容性好的血液吸附剂的严格要求。

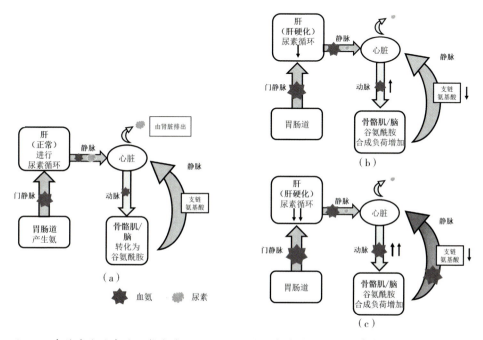

注：a. 在健康个体中的血氨代谢。b. 肝硬化的血氨代谢，无静脉高氨血症。c. 静脉高氨血症时肝硬化的血氨代谢。

图2－9 血氨代谢和每个器官的作用

血氨的吸附机制如下：①静电相互作用，血氨带正电，因此，带负电荷的吸附剂可以通过静电相互作用吸附氨。②离子交换，如 Na^+ 和 NH_4^+ 之间的阳离子交换。③属配体的结合位点有利于氨的吸附，如氨分子中的氮原子与 ZnBTC 骨架中的锌原子之间有很强的配位相互作用。

血液灌流通过使用吸附剂去除多余的血氨，可以有效治疗高氨血症及其并发症。

有研究者在共缩合过程中合成了含有胺基的介孔二氧化硅（MS－NH_2），

用琥珀酸酐修饰结构，得到琥珀酸酐修饰的介孔二氧化硅（MS－SA）。在体外和体内进行了研究，并评估了该颗粒的清除能力。研究证明，在体内外模型中，MS－NH$_2$和MS－SA均显著清除血氨，MS－SA还显著降低血浆和大脑中的铵态氮水平，并改善高氨血症动物的认知和运动活动。Wu等利用沸石的高阳离子交换能力和甲壳素良好的血液相容性，开发了一种由甲壳素/沸石复合纳米纤维微球（CZ）组成的新型血氨吸附剂，用于血液净化以去除血氨（图2－10）。该研究将沸石分散在甲壳素溶液中并制备多孔CZ，其中沸石嵌入甲壳素纳米纤维中并与甲壳素纳米纤维结合，以提高复合微球的血氨去除能力。此外，CZ可以防止沸石从柱子泄漏到血液循环系统中导致血栓，整个甲壳素纳米纤维网络结构赋予CZ良好的生物相容性和血液相容性，对生物体和血液几乎没有副作用。

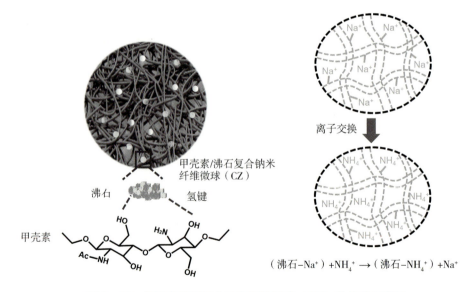

图2－10　甲壳素沸石复合纳米纤维微球（CZ）的构建示意图

　　芳香族氨基酸（AAA）包括苯丙氨酸、酪氨酸和色氨酸，其分子结构中含有芳香环，对身体新陈代谢调节至关重要。然而，由于基因突变，某些人群无法正常代谢芳香族氨基酸，在一些严重的情况下，这种缺陷还会对身体造成不可逆转的损害。

吸附法因其效率高、成本低、操作方便等优点，常用于分离芳香族氨基酸。以往的研究广泛报道了芳香族氨基酸在各种材料上的吸附行为，包括活性炭、大孔树脂、分子印迹聚合物、CD 聚合物、共价有机框架、金属有机框架等。然而，这些材料生产成本高、吸附速率慢、选择性低和可重用性有限。因此，开发一种经济高效且高效的芳香族氨基酸吸附剂至关重要。

Tang 等以六亚甲基二异氰酸酯为交联剂合成了 β - CD 聚合物，并研究了芳香族氨基酸在其上的吸附过程。研究表明，由于芳香族氨基酸结构中存在苯环，CD 的疏水腔更有可能与芳香族氨基酸形成包合物而不是支链氨基酸。这一推理进一步说明了 CD 在为芳香族氨基酸提供吸附位点方面的重要性。此后，研究人员们见证了几种用于芳香族氨基酸吸附和手性分离的 CD 聚合物类型的开发。尽管它们具有手性分离能力，但它们中的大多数都受限于复杂的制备过程、低吸附量和较长的吸附平衡时间。为了改善 CD 聚合物的性能，研究人员们先后开发了一系列具有刚性和多孔结构的富苯基 CD 聚合物。这些聚合物对芳香族化合物表现出高效和快速的吸附潜力。

Zhang 等研究合成了部分苄基化环糊精基超交联多孔聚合物（PBCD - B - D），以实现芳香族氨基酸的高效、快速和选择性吸附（图 2 - 11）。其中以 β - CD 为单体的聚合物 PBβ - CD - B - D 具有微孔结构和较大的比表面积，对芳香族氨基酸，尤其是对色氨酸和苯丙氨酸表现出快速和优异的吸附能力，可在 1 分钟内达到吸附平衡。PBβ - CD - B - D 具有 CD 的疏水腔和交联分子的苯环结构，因此不仅可以生产芳香族氨基酸的主客体封装，还可以充分利用苯环之间的 π - π 堆叠，充分发挥其对芳香族氨基酸的优异选择性吸附。

血液灌流通过体外吸附去除毒素，在肝衰竭的治疗中起着重要作用。现有血液灌流吸附剂的吸附性能和血液相容性往往难以调和，其治疗效果和安全性不理想，必须提高其选择性吸附能力。在复杂血液环境中，开发吸附能力高、特异性强、血液相容性好、成本低、能有效去除肝衰竭患者毒素的吸附剂，对治疗肝衰竭具有重要意义。

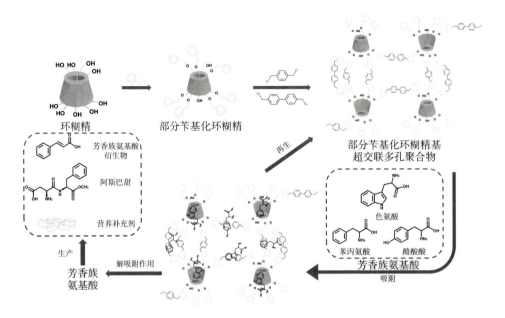

图 2-11　部分苄基化环糊精基超交联多孔聚合物的
合成和芳香族氨基酸吸附-解吸示意图

五 低密度脂蛋白吸附材料

（一）低密度脂蛋白和肝脏的关系

低密度脂蛋白（low density lipoprotein，LDL）在人体脂质代谢中扮演着关键角色，而肝脏作为脂质代谢的中心器官，与 LDL 的产生、处理密切相关。通常肝脏首先合成 LDL 的直接前体即极低密度脂蛋白（very low density lipoprotein，VLDL），进入血液中的 VLDL 通过酯化酶（如脂蛋白脂肪酶）的作用，逐渐去除甘油三酯，转化为中密度脂蛋白（intermediate density lipoprotein，IDL），进一步去除甘油三酯后形成 LDL。

LDL 是一种含有胆固醇和胆固醇酯的脂蛋白，主要功能是将胆固醇从肝脏运输到身体各组织细胞。由于 LDL 水平升高与动脉粥样硬化及心血管疾病的风险增加密切相关，故 LDL 通常被称为"坏胆固醇"。肝脏是主要清除 LDL 的器官，通过肝细胞表面的 LDL 受体大量摄取并降解 LDL，从而维持血液中 LDL 水平的平衡。LDL 受体是肝细胞表面的一种专门结合 LDL 颗粒并介导其内吞作用的蛋白质。LDL 受体的数量和功能直接影响血液中 LDL 的水平，降低其表达或功能会导致 LDL 在血液中积累，从而增加动脉粥样硬化的风险。

（二）低密度脂蛋白与血脂净化术

动脉内皮细胞是血管壁的屏障，当血液中的 LDL 水平升高时，内皮细胞会发生损伤，LDL 容易穿过内皮细胞层进入动脉壁的内膜层。一旦 LDL 进入动脉壁内膜，就容易受到氧化作用，生成氧化型 LDL（oxLDL）。oxLDL 诱导内皮细胞表达多种黏附分子，使得血液中的单核细胞附着在内皮表面，并穿过内皮进入动脉壁。在内膜中，单核细胞会分化为巨噬细胞，巨噬细胞吞噬 oxLDL 后转变为泡沫细胞。泡沫细胞是动脉粥样硬化早期病变（如脂质条纹）的主要组成部分。随着泡沫细胞数量增多，脂质逐渐在动脉壁内堆积，形成粥样斑块。粥样斑块在动脉壁内膜层下逐渐增厚，导致动脉管腔狭窄，血液流动受阻，同时，粥样斑块中的成分（如脂质、泡沫细胞和炎性细胞）会引发进一步的炎症反应，造成血管壁的慢性损伤。动脉粥样斑块的组成较为复杂，其中一个重要组成部分是纤维帽，它覆盖在斑块表面，起到一定的保护作用。然而，oxLDL 和炎症因子会削弱纤维帽的稳定性，使其变得脆弱。一旦纤维帽破裂，粥样斑块内的脂质、炎性细胞和其他成分会暴露于血液中，触发凝血反应，形成血栓。

目前，饮食控制、降脂药物治疗、LDL 单采是比较普遍的去除血液中 LDL 的手段，但前两者存在着一定问题，饮食控制效果有限，往往作为辅助医疗手段；药物治疗则易引起抗药性、药物依赖性等弊端。相较而言，LDL 单采能更加有效地去除人体血液中多余的 LDL 且基本无副作用，因而被认为是有效和有前途的心脑血管疾病治疗方法之一。

LDL 单采的核心在于 LDL 吸附剂，根据其吸附原理差异，可将目前已报道 LDL 吸附剂分为免疫型、疏水型、阴离子型及两亲型。

1. 免疫型低密度脂蛋白吸附剂

免疫型 LDL 吸附剂主要利用 LDL 抗体和 LDL 免疫亲和作用来实现体外 LDL 特异性吸附。此类型 LDL 吸附剂最早由 Stofell 和 Demant 于 1981 年首次研究，他们将山羊体内得到的 LDL 抗体共价偶联到经溴化氢（HBr）活化的琼脂糖表面用于 LDL 的选择性吸附。其后，Ostlund 等较为系统地研究了 LDL 抗体的偶联方法、琼脂糖基质的类型等因素对于该吸附剂吸附性能的影响，优化了制备工艺并探究了该吸附剂的血液相容性、循环再生性及消毒方法，为其临床应用提供了基础。目前已有商品化免疫型 LDL 吸附剂推出，比较有代表性的有脂蛋白（a）［Lp（a）］ - Excorim 系统和 LDL - Therasorb 系统，这两种商用吸附系统的配基均以多克隆抗体制备。

2. 疏水型低密度脂蛋白吸附剂

疏水型 LDL 吸附剂主要利用疏水物质与 LDL 表面胆固醇、LDL 载脂蛋白 B - 100 的疏水微区之间的疏水相互作用实现对 LDL 的吸附。丛海霞等以壳聚糖为基材、月桂酸为配体，制备了一种典型的疏水型 LDL 吸附剂；类似地，王睿睿等将十二醇接枝于膳食纤维上实现了对 LDL 的疏水吸附。Guo 等通过将可再生偶氮苯聚合物刷固定在纳米颗粒上赋予吸附剂高吸附选择性和可重复使用性，吸附剂在不同紫外线（UV）照射条件下实现对 LDL 的吸附和解吸附，吸附效果为 26 ~ 30 mg/g。

3. 阴离子型低密度脂蛋白吸附剂

阴离子型 LDL 吸附剂主要利用表面负电荷的特性，与 LDL 表面带正电的载脂蛋白 B - 100 发生静电相互作用从而达到吸附 LDL 的目的。阴离子型 LDL 吸附剂根据分子大小可分为小分子阴离子型吸附剂和大分子阴离子型吸附剂。小分子阴离子型吸附剂主要利用氨基苯磺酸、氨基酸、丙烯酸、磷酸盐等小分子对基材表面进行修饰，从而引入磺酸基、羧基、磷酸基等阴离子功能基团。大分子阴离子型吸附剂往往分子量比较大，其分子链段上便含有大量阴离子基。目前常见的大分子阴离子型吸附剂主要有磺化葡聚糖、聚丙烯酸、肝素、硫酸软骨素、羧化壳聚糖等。

目前对于阴离子型 LDL 吸附剂的研究占主流。Wang 等结合相转化法、离子交联的方式成功制备了类肝素基团结构的羧甲基壳聚糖微球，实现了竞争性的 LDL 吸附。类似地，Xu 等通过乳液模板法制备了一种兼具自抗凝性能的 LDL 吸附微球，实现减少使用复杂的血浆分离设备的目的。Yu 等受磷脂单层和 LDL 颗粒脂质含量结合的启发，通过将磷脂酰乙醇胺与聚丙烯酸改性的聚乙烯醇结合制备了一种高亲和力的 LDL 吸附剂。Xiao 和 Xu 等通过液滴沉淀原位交联聚合法制备了一种利于批量制备的小分子阴离子型吸附剂，其主要通过丙烯酸和 2 - 丙烯酰胺基 - 2 - 甲基 - 1 - 丙磺酸上的功能基团实现对 LDL 的吸附，最高吸附效果可达 44.57 mg/g。

4. 两亲型低密度脂蛋白吸附剂

两亲型 LDL 吸附剂主要通过静电作用力与其他分子间作用力（氢键相互作用、疏水相互作用）等协同作用来吸附 LDL。Wang 等通过将胆固醇和磺酸基团固定到葡聚糖上制备了一种两亲型 LDL 吸附剂，并且系统研究了吸附剂的吸附能力，结果表明，吸附剂对血浆中 LDL、总胆固醇和甘油三酯的清除量分别为 1.916 mg/mL、2.132 mg/mL 和 1.349 mg/mL，而对血浆中总蛋白水平没有显著影响。此外，与仅具有疏水性或亲水性配体的葡聚糖相比，两亲型 LDL 吸附剂在去除 LDL、总胆固醇、甘油三酯方面具有更好的选择性。Yu 等制备了一种将核壳结构的磁性纳米颗粒，并将其包埋在由亲水性聚丙烯酸和亲脂性磷脂组成的两亲层中，为 LDL 颗粒提供多功能结合。该材料对 LDL、总胆固醇和甘油三酯的吸附量分别达到 6.26 mg/g、8.41 mg/g 和 9.19 mg/g，而对有益的 HDL 仅为 0.89 mg/g。Xiao 等针对常规血液灌流仅集中于 LDL 去除而不能解决与动脉粥样硬化相关的斑块问题提出了既除去致病因子又同时注入治疗因子的新 LDL 吸附策略。

六 内毒素清除材料

内毒素，是革兰阴性菌细胞壁的成分，在细菌死亡时被释放。在正常个体中，内毒素容易被肝脏吸收并进入门静脉循环，肝脏通过过滤作用，去除血液中的内毒素。当肝受损时，个体容易发生肠黏膜损伤和门静脉高压，导致细菌和病毒的入侵及内毒素的释放。内毒素是诱发败血症的关键因素，可以激活肝脏中的 Kupffer 细胞，诱导产生 TNF - α、IFN - γ、IL - 6、IL - 1β 等细胞因子，产生无法控制的级联反应，导致全身炎症反应、细胞坏死和细胞凋亡，并加重微循环障碍和氧化应激，导致多器官功能衰竭，严重者可发展为感染性休克，甚至死亡。在血液净化中，内毒素吸附剂可以快速清除血液中的内毒素，从而减少或防止由内毒素引起的炎症反应，调节和维持稳定的炎症平衡，降低多器官功能衰竭导致的死亡率。

内毒素主要由O-特异性链、核心多糖和脂质A组成（图2-12）。脂质A是内毒素的生物活性和毒性中心，脂质A被部分磷酸化，且己糖胺基团被长链脂肪酸高度取代。因此，内毒素是一种含有阴离子和疏水基团的物质。带正电荷的材料可以通过静电相互作用吸附内毒素，具有特定官能团（如氨基）的材料可与内毒素分子中的羧基等官能团形成亲和相互作用，具有疏水性质的材料也可以通过疏水相互作用结合内毒素。如何平衡吸附剂的吸附性能和血液相容性是吸附剂设计中最重要的问题。

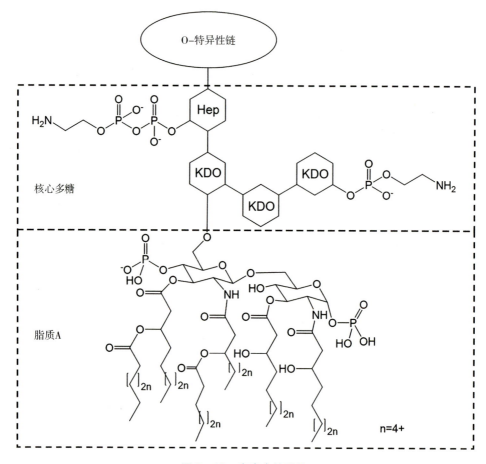

图2-12　内毒素的结构

（一）商用吸附剂

1. 商用吸附剂（Toraymyxin©）

Toraymyxin©是一种在聚苯乙烯纤维表面共价接枝多黏菌素 B 的血液灌流柱（polymyxin B hemoperfusion，PMX）（图 2－13）。多黏菌素 B 可与内毒素的负电荷区产生强静电作用，对内毒素有特异性结合能力和高度亲和力。在体外血液灌流中，PMX 可以在120 分钟内清除83.4% ±3.8%的内毒素。多项临床随机试验表明，当患者内毒素活性值（endotoxin activity assay，EAA）在一定范围时（0.6＜EAA＜0.9），PMX 的使用可以降低部分患者的28 天病死率；但当内毒素负荷过高时（EAA＞0.9，即内毒素浓度＞4 ng/mL），PMX 则不能改善患者的预后，无法给患者带来生存获益。

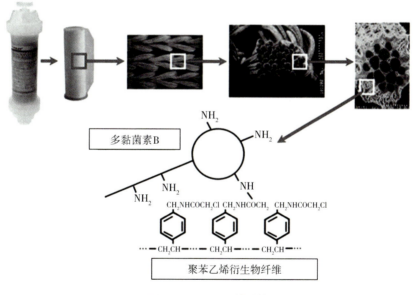

图 2－13　PMX 的结构

2. oXiris©

oXiris 膜在传统甲基丙烯磺酸钠－丙烯腈共聚物膜（AN69 膜）的基础上，将聚乙烯亚胺涂层和肝素涂层接枝在膜表面。oXiris 膜保留了 AN69 膜吸附细胞因子的功能，并可分别通过阳离子聚乙烯亚胺及肝素实现内毒素吸附及抗凝功能，有利于体外循环抗凝，增加膜材的血液相容性（图 2 - 14）。目前，oXiris©是唯一一款可以同时提供肾脏替代疗法、去除内毒素分子和吸附细胞因子的血液滤过器。在体外血液吸附实验中，oXiris©在 120 分钟内的内毒素清除率为 68.0% ±4.4%，同时，oXiris©可以清除多种细胞因子，清除率在 70% 以上。临床研究发现，经 oXiris©治疗的患者，其肾功能恢复率及生存率分别由 23% 和 50% 提高至 82% 和 77%。

Toraymyxin©和 oXiris©是目前临床上常见的血液灌流吸附柱，可以不同程度地提高特定患者群体的生存率，显示出一定的临床效果。然而，这些吸附剂仍然存在吸附量不足、血液相容性差等缺点。因此，研究新型的具有高吸附量、强特异性和良好血液相容性的内毒素吸附剂极具临床价值。

（二）新兴吸附剂

大多数内毒素吸附剂通过静电相互作用、氢键相互作用、π - π 相互作用、疏水相互作用等结合内毒素。为了提高内毒素吸附剂的吸附能力、吸附特异性和血液相容性，研究人员开发了多种材料作为吸附内毒素的配体，包括天然高分子化合物、合成高分子化合物和低分子化合物。

1. 天然高分子化合物

壳聚糖是来源丰富的天然聚合物，含有大量氨基，能通过静电相互作用和氢键相互作用与带负电的内毒素结合。赵长生、赵伟锋团队制备了京尼平交联的壳聚糖/卡拉胶凝胶微球（C - K 微球），用于同时清除血液中的内毒素和细菌。C - K 微球表面的卡拉胶涂层可发挥抗凝作用并改善吸附剂的血液相容性，可将 APTT 和 TT 分别延长 179.0% 和 46.4%。C - K 微球表现出优异的内毒素吸附能力，在 3 小时的模拟血液灌流过程中能够清除 63.3% 的内毒素，最大吸附量为 95.0 EU/g，同时，还可清除 46.0% 的大肠杆菌和 68.7% 的金黄色葡萄球菌。

甘露糖结合凝集素（MBL）是一种由肝脏产生的多糖结合蛋白，是机体先天免疫的第一道防线，可以通过其糖基识别域结合细菌和内毒素，继而激活补体或介导吞噬作用杀灭病原菌。国外某团队设计了一种基于 MBL 的生物脾流体装置。通过删除天然 MBL 中可能激活巨噬细胞的结构域并将残留结构域与 IgG1 Fc 融合，将 MBL 基因改造为 FcMBL，然后将 FcMBL 包被在超顺磁性纳米珠上得到磁性调理素。在体外人血中，磁性调理素在 5 小时内使血液中的内毒素水平显著下降。在大鼠菌血症模型中，研究者将磁性调理素注射到体外回路的全血中，并在血液回输体内之前，通过磁选仪回收了超过 99%的磁性调理素，避免其进入体内。在治疗 5 小时后去除了 90%的病原菌，减少了多个器官的内毒素含量，并降低了炎性细胞因子水平，提高了大鼠存活率。然而，进入血液循环的微量磁性调理素的影响仍未得到证实。此外，由于合成复杂、成本高，这种装置的临床应用受到阻碍。同一小组后来通过 EDC［1 - 乙基 - 3 - （3 - 二甲基氨基丙基）碳二亚胺］反应制备了基于 FcMBL 的聚砜中空纤维来解决这些问题，所得纤维对病原菌和内毒素的清除率能达到 90%。

2. 合成大分子化合物

卿光焱研究团队应用噬菌体展示技术筛选出了对脂多糖具有高亲和力和特异性的 PEP - 1，通过将 PEP - 1 与聚乙二醇甲基醚丙烯酸酯（PEGMEA）结合设计了一种瓶刷聚合物 poly（PEGMEA - co - PEP - 1），其具有优异的血液相容性和对脂多糖的高亲和力。随后，该团队将 poly（PEGMEA - co - PEP - 1）与聚醚砜共混，制备了聚醚砜/poly（PEGMEA - co - PEP - 1）微球，用于体外血液灌流，该微球在脓毒症兔模型的血液灌流中可将脂多糖水平从（2.63 ± 0.01）EU/mL 降低到（0.78 ± 0.05）EU/mL，能够显著逆转脂多糖诱导的白细胞减少症和多器官功能损伤。

赵长生、赵伟锋团队通过一种新型乳液模板法（ET）制备了双网络羧化壳聚糖（CCS）- 聚二甲基二烯丙基氯化铵（PDDA）多孔水凝胶微球（ET - CCSPD），该微球对血浆内毒素的静态清除率高达 99.1%，对大肠杆菌和金黄色葡萄球菌的清除率分别为 96.7%和 99.8%，还可以有效抑制内毒素介导的血液中细胞因子的产生。除此之外，该微球具有良好的血液相容性，不激活补体反应，并且能使 APTT 延长 8.5 倍，有利于减少患者抗凝剂的注射量。随后，该团队受组氨酸启发，利用咪唑制备了聚丙烯腈基内毒素吸附微球（PAI），该微球能够在杀灭细菌的同时清除细菌释放的内毒素，同时保持良好的血液相容性。该微球在血浆中的内毒素静态清除率大于99%，对金黄色葡萄球菌和大肠杆菌的清除率分别为98.8%和95.4%，在脓毒症患者的治疗中具有很大的潜力。

3. 低分子化合物

氨基酸类吸附剂可利用疏水和阳离子特性对内毒素进行选择性吸附。

苯丙氨酸是一种疏水性较强的氨基酸，王翔团队将苯丙氨酸和肝素共价连接在聚苯乙烯微球上（PS－Hep－Phe），用于血液灌流中内毒素的吸附，在人血浆中的吸附量为 15 EU/g，同时，可依靠肝素增强血液相容性，并延长凝血时间。

二甲胺也是一种常见的用于吸附内毒素的阳离子配体，国外有团队将二甲胺接枝在环氧氯丙烷改性的氧化石墨烯上，得到纳米复合材料——GO－ECH－DMA。GO－ECH－DMA 可以利用氢键相互作用、π－π 相互作用和静电相互作用展现出优异的内毒素吸附效果，可以清除溶液中98%的内毒素。

七 组蛋白吸附剂

组蛋白是广泛存在于真核细胞细胞核中的正电荷蛋白，分子量为 11 ~ 23 kDa。在正常生理条件下，147 bp 的 DNA 链缠绕在组蛋白八聚体（包含一个 H3－H4 四聚体和两个 H2A－H2B 二聚体）上构成真核染色质的基本结构单元——核小体，在参与基因表达调控中发挥关键作用。然而，在细胞死亡导致染色质降解或炎症因子诱导中性粒细胞胞外陷阱（NETs）释放的情况下，组蛋白被释放到细胞外，充当损伤相关分子模式，被称为细胞外组蛋白，也叫循环组蛋白。循环组蛋白广泛参与多种免疫病理机制，包括内皮细胞损伤、血小板减少、炎症因子释放和器官功能衰竭等。在急性肝衰竭病程中，组蛋白从坏死或受损的肝细胞中释放，可诱导肝细胞死亡并刺激单核细胞释放炎症介质，进一步加深各种肝脏疾病的局部和全身炎症反应，构成恶性循环，因此组蛋白已成为急性肝衰竭中组织损伤的主要介质。研究发现，循环组蛋白可以与 TLR2 和 TLR4 相互作用，诱导肝细胞（L－02 细胞）死亡并刺激人组织细胞淋巴瘤细胞（U-937细胞）释放炎性细胞因子，并在无菌性炎症性肝损伤模型中与初始组织损伤和炎症激活之间有着重要联系。在致死剂量的伴刀豆球蛋白 A 和对乙酰氨基酚诱导的两种肝毒性动物模型中，阻断组蛋白可以减轻急性致死性肝损伤；在由 D-氨基半乳糖（D-GalN）/脂多糖诱导的急性肝衰竭动物模型中，循环组蛋白会加剧全身炎症，循环组蛋白可以改善该模型的急性肝衰竭。除动物模型外，循环组蛋白水平与急性肝衰竭患者的严重程度呈正相关，因此组蛋白可作为急性肝损伤疾病的治疗靶点。

常见的循环组蛋白中和药物主要有肝素、活化蛋白 C、抗组蛋白抗体和多聚唾液酸等。最近出现了新型组蛋白拮抗剂，如聚集素、纤维蛋白原、硫酸镁、苏拉明、RNA 适配体和合成凝胶纳米粒子等，这些拮抗剂可以通过中和患者血浆中的循环组蛋白来抑制组蛋白的毒性作用，如内皮细胞损伤、炎症因子释放、血小板减少等情况，具有潜在的临床应用前景。然而，目前还缺乏对上述所有组蛋白中和药物和纳米粒子的有效性和安全性的系统评估，无法明确合成凝胶纳米粒子在血浆中与组蛋白相互作用形成复合物后，该复合物是否还会继续对机体细胞、组织及器官造成损失，以及该复合物如何被机体代谢清除。最近发现，采用体外血液净化清除血液中高水平的循环组蛋白可以作为一种安全高效的组蛋白靶向策略。

目前已发现市售的 CytoSorb$^©$ 吸附器可以在 6 小时血液吸附过程中显著降低 22 名多发性损伤患者血液中的循环组蛋白水平。CytoSorb$^©$ 吸附器由圆柱形小柱组成，填充有高度多孔的、血液相容性的聚乙烯吡咯烷酮涂层聚苯乙烯-二乙烯基-苯共聚物微球，总表面积 >40 000 m^2，它可以显著吸附分子量在 5~55 kDa 的疏水性细胞因子。另外，肝素功能化的 Seraph-100 血液过滤器利用肝素的特异性结合作用同样可以降低脓毒症血浆样品中组蛋白的水平。然而，CytoSorb$^©$ 吸附器或 Seraph-100 血液过滤器进行血液灌流需要静脉注射肝素，以保护体外循环免受血栓形成的影响，这可能会大大增加医疗成本及与全身肝素化相关的致命性出血风险。

卿光焱研究团队以牛胸腺中提取的组蛋白为目标，利用噬菌体展示技术和防污聚合物的设计制备了一种基于十二肽的功能聚合物。该聚合物对循环组蛋白具有很强的亲和力，而对血液中常见蛋白，如人血清白蛋白、IgG 和转铁蛋白的亲和力可以忽略。此发现为循环组蛋白的特异性清除提供了一种方法，同时验证了噬菌体展示技术是一种可靠的配体筛选策略。然而，小尺寸的肽基组蛋白吸附剂制备成本高，难以大量生产，而且从血液循环中分离十二肽基功能聚合物十分困难。

赵伟锋研究团队研究了一种类肝素水凝胶微球吸附剂，可以通过静电相互作用选择性清除血液中的循环组蛋白，实验表明，该吸附剂血液相容性好，可以在 PBS 中高效选择性地清除约 90% 的组蛋白，同时抑制组蛋白介导的血小板聚集和细胞毒性作用。该材料制备简单，成本大大降低，是可供选择的循环组蛋白吸附剂，但是需在动物模型中得到进一步证实。

第三节　管路、壳体、滤网、灌封胶及胶圈

除了分离膜、吸附、分解及清除材料外，非生物型人工肝的材料通常还包括管路、壳体、滤网、灌封胶和胶圈等材料，这些材料需要具备良好的生物相容性、化学稳定性及足够的机械强度。在选择这些材料时，会考虑其物理和化学性能、生物兼容性、耐腐蚀性、抗辐射性等特殊需求。

一　管路材料

管路是输送血液、血浆或其他液体的关键部件。聚氯乙烯由于成本较低和加工容易，因而最早被用于制备人工肝医疗管路。然而，聚氯乙烯具有较强的分子间作用力，因而其制品往往缺乏弹性和韧性，故需要加入增塑剂改善其缺点，例如，在聚氯乙烯中加入邻苯二甲酸二（2－乙基己基）酯（DEHP）制成的管路柔韧性好，更易于弯曲和操作。然而，大量动物试验数据表明：DEHP 具有生殖发育毒性、肝脏毒性、免疫毒性等，加之 DEHP 小分子和聚氯乙烯分子链之间并非通过化学键的形式连接，因而在使用过程中有

迁移到血液中的风险，故需要从根本上解决其溶出的问题。

解决方案主要集中在两个方向：一是寻找新的、低毒性、不易溶出的增塑剂替代 DEHP，如偏苯酸酯类增塑剂（如偏苯三酸三辛酯）；二是另外选择其他材料制备管路，因而逐步出现了以聚氯乙烯、聚四氟乙烯、聚乙烯、聚丙烯等为代表的新的管路材料（表 2 - 2）。这些材料通常都具有良好的耐化学性和耐热性，因而可以抵抗在使用过程中存在于血液里的化学物质、在消毒过程中的消毒剂等的侵蚀作用及在高温蒸汽消毒时的高温作用，这使得这些材料在非生物型人工肝的循环过程中能够长期保持稳定的性能，加之这些材料的生物相容性也较好，故在人工肝的管路材料中的应用愈加广泛。

随着技术的进步，越来越多的材料被用于制备管路，如热塑性聚氨酯（thermoplastic polyurethane，TPU）、聚醚嵌段聚酰胺（polyether block amide，PEBA）、聚碳酸酯（polycarbonate，PC）等。

表 2 - 2　常见的管路材料的分子式

聚氯乙烯	聚四氟乙烯	聚乙烯	聚丙烯

二　壳体材料

壳体主要起着保护内部组件、维持设备结构稳定性，进而确保设备安全运行的作用。因此，在壳体材料的选择上，比起管路材料，壳体对材料的力学性能要求更高。聚丙烯是应用较早、也较为广泛的壳体材料，一方面是因为聚丙烯具有足够的机械强度和韧性，同时尺寸稳定性好，并且对多种化学物质都具有抵抗侵蚀的能力；另一方面是因为聚丙烯易于加工成型，可以根据不同的使用情况制备各种形状的壳体。

PC 也是一种良好的壳体材料。比起聚丙烯，无论是在力学强度、尺寸稳定性还是在耐化学性上，PC 的性能更加优异，并且 PC 具有很高的透明度，这使得在某些需要观察系统的内部组件或血液流动的情况下，通常选用 PC 作为壳体材料。双酚 A 型 PC 的分子链结构见图 2 - 14。

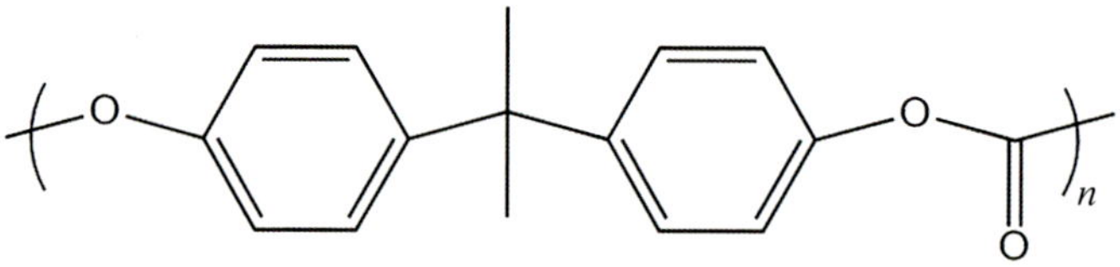

图 2 - 14　双酚 A 型 PC 的分子链结构

三　滤网材料

在非生物型人工肝中，血液经过分离、吸附后，还需经过滤网的过滤作用才能达到清除毒素的目的。与分离膜材料不同，滤网材料的孔隙通常更大，且可以根据需要选择不同孔隙大小的滤网，从而使得血液通过而使微球材料保留在柱体中。

滤网材料需要具备良好的生物相容性、机械性能及高效的分离能力，此外还需要易于加工。在非生物型人工肝应用的早期，常用的滤网材料是纤维素，如黏胶纤维、醋酸纤维素，这些纤维材料均具有较好的过滤能力和生物相容性。

随着技术的进步，合成材料逐渐取代了天然材料。目前滤网几乎都是由聚丙烯腈、聚醚砜、聚甲基丙烯酸甲酯等合成材料制备而成的（表 2 - 3）。这些材料除了具有良好的力学强度、耐热性能以及血液相容性以外，各自也有其独特的优势。例如，聚醚砜对酸碱等化学腐蚀性极强的物质有良好的稳定性。在用于血液滤过的过程中，聚醚砜能抵抗各种化学物质的侵蚀。聚丙烯腈可以制成具有高孔隙率的滤网，提供较大的表面积，有利于血液的通过和毒素的清除。此外聚丙烯腈具有较高的强度和柔韧性，能够承受血液流动过程中的压力和拉伸，不易损坏，使用寿命长。聚甲基丙烯酸甲酯材料的表面有助于减少血液在滤网表面的凝血，这对于维持血液滤过过程的连续性至关重要。

表2-3　不同滤网材料的分子式

材料种类	分子结构
聚醚砜	
聚甲基丙烯酸甲酯	
聚丙烯腈	

四　灌封胶材料

为避免设备内部受到外界的污染，同时防止内部液体的泄漏，道路等组件需要用灌封胶加以密封，确保系统的完整性和无菌性，同时灌封胶还可以起到固定内部组件的作用。在评估选择灌封胶材料性能时，除了力学强度之外，黏度和固化速率也是十分重要的。这是因为在灌封过程中，若灌封胶的黏度太高，则胶体的流动困难，难以和内部组件充分浸润，导致在后续使用中可能发生脱落。此外，黏度过高也会导致内部的气泡难以排除，导致内部存在孔洞，影响其使用性能。从生产的角度考虑，为节约生产时间，提高生产效率，灌封胶需要在充分浸润后快速固化。

基于以上条件，环氧树脂（epoxy resin，ER）和聚氨酯（polyurethane，PU）被广泛应用于灌封。

ER 是指分子中含有两个以上环氧基团的一类聚合物。ER 具有黏接能力强，耐热、耐腐蚀性好的特点。常用的 ER 是由双酚 A 和环氧氯丙烷在碱的催化作用下，缩聚为低分子量（相对分子量一般在 340~3 800）的预聚物胶，之后加入固化剂（如胺类、酸酐类）混合均匀，在室温或加热条件下进行固化。然而，由于其环氧基团和多苯环结构的存在，在提高附着能力和强度的同时，也使得其预聚物黏度较高，固化之后脆性较高。

PU 则在一定程度上弥补了 ER 的不足。PU 的分子链上带有 – NH – COO – 的特征基团。PU 的合成一般需经过预聚和扩链交联两个步骤。预聚是将二异氰酸酯和多元醇反应，得到黏度较低的预聚物，在需要灌封时，再加入由多羟基化合物组成的交联剂混合均匀进行固化。根据二异氰酸酯的不同，PU 可分为芳香族和脂肪族两类，其中芳香族 PU 的苯环结构提高了材料的力学性能和耐热性；而由多元醇形成的软段则提高了材料的韧性。此外，由于 PU 预聚物的初始黏度较低，流动性和浸润性好，加之其具有良好的耐化学性能，不会与血液、消毒剂中的化学物质作用而发生腐蚀或变质，因而目前非生物型人工肝常用芳香族 PU 作为灌封胶。

五　胶圈材料

为确保非生物型人工肝的正常运作，通常需要在管路的连接处使用胶圈，以保证血液不会发生泄漏，同时也防止外界的污染物进入设备内部。因此，这些胶圈需要具备良好的密封性能、耐腐蚀性能及生物相容性。

广泛应用的是硅橡胶胶圈和氟橡胶胶圈。硅橡胶具有良好的生物相容性、耐热性和柔韧性，耐化学性也较好，能够抵抗多种化学物质的侵蚀，同时具有良好的耐高温性，适用于需要高压蒸汽消毒的场合。然而，硅橡胶的分子结构在赋予其柔韧性的同时，也使得其耐磨性较差，因而减少了其作为胶圈的使用寿命。氟橡胶中 C – F 键的键能高，在对柔韧性降低不多的同时，极大提升了该材料的耐磨性，也进一步提升了其力学强度和耐热性。

第四节　启动的时机

肝衰竭，作为一种危急重症，是病毒侵袭、药物毒性、过度饮酒等多种诱因，导致肝细胞发生大面积或亚大面积坏死，进而引发肝脏在合成、解毒、代谢及生物转化等基本功能上的严重受损或失代偿状态。此病的临床表现错综复杂，主要包括黄疸显著、凝血机制紊乱、肝肾综合征、肝性脑病及腹水等，病情进展迅速，致死风险极高。当前，针对肝衰竭的治疗策略涵盖了内科综合治疗、根据个体情况定制的人工肝治疗及肝移植等前沿疗法。然而，鉴于内科药物治疗的局限性及肝移植供体资源的稀缺性，非生物型人工肝治疗在肝衰竭的救治体系中扮演着日益关键的角色。在选择实施非生物型人工肝治疗的最佳时机时，需综合考虑患者的具体病理生理状况、不同非生物型人工肝技术的作用机制及其治疗目标，力求做到精准施治。总体策略强调"早诊断，早治疗"，即一旦确诊或高度怀疑肝衰竭，应立即评估并采取有效的非生物型人工肝支持措施，以阻断病情恶化，为患者争取宝贵的治疗时间与机会。

"三重打击"理论作为当前广泛认可的肝衰竭核心发病机制，它精准地描绘了肝衰竭病程中的三个关键阶段及其主导病理机制。在肝衰竭的上升期初期阶段，机体首当其冲面对的是免疫损伤与缺血缺氧性损伤的双重夹击，这两者构成了对肝脏的第一二轮重创；在肝衰竭上升期的中后期阶段，内毒素血症悄然加入，成为第三重致命打击，显著加剧了机体的生理负担。进入肝衰竭的平台期中后期及恢复期初期阶段，机体的免疫状态发生转变，由先前的活跃转向抑制，此时，内毒素血症成为主要压力源，持续挑战着肝脏及全身系统的恢复能力。

肝衰竭的病情进展是一个动态连续的过程，各阶段的持续时间因个体差异而异，但通过及时的医疗干预，疾病进程可被有效遏制，促使病情进入相对稳定的平台期，甚至实现病情逆转。《非生物型人工肝治疗肝衰竭指南（2016 年版）》及《肝衰竭诊治指南（2018 年版）》均高度强调了早期诊断与早期治疗在提升肝衰竭救治成功率中的核心地位。因此，一旦肝衰竭确诊，需立即进行全面的病情评估，并在内科综合治疗框架内，尽早引入非生物型人工肝治疗作为关键干预手段，以最大化地改善患者的预后。

针对肝衰竭患者，临床医生均应采取谨慎态度，全面评估治疗利弊。在积极实施治疗措施的同时，应密切监测患者状况，并考虑肝移植作为潜在的治疗选择，特别是当晚期肝衰竭患者的情况恶化时，通过及时的干预与密切的病情监控，旨在最大化患者的生存机会与生活质量。

对于终末期肝病患者，在肝移植术前漫长的等待期及术后可能遭遇的排异反应、移植肝无功能期等特殊阶段，非生物型人工肝治疗提供了一种有效的支持手段。严重胆汁淤积性肝病及由多种原因导致的严重高胆红素血症患者，若常规治疗效果不佳，胆红素水平持续高位，且排除梗阻性因素后，非生物型人工肝治疗亦被推荐为重要的治疗手段。此外，针对合并严重肝损伤的复杂疾病，如脓毒症、MODS、急性中毒、难治性重症自身免疫性疾病、血栓性血小板减少性紫癜及重症肌无力等，非生物型人工肝治疗同样展现出其独特的价值。

非生物型人工肝治疗后的评估需综合考虑患者症状改善、实验室指标变化、并发症控制情况及多种预后评分系统，以科学决策是否继续或终止非生物型人工肝治疗，确保治疗的安全性与有效性。

第五节　模式的选择

我国当前在临床实践中广泛应用的非生物型人工肝体系涵盖了多种治疗模式，不同的非生物型人工肝治疗模式各有其独特的优势与局限性，科学合理地选择及组合这些模式，以充分发挥它们各自的优势，已成为当前国内外研究的焦点与未来发展方向。在实际临床应用中，医生需基于患者的具体病情、生理状态及预期治疗目标，精准选择单一模式或设计优化组合模式，旨在通过联合增效或规避劣势的策略实现最佳的治疗效果，同时尽可能减少不良反应与并发症的发生。以下主要介绍非生物型人工肝常用的治疗模式。

单重血浆置换

单重血浆置换涵盖传统血浆置换与选择性血浆置换两种形式。此模式核心在于从患者全血中分离出部分血浆做废弃处理，随后以等量的置换液与剩余血细胞混合，再安全地回输至患者体内。

单重血浆置换以其卓越的疗效、相对较低的成本及简便的操作流程，已成为国内非生物型人工肝治疗领域的优选方案。

对于肝衰竭患者而言，单重血浆置换尤为适用。单重血浆置换能迅速清除体内积聚的大量有害大分子物质，如胆红素等，同时有效补充凝血因子、白蛋白等关键成分，助力患者恢复。在置换液的选择上，单重血浆置换灵活多样，包括新鲜冰冻血浆、白蛋白溶液、多种血浆代用品（如羟乙基淀粉、右旋糖酐）及晶体液等，具体选择需依据患者的病情。例如，若患者 PTA 保持正常或下降不显著，则白蛋白溶液即可满足需求，无须额外使用新鲜冰冻血浆，此时可采用常规血浆分离器进行单重血浆置换。反之，若患者 PTA 显著降低且新鲜冰冻血浆供应有限，则可先以血浆代用品作为过渡，随后补充新鲜冰冻血浆，但血浆代用品的使用量应控制在置换总量的四分之一以内，并考虑采用血浆成分分离器进行更为精细的选择性血浆置换，以减少患者自身凝血因子和白蛋白的流失。值得注意的是，新鲜冰冻血浆内含有的枸橼酸偏碱性，且其胶体渗透压往往低于患者自身的胶体渗透压，因此，无论是传统血浆置换还是选择性血浆置换，均有可能加剧肝性脑病的症状。鉴于此，对于已出现明显肝性脑病的患者，单独采用单重血浆置换模式应持谨慎态度，建议考虑其他治疗方案或将单重血浆置换与其他疗法联合使用，以确保治疗的安全性与有效性。

二　双重血浆置换

双重血浆置换是先将患者全血中精细分离出一部分血浆，随后，将这部分血浆引导通过一个特殊设计的血浆成分分离器，该分离器的膜孔径设计巧妙，既小于常规血浆分离器的孔径，又大于血液滤过器的孔径。这一设计使得血浆中的大分子物质，即那些尺寸超过分离器膜孔径的致病因子，被有效拦截并作为废液排出，而对人体有益的小分子物质及电解质，则顺利穿过膜孔，重新汇入静脉血流，回归患者体内。

当面对血浆中富含大量需清除的大分子致病物质时，双重血浆置换展现出了其独特的优势。它不仅能够选择性地移除这些有害物质，还显著减少了白蛋白的流失，降低了对新鲜冰冻血浆的依赖。相比传统血浆置换或选择性血浆置换，双重血浆置换能够处理更大体积的血浆，从而提高治疗效率。对于特定疾病如系统性红斑狼疮伴严重肝损伤乃至肝衰竭的患者，或是重症自身免疫性肝病患者而言，双重血浆置换无疑是一个理想的治疗选择。

在治疗过程中，需根据患者的 PTA 灵活调整置换液的类型。若患者凝血功能正常或仅轻微下降，可采用白蛋白溶液或其他血浆代用品作为置换液，以节省新鲜冰冻血浆资源。反之，若患者 PTA 显著降低，则应及时启用新鲜冰冻血浆以确保治疗安全。此外，在治疗过程中还需密切关注血浆成分分离器入口处压力的变化，并据此精细调整弃浆泵与分浆泵的速度比，以维持治疗的顺利进行。既要防止入口处压力过高导致治疗中断，又要避免速度比失衡造成血浆过度丢失，进而增加置换液的需求量。

三　血浆透析滤过

血浆透析滤过是一种创新性地结合了选择性血液滤过与血液透析的综合治疗模式，其运作原理根植于血液透析滤过技术，并引入血浆成分分离器，以同步实现血浆的高效滤过与透析双重治疗。在临床上，医生能够根据患者的具体病情，灵活选择具备不同蛋白筛选系数的血浆成分分离器，以达到最佳的治疗效果。血浆透析滤过不仅能够有效清除体内蛋白结合物质及水溶性毒素，还能通过补充缺失的凝血因子及生物活性物质，助力维持水电解质及酸碱平衡的稳定。

血浆透析滤过的独特优势在于治疗后症状反跳现象较少，显著降低了失衡综合征、组织水肿等并发症的风险，相比传统血浆置换，血浆透析滤过大幅减少了血浆的使用量（可节约 30% ~ 50%），同时更有助于保持患者血流动力学的稳定状态。

此治疗模式尤其适用于罹患肝性脑病、肾功能不全、系统性炎症反应综合征、中毒状态、电解质及酸碱平衡紊乱等多种复杂疾病者。在具体应用中，需根据患者实际情况，精准选择适宜规格的血浆成分分离器。例如，对于胆红素水平偏高而 PTA 尚可的患者，推荐使用膜孔径较大的 EC3A 分离器，并缩短治疗时间为 3~4 小时，以最大化胆红素的清除率；相反，若患者 PTA 显著降低、胆红素水平适中但肾功能不全显著，则更适合采用膜孔径较小的 EC2A 分离器，并延长治疗时间至 8 小时甚至更长，以增强对小分子毒素的清除能力。

值得一提的是，研究已证实，对于急性肝衰竭患者实施连续性血浆透析滤过治疗，在治疗后 5 天，患者的总胆红素、INR、MELD 评分及感染相关器官衰竭（SOFA）评分均呈现显著改善，这强有力地证明了连续性血浆透析滤过在救治多器官功能衰竭且血流动力学不稳定的危重患者中的卓越效能。

四　双重血浆分子吸附系统

双重血浆分子吸附系统首先通过特定手段将患者全血中的一部分血浆分离出来，随后，这部分血浆依次经过 BS330 血浆胆红素吸附器和 HA330 - Ⅱ 灌流器进行处理。在这一过程中，血浆内的胆红素、多种炎症介质，以及与肝性脑病紧密相关的物质如血氨、神经递质等多种有害物质，均能被有效吸附并清除。经过净化处理的血浆随后与血细胞等血液有形成分重新混合，最终安全回输至患者体内。

双重血浆分子吸附系统的显著优势在于它能迅速清除体内的胆红素、炎症介质等有害成分，且无须依赖外源性血浆，因此不受血浆供应限制。在必要时，还可以更换新的吸附器以进行连续的强化治疗，提高治疗的灵活性和效果。

然而，该模式也存在一定的局限性，它无法直接补充凝血因子，并且在吸附过程中可能对患者的白蛋白和凝血因子产生一定的消耗。因此，在治疗结束后，需根据患者情况适时补充这些成分。对于 PTA 较低的患者，建议结合使用具有外源性血浆补充功能的治疗模式，如单重血浆置换或血浆透析滤过，以优化治疗效果。此外，由于双重血浆分子吸附系统的体外循环容积相对较大，在治疗初期可能会对患者的血流动力学产生较明显的影响，增加低血压等风险。因此，对于血流动力学稳定性欠佳的患者应格外注意，并考虑采用胶体溶液填充管路等措施来减轻对血流动力学的不良影响。

双重血浆分子吸附系统广泛适用于多种原因导致的肝衰竭、肝衰竭前期及高胆红素血症患者，特别是那些伴有肝性脑病、黄疸的 MODS 或脓毒症等复杂病情的患者。

五 分子吸附再循环系统

分子吸附再循环系统创新性地融合了白蛋白透析、吸附技术与传统透析手段，形成了一套高效的治疗体系。它能够针对性地清除体内蛋白结合毒素及水溶性有害物质，同时精准调控水电解质平衡及酸碱度，确保机体内环境的稳定与和谐。值得注意的是，分子吸附再循环系统并不直接补充凝血因子。

分子吸附再循环系统特别适用于肝衰竭患者，尤其是那些伴随有肝性脑病、肝肾综合征、多器官功能衰竭等复杂并发症的患者。对于 PTA 显著降低的患者，分子吸附再循环系统可与其他包含血浆成分的治疗模式（如血浆置换、血浆透析滤过等）联合应用，以提供更加全面、个性化的治疗策略，从而进一步提升治疗效果，促进患者康复。

六 血液透析滤过、连续性静脉－静脉血液透析滤过

血液透析滤过与连续性静脉－静脉血液透析滤过（CVVHDF）能高效清除中小分子物质，迅速缓解体液过量负荷，并精确调整体内酸碱平衡与电解质稳态。与那些主要针对大分子清除的人工肝治疗手段不同，血液透析滤过与连续性静脉－静脉血液透析滤过的核心作用在于清除中小分子毒素及体内多余的水分，尤为适合肾功能受损的患者。

进一步区分，连续性静脉－静脉血液透析滤过相较于血液透析滤过，其透析液与置换液的流速更为缓慢，治疗周期显著延长（通常超过 24 小时），

整个治疗过程更为平稳，对患者血流动力学的影响微乎其微。因此，连续性静脉－静脉血液透析滤过成为心血管状况不稳定、亟须持续去除多余水分或毒性物质的危重患者的理想选择，包括肝衰竭并发急性肾损伤、心力衰竭、肺水肿、脑水肿及急性呼吸窘迫综合征等患者。此外，连续性静脉－静脉血液透析滤过还展现出对炎症介质的清除能力，故对合并严重感染、脓毒血症或感染性休克的患者同样适用。值得注意的是，血液透析滤过与连续性静脉－静脉血液透析滤过均能有效降低血氨水平，这对肝性脑病患者而言是重要的治疗手段。然而，两者均不具备直接补充凝血因子的功能，因此，对于PTA偏低的患者，建议结合使用如单重血浆置换、血浆透析滤过等能够补充外源性血浆成分的治疗模式，以全面优化治疗效果。

七　组合模式

在选择最佳的治疗组合时，需全面评估患者的具体病情、不同非生物型人工肝技术（如血浆透析滤过、分子吸附再循环系统等）的解决能力及其局限性，以及血浆资源的可获得性。治疗组合方式多样，包括嵌合治疗、序贯治疗（即按序应用不同模式）及联合治疗（多种模式并行），以下详细介绍几种常用的序贯治疗与联合治疗方案。

1. 双重血浆分子吸附系统序贯单重血浆置换

鉴于双重血浆分子吸附系统在凝血因子补充上的不足与单重血浆置换能有效补充凝血因子的优势，以及单重血浆置换可能加剧肝性脑病，而双重血浆分子吸附系统能吸附相关毒性物质的优点，两者结合实现了优势互补，特别适用于肝衰竭伴高氨血症患者。需注意，当肝性脑病症状显著时，应谨慎使用此组合，以防单重血浆置换治疗进一步恶化病情。在血浆资源紧张时，双重血浆分子吸附系统序贯半量单重血浆置换成为优选，既能提升胆红素清除率、减少"反弹"，又有效节约了血浆资源。在相同血浆量下，两次双重血浆分子吸附系统序贯半量单重血浆置换的疗效优于单次单重血浆置换。

2. 双重血浆分子吸附系统联合血浆透析滤过

此组合集成了清除蛋白结合物质与水溶性毒素、补充凝血因子的功能，且对血浆需求较低，特别适合肝性脑病、感染或肾功能不全的肝衰竭患者。血浆透析滤过治疗过程温和，尤其擅长清除血氨等小分子水溶性毒素，通常不会加剧肝性脑病。然而，双重血浆分子吸附系统联合血浆透析滤过操作复杂，需两台机器串联，对医疗团队的技术与经验要求较高。建议先运行血浆透析滤过稳定患者后，再启动双重血浆分子吸附系统。

3. 单重血浆置换联合血液透析滤过

单重血浆置换联合血液透析滤过通过两台机器分别执行单重血浆置换与血液透析滤过治疗，能够全面清除不同分子量物质，纠正水电解质紊乱，改善肾功能与肝性脑病症状，并补充凝血因了，是肝衰竭伴肾功能不全、水钠潴留、容量超负荷及肝性脑病患者的理想选择。

4. 单重血浆置换＋双重血浆分子吸附系统联合血液透析滤过

在单重血浆置换联合血液透析滤过的基础上，加入双重血浆分子吸附系统，进一步增强了对毒素的清除能力。同样需两台机器串联，考虑到体外循环血量较大，建议先进行血液透析滤过治疗稳定患者状态后，再实施单重血浆置换＋双重血浆分子吸附系统治疗。

5. 双重血浆分子吸附系统序贯单重血浆置换再序贯连续性静脉－静脉血液透析滤过

此方案在完成双重血浆分子吸附系统与单重血浆置换的序贯治疗后，接续较长时间的连续性静脉－静脉血液透析滤过治疗，专为肝衰竭合并肾功能不全、容量超负荷、感染且血流动力学不稳定的复杂患者设计，旨在提供全面而持续的支持治疗。

第六节　抗凝方案的选择

非生物型人工肝治疗作为应对肝衰竭的关键治疗手段，其体外循环系统的运行虽给治疗带来了希望，但同时也潜藏着激活凝血机制的风险。在治疗过程中可能促使血液成分的异常消耗，进而诱发血栓栓塞性并发症及炎症反应，显著削弱治疗的生物相容性，在极端情况下还可能迫使治疗提前终止。这些不良事件不仅削弱了治疗的预期效果，模糊了安全性边界，还在无形中加重了医疗负担与复杂性，提升了治疗成本与难度。

鉴于上述挑战，在非生物型人工肝治疗过程中，合理应用抗凝剂显得尤为重要。然而，肝衰竭患者往往伴随着复杂的凝血功能障碍，这使得抗凝方案的制订与实施变得尤为棘手。如何在确保有效预防凝血异常导致并发症的同时，又避免抗凝过度而引发出血风险，成为临床上亟待解决的难题。因此，选择合适的抗凝剂并实施精细化的抗凝管理，是当前非生物型人工肝治疗领域的一大挑战。这要求医疗团队根据患者的具体病情、凝血功能评估及治疗进展，灵活调整抗凝方案，力求在保障治疗安全与有效的基础上，最大化减少不良反应的发生，为患者争取更佳的治疗转归。

在非生物型人工肝治疗中使用抗凝剂有两个主要原则：第一，尽量减轻治疗膜和管路对凝血系统的激活作用。第二，长时间维持过滤器和管路的有效性。

理想的抗凝剂应当囊括一系列卓越特性，即强效的抗凝能力，出色的生物相容性，以及一套成熟且切实可行的应用方案。其抗凝效果应精准控制于体外循环系统中，避免对血小板功能及体内正常的凝血与止血机制造成干扰，从而显著降低出血风险。此外，理想的抗凝剂应具备较短的半衰期，能够迅速被机体代谢并失去活性，且其代谢产物需确保无害；同时，应有对应的拮抗剂以备不时之需。在监测方面，应追求简便快捷，最好能实现床旁即时监测。在经济性上，理想的抗凝剂应当价格低廉，易于采购和获取。然而，当前应用于非生物型人工肝治疗的抗凝剂，无一能够全面满足上述所有理想特征。因此，在非生物型人工肝治疗过程中，抗凝剂的选择仍然是一项复杂且充满挑战的任务。目前，国内各大医疗机构普遍倾向于采用普通肝素作为抗凝手段，而部分单位则尝试使用枸橼酸钠或阿加曲班作为替代选项。在特定情况下，为减少出血风险或基于患者特定情况，还可能采用无抗凝的治疗方案。尽管目前还没有哪一种抗凝剂可满足以上所有条件，但在临床选择时应考虑这些特点和要求；同时，需了解正常凝血机制、异常凝血机制和不同抗凝剂的作用机制，只有这样才能更容易理解在非生物型人工肝治疗时个体化抗凝的必要性及复杂性。此外，在治疗过程中，应注意观察是否出现凝血。

一　正常凝血机制

人体内的凝血机制复杂而精细，通常被划分为三大阶段：首先是内源性凝血途径，其次是外源性凝血途径，最后是两者汇合的共同凝血途径。近年，科学研究揭示了内源性和外源性凝血途径之间无绝对界限，它们实际上是相互关联、相辅相成的。具体而言，外源性凝血途径，也被称为组织因子途径，被视为生理性凝血反应的首要触发机制；而内源性凝血途径，则在凝血反应启动后，对于维持和巩固整个凝血过程发挥着不可或缺的关键作用。

二　异常凝血机制

（一）原因

1. 凝血因子合成障碍

在重症肝病，包括重型肝炎、肝硬化及各种肝衰竭的情况下，肝细胞遭受了广泛且进行性的坏死、溶解、变性、水肿等病理变化，并伴随着假小叶的形成及纤维胶原组织的异常增生，严重损害了肝细胞合成蛋白质和凝血因子的能力；同时，肝细胞在清除和灭活体内有害物质及调节活化凝血因子方面的功能也受到了不同程度的削弱，进一步加剧了肝脏功能的整体衰退。

2. 血小板减少

随着肝细胞受损程度的加剧，血小板开始显著减少。与此同时，巨核细胞的增生活性也呈现下降趋势，这导致血小板的生成能力受到影响。此外，血小板的存活寿命也随之缩短，进一步加剧了血小板减少的状况。

3. 纤溶亢进

原发性纤溶的发生与肝病密切相关，当肝病发作时，全身血管内皮细胞受到损害，进而促使这些细胞合成并分泌组织型纤溶酶原激活物（t-PA）和尿激酶型纤溶酶原激活物（u－PA）的活性显著增强。与此同时，肝脏在肝病状态下，其清除和灭活 t－PA 及 u－PA 的能力减弱，无法有效调节它们的活性。

继发性纤溶则多见于肝病并发 DIC 的情况。在这种复杂的病理过程中，血管内凝血的广泛激活导致大量纤维蛋白形成，进而触发纤溶系统的继发性激活，以试图清除这些异常的纤维蛋白沉积。

4. 其他原因

如内毒素血症的恶化，导致血液循环中抗凝物质显著增加；肝内微循环出现障碍，影响了正常的血液流动；血管内皮细胞受损，进而引发血管通透性增加，加剧了整体的病理状态。

（二）变化

1. 凝血酶原时间

PT 是评估外源性凝血途径功能及血液循环中抗凝物质存在情况的一个常用实验室指标。有文献报道，PT 的显著延长通常意味着凝血因子 Ⅱ、Ⅴ、Ⅷ、Ⅹ 的活性下降至正常人水平的 25% 以下。具体而言，急性肝炎患者 PT 延长的比例为 10%～15%，慢性肝炎患者则延长为 15%～51%，重型肝炎患者更是高达 90%，而肝硬化患者也可达到 71%。随着 PT 延长程度的增加，患者的出血倾向愈发严重，预示着病死率也逐渐增加。

2. 活化部分凝血活酶时间

当内源性凝血途径中的任一因子缺失或血液循环中存在抗凝物质时，APTT 会出现延长。有文献报道，不同肝脏疾病状态下，APTT 的延长率有所差异，急性肝炎患者的 APTT 延长率为 20%～25%，慢性肝炎患者为 26%～51%，重型肝炎患者为 85%～100%，肝硬化患者为 82%～85%。值得注意的是，与存活者相比，病逝者的 APTT 延长情况更为显著。

3. 凝血因子活性（F：C）和抗原性（F：Ag）测定

有文献报道，针对各种类型肝炎患者，包括 FⅡ：C、FⅤ：C、FⅧ：C、FⅨ：C、FⅩ：C、FⅪ：C 及 FⅫ：C 在内的多种凝血因子的促凝活性均有所下降，同时 FⅠ：Ag、FⅧ：Ag 等抗原水平也呈现降低趋势。这种降低的程度与肝脏受损的严重程度之间展现出正相关的关系。

由于肝病患者普遍存在凝血机制紊乱，其凝血功能已发生异常，因此对抗凝药物的反应更为敏感。在进行抗凝治疗时，不仅需要减少抗凝剂的剂量，还需密切关注抗凝治疗后凝血监测指标的变化，以确保治疗过程的安全有效。

三　抗凝剂的作用机制及临床选择

（一）肝素

1. 普通肝素

注射普通肝素后，其作用在 5 ~ 10 分钟迅速达到高峰，随后逐渐减弱，其半衰期约为 37 分钟，波动范围在 - 8 ~ 8 分钟。该药物在体内主要通过肝脏进行灭活，并随后由肾脏排出体外，其清除率直接受给药剂量的影响。

肝功能受损的患者，特别是那些并发肝肾综合征的患者，由于肝脏对肝素的灭活及清除能力显著降低，使肝素的半衰期显著延长，可能延长为 60 ~ 90 分钟。重型肝炎引发的肝衰竭患者，由于存在严重的凝血功能障碍，普通肝素的使用对凝血指标如 APTT 的影响尤为敏感。即便是小剂量的普通肝素应用，也可能迅速并显著地改变 APTT 值。因此，对于这类患者，需通过持续监测凝血相关指标来精确调整普通肝素的给药量。

总体而言，调整普通肝素用量的基本原则是在确保治疗过程顺畅进行，避免因管路凝血而导致治疗中断的同时，采用尽可能小的普通肝素剂量，以达到最佳的治疗效果与安全性平衡。

1）普通肝素抗凝的策略与实施方式

（1）经验性用药法。此法依赖临床医生根据患者过往病史、主诉症状及自己个人经验来决定抗凝药物的使用。尽管此方法最终能够使 APTT 达到标准范围，但其疗效存在局限性，且达到标准所需的时间长短不一，难以预测。

（2）肝素标准治疗量表法。该方法建议对所有接受抗凝治疗的患者，初期给予普通肝素冲击剂量 5 000 U，随后维持静脉滴注剂量为每小时 1 000 U。

（3）基于体重调节的肝素剂量法。因为上述治疗策略未能充分考虑到患者体重等个体化因素对肝素剂量的需求影响，在针对重型肝炎患者的应用上显然存在不适应性，故提出基于体重调节的肝素剂量法。

2）普通肝素抗凝的方法

在针对重型肝炎及肝衰竭患者的非生物型人工肝治疗过程中，密切监测凝血与抗凝血相关指标，以精准调整普通肝素用量，是确保治疗既有效又安全的关键步骤。以下为几种主要的抗凝方法及其操作要点。

（1）常规肝素化。首先给予普通肝素进行全身肝素化抗凝，然后给予普通肝素持续泵入，调整普通肝素用量至 APTT 或 ACT 延长 80% 较好，但最长不超过基础值的 180%。在非生物型人工肝治疗结束前 30~60 分钟停用普通肝素。

（2）边缘肝素化。持续小剂量普通肝素持续泵入，维持 APTT 或 ACT 比基础值延长 40%，以实现轻度且稳定的抗凝效果。

（3）体外局部肝素化。在血管通路的引血端连续泵入普通肝素，使血液在体外通路中保持肝素化状态，而在回血端用鱼精蛋白中和肝素，以保证患者的凝血时间在正常范围内，减少出血风险。

（4）无肝素治疗。包括肝素盐水预冲、调高血流量、定期生理盐水冲洗和选择治疗器，适用于有高危出血倾向的患者。可在常规预冲的基础上采取改良式预冲排气方法，在冲洗时将连接好管路的分离器从膜件夹上取下，不断地搓动分离器，或用叩诊锤样物体敲打分离器盖部边缘，以加快分离器内空气分子溢出速度，尽可能排除小气泡，尤其是微小的贴壁气泡，直到分离器血液入口端不再有微小气泡溢出为止。在严格执行血浆置换操作规程的基础上，通过改良预冲，干预排气，无肝素抗凝血浆置换还是安全可行的。

在普通肝素治疗的过程中，APTT 作为一项高度敏感的监测指标，其变化对于调整普通肝素剂量至关重要。具体例证如下：一位接受非生物型人工肝治疗的患者，其间持续泵入普通肝素。通过试管法测定的凝血时间结果显示，相较于正常值，仅延长了不到两倍；使用半自动血凝仪于床边检测，发现 PT 与治疗前相比并未见显著延长，然而，APTT 却已显著超过基础水平的 80%，甚至达到了 100 秒，这一异常表明普通肝素使用过量。在此情况下，应立即停止普通肝素的输注，密切监测患者状况，并在必要时采用鱼精蛋白进行中和处理。鉴于普通肝素的半衰期相对较短，停药后 APTT 通常会逐渐回落至安全区间。反之，若 APTT 结果显示肝素剂量不足，则应根据当前 APTT 的测定结果及时补充普通肝素。

值得注意的是，不同的非生物型人工肝治疗方法因其治疗时长、方式及体外循环管路生物相容性的差异，需单独评估并制定不同的普通肝素给药策略，避免采用统一的用药模式。例如，在血浆置换过程中，若肝素过量，可致 APTT 显著延长，甚至突破检测上限，显著增加出血风险，但这一风险可能因治疗周期短、肝素随置换液排出及大量输注新鲜血浆而被部分掩盖。相比之下，连续血液滤过因治疗时间长，肝素持续作用可能带来更高的安全隐患，因此需持续监测 APTT，确保其不超过基础值的 180% 为宜。此外，前稀释法与后稀释法血液滤过在普通肝素用量上也存在区别，前者通常允许使用较小剂量的普通肝素。针对血小板计数偏低的患者，普通肝素的使用应更加谨慎，以避免可能引发的出血并发症。

APTT 作为一种筛查内源性凝血途径因子缺陷的重要实验手段，同时也是目前临床监测普通肝素治疗效果的首选方法。然而，其实验结果的准确性受到多方面因素的共同影响，在实际应用时需进行全面考量。具体而言，影响 APTT 的要素包括：①患者状况和疾病状态。特定疾病可能导致肝素与血浆蛋白的非特异性结合增多或加快肝素的清除率。②肝素分子量和分子链。不同规格的肝素，其抗凝效能各异，且肝素的清除率与其分子量呈正相关，即分子量愈大，清除愈迅速。③标本的采集、放置时间、离心程度（是否有残留的血小板），标本和试剂中是否有气泡。④不同批号的 APTT 试剂。⑤测量 APTT 的方法。⑥药物对 APTT 的影响。如苯妥英钠、纳洛酮及某些造影剂可使 APTT 延长；口服避孕药及雌激素可使 APTT 缩短。⑦体重、性别、年龄、吸烟史等也与 APTT 存在相关性。

2. 低分子肝素

普通肝素的抗凝特性源于其独特的能力，即专门与抗凝血酶Ⅲ（AT－Ⅲ）结合。此结合需 AT－Ⅲ与凝血酶及至少包含 18 个糖单位的糖链相互作用，方能有效抑制凝血过程。相比之下，低分子肝素因分子量较小，仅25%～40%的低分子肝素分子含有足够的18个糖单位链长，虽不足以直接催化凝血酶的抑制，但仍保持与AT-Ⅲ的结合力及对凝血因子X的抑制效能。低分子肝素主要通过增强的抗Xa因子活性实现抗凝，其抗凝血酶活性相对较弱，因此较少引起血小板数量下降，凝血时间延长不显著，出血风险较低。

鉴于低分子肝素用量小，APTT及TT延长有限，对于有出血风险的患者，能在不加剧或诱发出血的前提下，提供有效的体外抗凝保护，故低分子肝素是一种安全性较高的抗凝选择。然而，对于活动性出血患者的使用安全性，仍需深入评估。

由于低分子肝素对APTT或ACT影响不显著，因此推荐使用血浆抗Xa因子活性作为监测其抗凝效果的指标，建议抗Xa因子维持在0.4～0.5 U/mL，对有出血倾向的患者则调整至0.2～0.3 U/mL。在非生物型人工肝治疗中，低分子肝素通常仅需数次给药，每次持续数小时，在多数情况下首剂即足够。研究表明，在血浆置换过程中，低分子肝素组的抗凝有效率显著高于普通肝素组，且两组均未出现明显出血倾向，表明低分子肝素在辅助非生物型人工肝治疗中具有潜在优势。

3. 肝素抗凝的不良反应

肝素诱导的血小板减少症（HIT）是一个复杂的临床现象，它涵盖了两种主要类型，即肝素应用后立即发生的暂时性血小板数量下降，以及较为罕见的迟发性血小板数量减少。前者特征在于肝素诱导下的血小板可逆性黏附与聚集，其性质为短暂且可逆的，通常不会对患者构成长期危害；而后者，尽管发生率相对较低，却具有较高的危险性，其发病机制涉及肝素刺激免疫系统生成针对血小板的特异性抗体，进而引发一系列免疫反应。因此，肝素应用后，偶尔会出现过敏反应，表现为寒战、发热、荨麻疹、血压降低，甚至过敏性休克。肝素引起的低血压可用小剂量的血管收缩剂、正性肌力药物和补充血容量纠正。

（二）枸橼酸盐

枸橼酸盐的常规应用策略涉及在体外循环的血液引流端注入，以螯合血液中的离子钙，从而有效预防体外循环中的凝血现象。随后，向患者体内补充钙剂，旨在恢复并保持体内 Ca^{2+} 的正常水平，达到局部体外抗凝的治疗目标。

相较于普通肝素及低分子肝素抗凝方法，枸橼酸钠对凝血机制的激活作用最为微弱，显著提升了体外循环的生物相容性。枸橼酸盐局部抗凝的优势在于其对血流量要求不高，且显著降低了治疗设备凝血的发生率，但操作过程相对复杂，需要同时运行两个输液泵，并密切监控体内外血钙水平的动态变化。此外，枸橼酸盐主要依赖肝脏及肌肉的有氧代谢途径进行清除，在肝功能严重受损、缺氧或休克状态下，其代谢可能受阻，导致枸橼酸蓄积，进而引发不良反应，故有此类情况的患者，在应用时需谨慎评估。值得注意的是，枸橼酸钠在体内的代谢过程中会产生碳酸氢根及钠离子，可能诱发代谢性酸碱失衡或高钠血症等异常，因此加强相关指标的监测至关重要。

目前，关于枸橼酸盐抗凝的方案多样化，其浓度与用量在不同医疗机构间存在差异，既往研究多聚焦于肾衰竭患者，而肝衰竭患者的应用数据尚不充分，需进一步临床验证。研究显示，不同浓度的枸橼酸盐抗凝在疗效与安全性上无显著差异，但高浓度方案可减少液体输入，有助于控制体液负荷。治疗原则强调，在治疗前需测定基础凝血时间（如 APTT 或 ACT）及血钙水平；在治疗过程中持续监测血钙并根据需要调整钙剂输注速度，依据 APTT 结果微调枸橼酸盐用量，同时维持动脉血气与酸碱平衡，防止低氧血症；在治疗结束时，应同时停止枸橼酸盐与钙剂的输注。

部分研究表明，在特定情况下如脓毒症休克伴肝功能异常的患者中，局部枸橼酸盐抗凝亦展现出良好的安全性与有效性，Ferrari 等的研究对 4 例此类患者进行了长达 163 小时的配对血浆滤过吸附（CPFA）治疗，未见枸橼酸蓄积或代谢性并发症。Torsten Slowinski 等的更大规模研究进一步支持了枸橼酸盐局部抗凝在肝功能不同程度受损患者中的安全性，尽管存在个别代谢异常案例，但总体过滤器使用寿命长且并发症发生率无显著差异。尽管如此，关于枸橼酸盐抗凝在肝功能异常、休克及缺氧患者中的安全性仍存在争议，需更多深入研究以巩固其临床应用的可靠性。

（三）阿加曲班

阿加曲班的适应证与禁忌证与普通肝素相似，并且它还被特别推荐用于 HIT 患者的治疗。在探讨非生物型人工肝治疗肝衰竭的过程中，邹鹏飞等采用血浆置换联合血液滤过模式，对比了阿加曲班与低分子肝素在抗凝效果及安全性方面的表现。研究结果显示，在治疗进行 4 小时后，阿加曲班组的 APTT 相较于治疗前显著延长，然而，在两组间直接比较时，这一差异并未达到统计学意义。进一步观察至治疗结束后 12 小时，阿加曲班组的 APTT 与治疗前相比，变化不再显著，但值得注意的是，与另一组相比，阿加曲班组的 APTT 波动更小，且血红蛋白的下降幅度也更轻微。基于上述发现，阿加曲班被提议作为非生物型人工肝治疗肝衰竭的一种新型、安全且有效的抗凝手段。为实现这一目标，可通过减少阿加曲班的初始给药剂量，并根据患者 APTT 水平的动态变化灵活调整维持剂量，从而在肝衰竭患者中实现既安全又高效的抗凝效果。

（四）萘莫司他

萘莫司他具有显著的抗凝作用及强大的抗纤溶活性，具备在血液与肝脏中并行代谢的独特代谢路径，加之其具较短的半衰期特性，已成为连续性肾脏替代治疗中广受欢迎的抗凝剂，尤其适用于面临高危出血风险的患者群体。临床研究表明，在连续性肾脏替代治疗应用中，萘莫司他相较于传统肝素抗凝方法，能够更有效地减少出血相关的并发症。尽管截至目前，萘莫司他作为抗凝手段在非生物型人工肝治疗领域的具体应用尚未见报道，或相关研究和临床应用非常有限，但鉴于其药物特性的优越性，预示着它未来有望成为特定模式下的一个重要抗凝选择。

（五）无抗凝剂

在面临所有其他抗凝剂使用受限的情况下，可审慎地考虑无抗凝剂方案来进行血液净化治疗。研究结果显示，无抗凝剂方案与常规肝素抗凝在达成血浆置换治疗完成率上展现了相近的效果，同时在血浆分离器凝血事件的发生率上也无显著差异。尤为重要的是，对于肝衰竭患者而言，无抗凝方案对凝血功能的负面影响更小，显著降低了出血并发症的发生率。因此，针对肝衰竭患者的单重血浆置换治疗，无抗凝剂方案同样是一个可行的选择。在非生物型人工肝治疗的全过程中，抗凝管理占据着至关重要的地位，它紧密遵循危重症管理的核心原则，即持续进行监测、准确评估并适时处置。

抗凝管理过程可细分为三个阶段：一是抗凝前的准备阶段，包括出血与血栓形成风险的评估、出凝血功能的详细检查及根据个体情况选择合适的抗凝剂；二是抗凝实施阶段，涉及抗凝效果的实时监测、根据反馈调整抗凝方案以及及时处理可能出现的并发症；三是抗凝后的跟踪阶段，重点在于继续监测出凝血功能状态，并对可能出现的并发症进行后续处理。通过这一系列精心设计的流程，可以确保非生物型人工肝治疗的安全性和有效性。

四　凝血的评价方法和监测方法

（一）评价方法

（1）在观察循环血路时，若发现血液颜色显著加深，偏向暗色，血浆分离器或透析器的引血端出现血凝块积聚，滴壶及静脉空气捕捉器内含有泡沫，且跨膜压逐渐升高，这些迹象均强烈提示体外循环系统可能发生了凝血现象。此时可从引血端夹住管路，用生理盐水冲洗，或用止血钳轻敲引血端，同时观察引血端、回血端压力，直到血路通畅。

（2）循环血路压力监测。引血端压力和回血端压力的变化可反映体外循环凝血部位。若观察到血泵后、透析器前的压力显著升高，而回血端的压力相应降低，这一变化模式通常提示透析器本身或回血壶区域可能发生了凝血现象。若血泵后、透析器前的压力及回血端的压力均同步升高，则可能表明回血端的血管通路中存在凝血堵塞。跨膜压的逐渐上升则是另一个重要的警示信号，它直接指向血浆分离器或透析器内部可能发生凝血情况，此时需密切关注并及时采取相应措施。

（二）监测方法

1. 凝血时间检测

（1）活化凝血时间（ACT）。ACT 与全血部分凝血活酶时间（WBPTT）

相似，不同的是 ACT 用硅藻土加速凝血过程。ACT 重复性较 WBPTT 差，尤其在血中肝素浓度较低时，试验结果更不稳定。

（2）APTT。取 APTT，试剂 0.1 mL 和 0.1 mL 被检血浆一起放入试管中，37℃孵育 300 秒，再加入 25 mmol/L 的氯化钙 0.1 mL，不断摇动直至白陶土颗粒变粗或成丝，即为凝固终点。本法省时、精确、重复性好。

2. 血凝仪和血栓/止血成分检测

当前血栓/止血成分的检测手段主要包括凝固法、底物显色技术、免疫测定法及乳胶凝集试验等。在血栓/止血的实验室检测中，广泛应用的指标如 PT、APTT、纤维蛋白原、TT、内源性及外源性凝血因子、低分子肝素、蛋白 C 及蛋白 S 等，均可通过凝固法进行有效测定。目前市场上的半自动血凝仪主要依赖于凝固法进行检测，而全自动血凝仪同样不可或缺地包含了凝固法测量功能。凝固法进一步细分为光学法与磁珠法两大类别。光学法基于血液凝固过程中的浊度变化来判定凝血状态的；而磁珠法则采用独特的机制，即利用交替电磁场使测试杯中特制的去磁小钢珠维持恒定的振荡幅度，当凝血激活剂加入后，随着纤维蛋白的生成增加，血浆黏度上升，导致去磁小钢珠的振荡幅度逐渐减小，当振荡幅度减少至初始值的 50% 时，即判定为凝固终点。磁珠法在进行凝血测试时展现出极高的抗干扰性，不受溶血、黄疸、高脂血症等因素的干扰，即便样本在处理过程中产生气泡，也不会对测试结果造成影响，因此特别适用于肝病患者的凝血功能检测。

第七节　血管通路的建立

血管通路的建立是一项复杂的医疗技术，它采用特制的穿刺导管，通过皮肤直接穿刺并留置于深静脉腔内，以此作为连接点，构建起一条体外循环管路，进而实施非生物型人工肝治疗。这一方法不仅是进行非生物型人工肝治疗不可或缺的前提条件，而且与肾衰竭透析治疗相比，现有的非生物型人工肝治疗手段均无须建立永久性的血液通路，从而减轻了患者的长期负担。在临床实践中，为了建立一个既安全可靠又便于操作，同时尽可能减少患者痛苦的血管通路，医疗团队通常会优先考虑采用中心静脉导管留置的方式。这种方式不仅穿刺成功率高，还能确保在治疗过程中血流量充足且稳定，几乎可以完美适配所有非生物型人工肝治疗模式的需求。

一　无隧道无涤纶套中心静脉导管置管术

无隧道无涤纶套中心静脉导管作为临时血管通路，在多种血液净化治疗中发挥着关键作用。这一类别涵盖了单腔导管、双腔导管及三腔导管，其中，双腔导管因其综合性能优越，成为当前应用最为广泛的选择。在导管置入位置的选择上，颈内静脉、股静脉及锁骨下静脉是主要考虑区域。然而，鉴于锁骨下静脉穿刺后有较高的血栓形成与狭窄风险，故它通常不被视为常规推荐的首选部位，而是更多地作为备选或在特殊情况下使用，以确保治疗过程的安全性与有效性。

（一）适应证

（1）急性药物中毒、免疫性疾病或危重症等需要建立体外循环进行血液净化治疗者。

（2）急性肾损伤需要血液净化治疗者。

（3）需要维持性或长期血液透析，但动静脉内瘘尚未成熟或失去功能者。

（4）腹膜透析出现并发症需要行血液透析临时过渡治疗者。

（二）禁忌证

无绝对禁忌证，相对禁忌证有以下几点。

（1）有广泛腔静脉系统血栓形成者。

（2）穿刺局部有感染者。

（3）凝血功能障碍者。

（4）不能配合者。

（三）术前评估与准备

（1）签署知情同意书。

（2）确定是否有可以供置管用的中心静脉，如颈内静脉、股静脉及锁骨下静脉等。

（3）根据条件选择患者的体位和穿刺部位。

（4）建议采用超声引导穿刺。

（5）建议在手术室或治疗室内进行操作。

（6）操作应由经过培训的专业医生完成。

（四）操作方法

具体操作方法见"（六）导管置入方法"。

（五）导管拔除指征和方法

1．导管拔除指征

（1）导管出现相关性感染。

（2）导管失功能，不能满足透析血流量。

（3）导管周围出血且止血失败。

（4）不再需要血液净化治疗，或可使用其他血管通路。

2．导管拔除方法

（1）导管拔出前对患者和导管状况进行评估。

（2）导管局部消毒。

（3）术者戴无菌手套，铺无菌洞巾。

（4）用无菌剪刀剪开固定导管的缝合线。

（5）拔除导管。

（6）压迫血管穿刺点止血。

（7）局部行无菌包扎。

（六）导管置入方法

1．经皮颈内静脉置管术

1）适用范围

适用范围见"无隧道无涤纶套中心静脉导管置管术"的适应证，但有明显充血性心力衰竭、呼吸困难、颈部较大肿瘤者不建议经皮颈内静脉置管术。

2）优缺点

（1）优点。颈部易于保护，不易感染，使用时间相对较长。颈内静脉压力较低，容易压迫止血。血栓形成和血管狭窄发生的机会少。

（2）缺点。穿刺时对体位要求较高。不够美观、影响头部活动。

3）操作方法

（1）准备。250～500 U/mL（2～4 mg/mL）肝素生理盐水冲洗穿刺针、扩皮器及导管等。

（2）体位。以右颈内静脉穿刺为例，患者去枕平卧，头转向左侧，肩背部垫一薄枕，取头低位10°～15°。

（3）穿刺点选择。穿刺部位因右颈内静脉与头臂静脉和上腔静脉几乎成一直线且右侧胸膜顶低于左侧，右侧无胸导管，故首选右颈内动脉插管，根据穿刺点的不同分前、中、后三种路径，以中路最为常用。

①前路法。

定位：胸锁乳突肌前缘中点（即喉结/甲状软骨上缘水平），触及颈总动脉后旁开0.5～1.0 cm，应注意个体差异。

进针：针尖与皮肤冠状面成30°～45°角，针尖指向同侧乳头，从胸锁乳突肌中段后面进入颈内静脉。此路径位置高，颈内静脉深，合并气胸机会少，但易误入颈总动脉。

②中路法。

定位：胸锁乳突肌三角区（以胸锁乳突肌的锁骨头、胸骨头和锁骨上缘形成的三角区）的顶端作为穿刺点，距锁骨上缘3～5 cm，颈总动脉前外侧。

进针：锁骨内侧端上缘切迹作为骨性标志，颈内静脉正好经此而下行与锁骨下静脉汇合。在穿刺时左拇指按压此切迹，在其上方3～5 cm进针，针尖与皮肤成30°～45°角，针尖略偏外。此路径颈内静脉较浅，穿刺成功机会大。

③后路法。

定位：胸锁乳突肌外侧缘中、下1/3交点作为进针点（锁骨上缘3～5 cm）。

进针：针尖与皮肤成15°～20°角，针尖朝向颈静脉切迹（又称胸骨上切迹）。

（4）常规消毒。戴无菌手套，铺无菌洞巾，用 0.5% ~ 1.0% 利多卡因做穿刺点局部麻醉（简称局麻）。

（5）用含一定量生理盐水注射器连接穿刺针，穿刺针与皮肤冠状面成 30° ~ 45° 角，针尖指向同侧乳头，在进针过程中边进边回抽。有穿破感后如见暗红色回血，说明针尖进入静脉内，如不能确定是否为静脉，可拔出注射器，保留针头，观察血液流出速度和颜色，如血液呈喷射状，或呈鲜红色，则可能误穿动脉。

（6）进针深度一般为 1.5 ~ 3.0 cm，肥胖者为 2 ~ 4 cm，导管长度男性 13 ~ 15 cm，女性 12 ~ 14 cm，小儿 5 ~ 8 cm。

（7）保持穿刺针固定，由导丝口送入导丝。

（8）导丝进入 15 ~ 20 cm 后拔出穿刺针，将导丝留在血管内。

（9）沿导丝将扩皮器送入皮下扩皮，如皮肤或皮下组织较紧，可用小尖刀侧切开。

（10）拔出扩皮器，将已预冲肝素生理盐水的导管沿导丝插入颈内静脉，导管进入后即拔出导丝，关闭静脉夹。

（11）分别回抽导管动静脉两端观察回血是否顺畅，再于两端分别注入 1 000 U/mL 肝素生理盐水或 4% 枸橼酸溶液充满导管腔，盖肝素帽。

（12）用缝皮针与缝线将导管颈部的硅胶翼与皮肤缝合，固定导管，再以敷料包扎。

（13）推荐在置管后行胸部 X 线检查，了解导管位置。

4）注意事项

（1）颈内静脉穿刺较股静脉穿刺并发症相对要多，术前应向患者及家属充分说明，并请患者或家属签署知情同意书。

（2）如患者曾行同侧静脉插管，可能会存在颈内静脉狭窄或移位，建议在超声引导下穿刺。

（3）颈内静脉穿刺对体位要求较高，正确的体位是穿刺成功的前提；合并心力衰竭、难以平卧的患者建议做股静脉置管。

（4）定位不清晰时可先用 5 mL 注射器探查，穿刺针穿入血管后如见暗红色血液，说明进入静脉的可能大，如推注压力小，则进入静脉的可能性更大；合并心力衰竭的患者静脉压较高，而低氧血症患者动脉血颜色较暗需要注意鉴别。

（5）当需要穿刺左侧颈内静脉时，因该侧颈内静脉与锁骨下静脉汇合成左头臂静脉后形成一定角度，注意扩皮器不要进入太深，以免损伤血管。

（6）避免同一部位反复穿刺，可更换其他部位，以减少组织和血管的损伤。

（7）如穿刺针误入动脉或难以确定是否为静脉时，则应拔出穿刺针充分压迫穿刺点，一般穿入动脉后压迫 10 分钟左右，确认无出血后再继续穿刺，如有明显血肿建议改换其他部位。

5）并发症及处理

（1）穿刺部位出现出血或血肿。局部压迫即可。

（2）误穿动脉。常见于颈动脉及锁骨下动脉。处理：立即拔出穿刺针，按压至少 10 分钟，否则易发生血肿。

（3）气胸及血气胸。较锁骨下静脉穿刺少见，大多发生于经锁骨下或锁骨下窝穿刺的患者。常见原因为患者不配合；胸廓畸形，胸膜有粘连；穿刺点过低。临床表现：一般发生局限性气胸，患者可无症状，可自行吸收；严重者出现呼吸困难，同侧呼吸音较低，可经胸部 X 线或胸部 CT 检查确诊。预防及处理：防止穿刺点过低，避免扩皮器进入太深，发生后可按一般气胸处理。

（4）空气栓塞。少见，但可致命。临床表现：突发呼吸困难、缺氧，心尖部可闻及水轮样杂音，超声检查有助于诊断，应与心律失常大面积肺栓塞、急性心肌梗死和心脏压塞相鉴别。预防及处理：取左侧头低位，经皮行右心房或右心室穿刺抽气；给予呼吸循环支持，高浓度吸氧。

（5）感染。较股静脉导管感染率低，但长期留置可增加感染的机会。临床表现：出现不能解释的寒战、发热，尤其是在透析过程中；出现局部压痛和炎症反应，白细胞总数增高，血培养可确诊。预防及处理：严格无菌操作；

确诊后即应拔除导管，并做细菌培养，应用抗生素治疗。

（6）心律失常。原因为导丝插入过深或导管过长。临床表现：多为窦性心动过速、室上性期前收缩或心动过速，且为一过性；存在严重心脏疾病的患者，有时可引起致命的室性心律失常。预防及处理：对于有严重心脏疾病的患者，应避免颈内静脉或锁骨下静脉插管；操作建议在心电监护下进行。

（7）窒息。原因为穿刺过程中损伤颈内静脉后压迫位置不准确，或者误刺动脉后继续操作造成大出血压迫气管。临床表现：皮下血肿进行性或急性增大，短时间内压迫气管，造成窒息甚至死亡。预防及处理：对持续性增大的皮下血肿行切开减压并压迫或缝合出血点，如患者已出现严重的窒息症状，应及时做气管插管，必要时立即行气管切开。避免操作当日透析，如确实需要，应采用无肝素透析。

（8）导丝断裂或导丝留在血管内。原因为操作不当，或患者配合不当。处理：请血管介入科或血管外科协助解决。

2. 经皮股静脉置管术

1）适用范围

（1）操作较容易，适合新开展经皮中心静脉置管术的单位或术者。

（2）卧床及全身情况较差者。

（3）锁骨下静脉、上腔静脉血栓形成或颈内静脉、锁骨下静脉插管困难者。

（4）无须长期留置导管或即插即用者。

（5）插管后需行紧急透析者。

2）优缺点

（1）优点。操作简单、安全；适用于紧急抢救、神志不清、不能主动配合及不能搬动的患者。

（2）缺点。邻近外阴、肛门，易受污染，感染率较高，保留时间短；易误穿入股动脉；导管易折，且不易固定；下肢活动相对受限。

3）操作方法

（1）备双腔管，导管长度至少19cm。

（2）腹股沟穿刺处常规备皮。

（3）体位。患者取仰卧位，屈膝、大腿外旋外展45°；合并心力衰竭、不能平卧者可采取半坐位。完全坐位或前倾位不宜行股静脉置管。

（4）穿刺点选择腹股沟韧带下 2 ~ 3 cm，股动脉内侧 0.5 ~ 1.0 cm 处。

（5）其余操作步骤同颈内静脉置管术操作方法。

4）注意事项

（1）股静脉穿刺为有创性的治疗措施，术前应向患者及家属说明手术的必要性及可能出现的并发症等，征得同意并签字后方可进行。

（2）如患者血管条件差，术前触摸不到股动脉者，应做血管超声检查。如有条件建议在超声引导下操作。

（3）预冲导管时应注意避免混入气泡。

（4）如定位不清晰或术者不熟练，穿刺前可采用 5 mL 注射器探查血管。

（5）穿刺针穿入血管后如见暗红色血液，说明进入静脉的可能性大，如推注压力小，则进入静脉的可能性更大。

（6）如穿刺针误入动脉或难以确定是否为静脉，则应拔出穿刺针充分压迫穿刺点。

（7）在导丝进入过程中如有阻力切勿强行推进，应转动方向后再进。如仍有阻力，则拔出穿刺针和导丝，重新选择穿刺部位。

（8）在行扩皮器扩皮时动作应轻柔，避免将导丝压折。

（9）在插导管前注意留在体外的导丝长度应长于导管，沿导丝插管时应及时打开静脉夹使导丝露出。

（10）需要较长的导管，一般股静脉临时导管的长度至少为 19 cm。

（11）由于股静脉插管影响患者活动，易感染，不宜长时间使用。

5）并发症

穿刺部位出血或血肿（包括腹膜后），局部血肿压迫处理即可，腹膜后大血肿需要外科处理，其余同颈内静脉置管术。

3. 经皮锁骨下静脉置管术

由于该方法并发症严重，一般不推荐应用。

1）优缺点

（1）优点。不易感染，可保持较长时间；活动不受限，易于固定，不外露，患者耐受性好；血流量较高。

（2）缺点。穿刺技术难度较大；并发症严重。

2）操作方法

（1）锁骨下径路。

体位：上肢垂于体侧并略外展，头低足高 15°，肩后垫小枕（背曲），使锁肋间隙张开，头转向对侧。

穿刺点位置：锁骨中、外 1/3 交叉处，锁骨下 1 cm。

皮肤消毒：按胸部手术要求消毒皮肤上至发际，下及全胸与上臂，铺洞巾。

穿刺：先用 0.5%～1.0% 利多卡因做穿刺点局麻；右手持连接注射器与穿刺针，保持针尖向内偏向头端直指锁骨胸骨端的后上缘进针；针尖与皮肤表面成 25°～30° 角，进针 3～5 cm，余步骤同前所述。

（2）锁骨上径路。

体位：肩部垫小枕、头转向对侧、暴露锁骨上窝。

穿刺点定位：胸锁乳突肌锁骨头外侧缘，锁骨上约 1 cm。

穿刺：针尖与锁骨或矢状切面成 45° 角，在冠状面针尖呈水平或略前偏 15°，朝向胸锁关节进针 1.5～2.0 cm，余同前颈内静脉置管术。

3）注意事项

（1）尽量保持穿刺针与胸壁成水平位，贴近锁骨后缘。

（2）锁骨下静脉走行弯曲，扩张器扩皮时进入血管不宜过深，一般以 2～3 cm 为宜，以免损伤血管。

（3）锁骨下静脉与颈内静脉成角较大，甚至接近直线，因而导丝容易进入头部颈内静脉。此时患者可能感觉到同侧颈部或耳部不适，在此种情况下应退出导丝 5～10 cm，再轻柔地重新插入。

（4）如有条件，可在超声引导下插管，以增加成功率，减少并发症。

4）并发症及处理

（1）血气胸。血气胸为锁骨下静脉穿刺较常见的并发症，发生率与术者的技术熟练程度有关。预防及处理：在穿刺时尽量避免刺破胸膜，一旦出现该并发症应立即拔出导管，对严重血气胸患者应行胸腔引流。

（2）上腔静脉或右心房穿孔、纵隔出血、心脏压塞。主要与解剖变异、导管质地较硬、不光滑、扩张器进入过深有关。

（3）心律失常。见颈内静脉置管术。

（4）胸导管损伤。胸导管汇入左锁骨下静脉与颈内静脉连接处，在左锁骨下静脉置管时偶可引起乳糜胸或淋巴瘘，有时可见乳状液体从穿刺部位漏出。

（5）锁骨下静脉狭窄。属于远期并发症，发生率高且临床意义大。原因为锁骨下静脉内膜增生肥厚和/或血栓形成。临床表现：轻度狭窄者一般不引起症状，但如在该侧上肢建立动静脉内瘘后，由于静脉回流量增加，可出现上肢不同程度的水肿，而程度较重的锁骨下静脉狭窄者，可直接引起上肢水肿。处理：可将内瘘结扎或在狭窄的静脉处应用球囊扩张或放入支架治疗。

二 带隧道带涤纶套中心静脉导管置管术

（一）适应证

（1）预期需要行 4 周以上血液净化治疗的患者。

（2）不适宜自体内瘘及移植物内瘘建立，或手术失败者。

（3）预期生命有限的血液透析患者。

（二）禁忌证

无绝对禁忌证。相对禁忌证有以下几点。

（1）手术置管部位的皮肤或软组织存在破损、感染、血肿、肿瘤者。

（2）不能配合、不能平卧者。

（3）合并难以纠正的严重出血倾向者。

（4）存在颈内静脉解剖变异或严重狭窄者。

（三）置管部位

首选右侧颈内静脉，其次选左侧颈内静脉、颈外静脉、股静脉，尽量避免使用锁骨下静脉。

（四）操作步骤

（1）操作应在手术室进行，推荐在超声引导下穿刺，必要时在 X 线引导下操作。

（2）以右侧颈内静脉插管为例，患者取仰卧位，头略偏向左侧，充分暴露胸锁乳突肌三角区。

（3）术者戴帽子、口罩，建议穿一次性无菌手术衣，穿刺区局部消毒，戴无菌手套，铺无菌洞巾。

（4）用0.5%～1.0%利多卡因局麻成功后，穿刺针沿麻醉针穿刺方向进针，保持注射器适当负压，当有穿破感后，回抽血流通畅，推注压力不大，血液颜色暗红，可判定穿刺针进入静脉中。

（5）经穿刺针导丝孔送入导丝后拔出穿刺针。

（6）在体表标记好留置导管的出口位置，使导管的涤纶套在出口内 1～2 cm 处，并使导管尖端位于右侧胸骨旁的第 3、4 肋间。

（7）在做好标记的留置导管出口皮肤处切 2 cm 左右的小口，沿切口向上分离皮下组织，形成皮下隧道至导丝出口处，并于导丝出口处做 2 cm 切口。

（8）用隧道针将留置导管的末端从皮肤出口处沿皮下隧道引出至导丝处，调整留置导管的位置至离出口 1～2 cm 处的皮下。

（9）沿导丝送入扩张器扩张皮肤及皮下组织后，沿导丝置入带芯的撕脱鞘。

（10）拔出导丝及撕脱鞘芯，对于撕脱鞘不自带阀门的导管，应立即以指腹堵住撕脱鞘口以避免血液流出或空气进入血管。

（11）沿撕脱鞘腔置入留置导管，向两侧撕开撕脱鞘至留置导管全部进入，注意避免留置导管打折。

（12）注射器分别于留置导管的动静脉端反复抽吸、推注，确保两端血流通畅。

（13）通过 X 线检查确认导管尖端位置，理想位置应位于右心房上部 1/3。

（14）用 1 000 U/mL 肝素生理盐水或 4% 枸橼酸溶液封管，关闭夹子，拧上肝素帽。

（15）缝合切口，缝合固定留置导管于皮肤上，用无菌敷料包扎。

（五）注意事项

带隧道带涤纶套中心静脉置管术基本注意事项与无隧道无涤纶套中心静脉置管术相同。

需要特别注意以下几点。

（1）推荐在超声引导下穿刺置管，必要时在 X 线引导下操作。

（2）皮肤切口应包括皮肤全层和皮下组织，不宜过小，减少鞘管针通过皮肤及皮下组织的阻力，避免鞘管针通过坚韧的皮肤时引起鞘管口开裂。

（3）沿撕脱鞘放置导管时注意动作要快，以免空气进入血管内造成空气栓塞。

（4）应注意避免留置导管在皮下打折、扭转，确保管腔通畅。

（六）并发症及处理

1. 感染

（1）进行血培养及管腔内容物培养。

（2）药物敏感试验结果未出前，常规应用广谱抗革兰阳性球菌药物抗菌治疗。

（3）抗菌治疗无效及时拔出导管。

2. 其他

其他并发症及处理见"无隧道无涤纶套中心静脉导管置管术"内容。

第八节　非生物型人工肝治疗的疗效评估

 疗效判断标准

肝衰竭患者的死亡率为50%～80%，表明肝衰竭患者预后状况极为严峻。内科综合疗法在应对此类疾病时，治疗效果常显不足。非生物型人工肝治疗技术的引入，为肝衰竭患者带来了显著的预后改善与生存率提升，已成为国内外广泛认可并采用的有效治疗手段之一。《人工肝支持系统技术和管理指南》通过评估近期与远期的治疗效果，为非生物型人工肝治疗的疗效提供了科学的评价标准，进一步推动了该技术在临床中的规范应用与发展。

（一）近期疗效判断标准

1. 治疗前后疗效评估

患者所经历的乏力、食欲减退、腹胀、尿少、出血倾向及肝性脑病等临床症状与体征的改善情况。血液生化检查示白蛋白与球蛋白比值趋向正常，血胆红素水平下降，胆碱酯酶活性增强，PTA改善；此外，还包括内毒素浓度降低及芳香族氨基酸与支链氨基酸比值恢复等。

肝衰竭患者初期往往伴有极端乏力、剧烈呕吐、厌食、腹胀等严重消化道症状，黄疸持续加深，并出现出血倾向。疾病进展至晚期，症状加剧，可能出现肝性脑病、严重腹水、肝肾综合征、上消化道出血、严重感染及顽固性电解质紊乱等。经非生物型人工肝治疗后，上述症状与体征均得到显著改善，如精神状态与食欲改善、乏力缓解、黄疸减轻、腹胀消失、睡眠质量改善，特别是肝性脑病患者的精神状态有显著改善。其中，消化道症状的改善尤为显著。

在正常成人中，血清总蛋白范围为60～80 g/L，白蛋白40～55 g/L，球蛋白20～30 g/L，白蛋白与球蛋白比值维持在（1.5～2.5）∶1。肝衰竭时常出现血清总蛋白低于 60 g/L、白蛋白低于 25 g/L 及球蛋白高于 35 g/L 的情况，导致白蛋白与球蛋白比值倒置。非生物型人工肝治疗能有效提升血清白蛋白含量，降低球蛋白水平，从而显著增高白蛋白与球蛋白比值。

成人血清总胆红素正常值为 3.4~17.1 μmol/L，而肝衰竭患者血清胆红素常超过 171 μmol/L 或每日增幅达 17.1 μmol/L，其变化趋势与病情进展或缓解密切相关，是评估治疗效果的重要指标。非生物型人工肝治疗能显著降低血清总胆红素水平，平均降幅约 50%。

胆碱酯酶的正常活动范围在 4 500~10 000 U/L，其活性降低反映肝脏受损。肝衰竭患者胆碱酯酶水平往往低于 4 500 U/L，提示肝脏储备功能受损。经过非生物型人工肝治疗后，胆碱酯酶活性显著提升。

凝血功能同样是评估肝脏功能的关键指标。正常 PT 为 11~13 秒，肝衰竭患者因凝血因子合成受阻，导致 PT 时间延长。PTA 是评估肝脏受损程度的重要参考，肝衰竭患者 PTA 常≤40%，随病情进展而下降。非生物型人工肝治疗能显著缩短凝血时间，提升 PTA 水平。

内毒素主要由肠道内革兰阴性菌产生，在健康状态下肝内及血液中含量极少，通常低于 40 ng/L。出现肝衰竭时，由于肝脏清除肠源性内毒素的能力下降，可能引发内毒素血症。经非生物型人工肝治疗后，内毒素水平大幅下降，趋近正常。

此外，肝脏坏死时芳香族氨基酸与支链氨基酸比值失衡，且有大量蛋氨酸释放，对中枢神经系统具有高度毒性，是肝性脑病的重要诱因。非生物型人工肝治疗能有效清除患者体内的芳香族氨基酸（如酪氨酸、蛋氨酸等），从而改善芳香族氨基酸与支链氨基酸比值。

2. 患者出院时的治愈率或好转率

临床治愈标准：①乏力、食欲缺乏、腹胀、尿少、出血倾向和肝性脑病等临床症状消失。②黄疸消退，肝脏恢复正常大小。③肝功能指标基本恢复正常。④PTA 恢复正常。

临床好转标准：①乏力、食欲缺乏、腹胀、出血倾向等临床症状明显好转，肝性脑病消失。②黄疸、腹水等体征明显好转。③肝功能指标明显好转

（总胆红素降至正常的 20% 以下，PTA ＞40%）。

急性、亚急性肝衰竭以临床治愈率作为判断标准，慢加急性、慢性肝衰竭以临床好转率作为判断标准。

非生物型人工肝通过其独特的吸附或清除机制，有效清除患者体内的有毒物质，并辅以大量新鲜血浆的补充，不仅发挥了护肝与解毒的关键作用，还显著补充了白蛋白与凝血因子等重要生物成分，从而部分替代了肝脏的生理功能。这一过程为肝细胞提供了宝贵的再生与修复机会，极大地提升了急性及亚急性肝衰竭患者的临床治愈率，并显著降低了病死率。对于慢加急性肝衰竭处于早中期的患者而言，接受非生物型人工肝治疗前后，其病情的有效控制率与患者出院时的好转率均实现了显著改善。即便是对于肝衰竭晚期的重症患者，非生物型人工肝治疗也能作为肝移植前的"过渡桥梁"，有效替代部分肝脏功能，为患者争取更长的等待合适供肝的时间，同时优化其术前的整体状况，最终提升肝移植的成功概率。

（二）远期疗效判断标准

远期疗效通过生存率指标进行评估，具体分为治疗后半年生存率与治疗后一年生存率两个关键时间点。非生物型人工肝技术对于肝衰竭患者的远期疗效表现出积极的态势，显著延长了患者的生存期限，并提升了存活率。具体而言，对于急性和亚急性肝衰竭患者而言，该技术在治疗后使生存率显著提升，提升幅度为 72% ~83%。文献记载，相较于内科综合治疗的慢加急性肝衰竭患者，其存活率仅为 34.6% 的现状，非生物型人工肝技术的应用极大地改善了这一状况，将生存率提升为 47% ~60%。尤其值得一提的是，在治疗早中期慢加急性肝衰竭患者时，此技术展现出更为卓越的疗效，其生存率更是大幅提升为 77.0% ~88.3%。至于晚期慢加急性肝衰竭患者的治疗，非生物型人工肝作为肝移植前的重要"桥梁"治疗，不仅能够暂时替代部分肝脏功能，还能有效延长患者等待合适供肝的时间，显著改善其术前状况，从而为提高后续肝移植手术的成功率奠定了坚实的基础。

二 疗效

肝衰竭是一种临床危急重症，内科综合治疗疗效较差，病死率较高，非生物型人工肝是治疗肝衰竭的有效手段之一，可明显改善肝衰竭患者的近期疗效和远期疗效。

（一）近期疗效

尽管非生物型人工肝尚不能完全模拟肝脏的所有功能，但它却在关键领域展现出显著的治疗效益。具体而言，非生物型人工肝能有效清除血液中的有害毒素，从而缓解由此引发的胃肠道充血与水肿，促进胃肠蠕动，并增强食物的消化与吸收能力；同时，非生物型人工肝能提升凝血因子的活性，预防危及生命的出血事件；此外，非生物型人工肝在调节高动力循环状态及降低颅内压方面亦表现优异，这些综合作用极大地提升了近期疗效，为众多肝衰竭患者争取了宝贵的生存机会。

Li-NBAL 技术，经过数十年的应用，其临床疗效获得了广泛认可。早在20 世纪 90 年代初，李兰娟团队便率先报道了非生物型人工肝作为急性、亚急性重型肝炎紧急救治手段的有效性。至 20 世纪 90 年代中期，通过进一步的临床观察，该团队发现非生物型人工肝治疗能显著改善 45 例重型病毒性肝炎患者的预后，其中急性、亚急性重型肝炎患者的治愈率高达 71.4%，慢性重型肝炎患者的治愈好转率也达到了 44.7%。这些成果激励着该团队不断深化对非生物型人工肝技术及其原理的研究与完善。进入 21 世纪，该团队的研究步伐更加坚实。2002 年，该团队的研究指出，15 例接受治疗的患者中，有 10 例的体能状态显著提升，伴随疲乏感减轻、腹胀缓解及腹水减少等变化。2008 年，该团队针对 71 例慢性重型乙型肝炎患者的分析再次证实，基于内科综合治疗结合 Li-NBAL 的治疗方案，能使 91.2% 的患者临床症状显著改善，包括精神状态与食欲的提升、乏力与黄疸的缓解、腹胀与睡眠质量的改善。尤为值得一提的是，该方案对顽固性呃逆症状的控制也展现出显著疗效。此外，对 1994—1997 年收治的 55 例慢性重型病毒性肝炎患者的回顾性研究显示，非生物型人工肝不仅有效缓解患者的临床症状，还显著改善了患者的肝功能指标。在治疗后，患者血总胆红素、ALT 等多项关键指标均大幅下降，降幅普遍超过 40%，标志着肝脏功能的有效恢复。此外，患者的球蛋白水平、白蛋白与球蛋白比值及内环境紊乱也均得到了不同程度的纠正。特别值得一提的是，Li－NBAL 在改善凝血功能方面同样表现突出。研究数据显示，对于 2004—2006 年收治的 71 例重型乙型肝炎患者，其 PT 显著缩短，PTA 显著提升，均接近 20% 的改善幅度，有效缓解了凝血功能紊乱问题。这一系列研究成果不仅证明了非生物型人工肝在治疗肝衰竭中的重要作用，也为未来该领域的进一步发展奠定了坚实的基础。

近年，非生物型人工肝治疗以其显著改善肝衰竭患者病情的能力，在全球范围内得到了广泛应用与迅猛发展，国内外学术界积累了丰富的研究实践经验与数据支撑。这一治疗体系涵盖了多种技术，如血浆置换、血浆灌流、胆红素吸附、血液滤过、血液透析，以及诸如李氏人工肝系统、分子吸附再循环系统、连续白蛋白净化系统、成分血浆分离吸附系统等根据个体病情灵活组合的创新疗法。

Matsubara 等研究揭示，单次血浆置换治疗能有效减少与白蛋白结合的胆红素和胆汁酸分别达 40% 和 25%，同时内毒素浓度亦下降 30%。研究还发现，血管内物质的清除率与其相对分子质量密切相关，小分子物质对血管通透性的增强尤为显著，导致中、小分子物质易于穿透血管壁，而血浆置换对此类物质的单独清除效果有限。因此，为了增强治疗效果，常需联合血液透析、血液滤过、血液灌流等多种手段，以协同提升解毒效能。

血液灌流在临床实践中，主要应用于清除体内累积或外来毒性物质及过量药物，其长期应用能有效改善神经传导功能，缓解瘙痒与心包炎症状，对周围神经病变及高凝状态亦有积极治疗作用。在肝病领域，血液灌流常被用作肝性脑病、肝衰竭炎性反应综合征及胆红素清除的辅助手段。血液滤过则通过降低昏迷患者血液中相对分子质量毒物的浓度，成为治疗肝性脑病的有效手段。血液透析以其专注于清除小分子物质（如通过高通量膜可进一步清除游离胆红素、游离脂肪酸等部分中分子物质）的特性著称，但受限于膜孔径，难以彻底清除与蛋白质紧密结合的毒性物质。为此，Knell 等研究者在透析液中加入与血浆等渗的氨基酸、葡萄糖及电解质，利用跨膜双向弥散原理，成功纠正了肝衰竭患者的代谢失衡状态，该疗法在治疗的 9 例肝衰患者中，有 3 例获得了生存机会。因此，单纯血液透析在急性肝衰竭治疗中的应用相对有限，更多适用于伴随有肝肾综合征、肝性脑病、水电解质紊乱或酸碱平衡紊乱的复杂病例。

（二）远期疗效

在近期疗效显著提升的背景下，Li - NBAL 不仅有效延长了患者的生存期限与等待肝移植的宝贵时间，还显著提高了患者的存活率。李兰娟团队通过对 650 例慢加急性肝衰竭患者的深入统计分析，揭示了经非生物型人工肝治疗后，患者的生存率提升至 47.9%，相较于对照组的 34.6%，这一提升幅度极具统计学意义。回溯至 2011 年，该团队揭示了血浆置换前患者体内溶血卵磷脂、脂肪酰胺及胆汁酸水平的变化与预后的紧密关联。此外，非生物型人工肝的治疗疗效也获得了国内外学术界的广泛认可。2010 年的一项研究评估了不同术式人工肝对各型肝炎患者的长期治疗效果，结果显示急性、亚急性、慢性重型肝炎患者接受治疗后，半年生存率分别达到 83.33%、82.61%、59.77%，总体半年生存率高达 60.75%，较内科综合治疗展现出显著的优越性。值得注意的是，同类型肝炎在不同阶段的治疗反应各异，早中期肝衰竭患者的生存率（77.23%）明显高于晚期（37.5%），差异显著。在 2011 年的一次荟萃分析中，整合了 74 项临床试验的数据，其中包括 17 项随机对照试验、5 项病例对照及 52 项队列研究，进一步证实了非生物型人工肝对急性肝衰竭患者生存率的积极影响。

除 Li - NBAL 外，分子吸附再循环系统、连续白蛋白净化系统及成分血浆分离吸附系统等非生物型人工肝亦在医疗领域占据一席之地。尽管这些治疗方式在提升短期生存率方面展现成效，如 2002 年的研究所示，白蛋白透析吸附治疗使慢加急性重型肝炎患者的 30 天生存率高达 91.7%，远高于对照组的 54.5%，但在长期生存率改善方面则显得力不从心。李兰娟团队于 2008 年的研究亦指出，此类非生物型人工肝主要承担解毒功能，而在补充蛋白质、凝血因子等肝脏合成功能替代方面存在不足，进而影响了其远期疗效。

当前，临床领域广泛采纳的肝病评估体系为 Child－Turcotte－Pugh（CTP）分级系统，该系统初衷在于评估患者对外科门静脉吻合手术的耐受能力，并逐步扩展至预测肝硬化患者的预后状况。然而，随着临床实践的深入，CTP 分级系统的局限性逐渐显现：它难以精细划分疾病的严重程度，对腹水量、肝性脑病等观察指标的评价缺乏客观量化标准，忽略了具体原发肝病因素的差异性，且 PT 的测定因实验室条件不一而难以实现标准化。MELD 评分应运而生并展现出显著优势。

MELD 评分是一项近年兴起的评估工具，专门用于精确衡量晚期肝病患者的病情严重程度。该模型最初设计用于预测接受经颈静脉肝内门体静脉分流术（transju－gular intrahepatic portosystemic shunt，TIPS）治疗后的患者生存率。随着时间的推移，MELD 评分的应用范围已显著扩大，目前它不仅被广泛应用于评估肝移植候选者的适宜性，还成为衡量终末期肝病患者及肝癌术后（包括手术切除癌灶或局部治疗等）患者生存率的重要依据。当前医学界普遍认为，MELD 评分具备高效预测终末期肝病患者预后的能力，能够精准反映患者病情的紧急与危重程度。

MELD 评分遵循肝移植供体分配规则的需求，巧妙融合了血清胆红素、血肌酐、PT、INR 及肝脏疾病原发病因作为量化参数，不仅提供了更为客观的评分标准，还创新性地将肾功能纳入考量范畴，作为评估肝病患者预后的重要影响因素，这是 CTP 分级系统所欠缺的。具体而言，MELD 评分相较于其他评分系统拥有四大显著优点：其一，其分级体系建立在前瞻性的统计分析基础之上，确保了更高的预测准确性和可靠性；其二，去除了腹水、肝性脑病等主观性较强的评估指标，使得评分结果更加客观公正；其三，MELD 分值是连续且无上下限的，能够细腻地区分病情的轻重程度，为临床决策提供更为精准的依据；其四，MELD 评分所采用的三个核心指标在实验室间的差异相对较小，易于获取且可重复测定，确保了评分的一致性和稳定性。综上所述，MELD 评分在肝病预后评估中的应用正逐步获得认可，并有望成为未来该领域的主流评估工具。

肝衰竭是一种极为严重的临床综合征，其发生源于多种致病因素的共同作用，导致肝脏在短时间内遭受大块或亚大块坏死，进而引发肝脏功能全面衰竭，主要表现为凝血机制严重受损导致的出血倾向、深度黄疸、肝性脑病引起的神经系统异常，以及腹水形成等，这些症状相互交织，共同构成了肝衰竭的复杂病象。面对肝衰竭的严峻挑战，内科综合治疗尽管采用了先进的监护技术和支持疗法，但治疗效果仍不尽如人意，患者的病死率居高不下，普遍维持在 60%～80% 的高位。这一现状促使医学界不断探索更为有效的治疗手段。在过去的 40 年里，以血浆交换为核心的人工肝应运而生，并逐渐成为肝衰竭治疗领域的重大突破。该系统不仅能够作为肝衰竭患者的重要治疗手段，显著缓解症状，更重要的是，它为那些等待肝移植的患者提供了一个宝贵的"过渡桥梁"，大大改善了患者的预后。人工肝的核心目标在于暂时性地替代受损肝脏的部分关键功能，其工作机制涉及多个层面：首先，通过高效的血液净化技术，及时清除体内积聚的有害物质，如毒性代谢产物；其次，补充因肝衰竭而缺乏的血浆蛋白、凝血因子等生物活性物质，纠正凝血障碍，改善微循环；再者，有效降低血清胆红素水平，减轻黄疸症状，并通过抑制肝细胞继续受损，阻断病情恶化的恶性循环；最后，为肝脏细胞的自我修复和再生，乃至后续的肝移植，赢得宝贵的时间和更好的生理条件，从而有效防止多器官功能衰竭的发生，显著提升肝衰竭患者的生存率和生活质量。

在探讨非生物型人工肝的临床应用与疗效评估时，不得不面对一系列复杂且关键的问题。首先，由于非生物型人工肝疗效的评价体系尚不完善，缺乏统一的、高度客观的评判标准，这直接增加了评估结果的多样性和不确定性。加上非生物型人工肝操作技术复杂，对操作者要求高，且伴随较高的治疗风险与昂贵的费用，若未经深思熟虑而盲目应用，无疑将造成宝贵的医疗资源及患者个人资源（包括人力、物力、财力）的极大浪费。当前，学术界在评估非生物型人工肝疗效时，多依赖于症状缓解程度、生化指标的改善情况及患者存活率的提升等主观性较强的指标。然而，这些指标因缺乏客观量化标准，使得不同研究机构之间的研究结果难以直接比较，甚至相互矛盾，进而影响了对非生物型人工肝真实疗效的准确判断。针对这一现状，寻求一个更加科学、客观的评判标准显得尤为重要。传统的 CTP 分级系统在评估肝衰竭病情时存在明显的局限性和不足，难以对病情进行精细化的分层管理，而 MELD 评分作为一种新兴的评价体系，凭借其更为全面的考虑因素（包括胆红素、肌酐、INR 及病因等）和更高的预测准确性，为临床医生在决定是否采用非生物型人工肝治疗时提供了重要的参考依据，有效减少了医疗资源的不必要消耗。

国内外多项研究均证实了 MELD 评分在预测肝衰竭患者预后及指导非生物型人工肝治疗选择中的价值。例如，李兰娟等的研究通过对大量慢加急性肝衰竭患者的分析，发现接受非生物型人工肝治疗的患者 30 天生存率显著高于对照组，且 MELD 评分与治疗后死亡率高度相关，成为预测慢加急性肝衰竭患者短期死亡风险的有力工具。周文红等的研究则进一步揭示了 MELD 评分与实际病死率之间的正相关关系，特别是在 MELD 评分处于 20～40 的患者中，非生物型人工肝治疗相较于内科综合治疗展现出了显著的生存优势。然而，当患者 MELD 评分超过 40 时，无论是否接受非生物型人工肝治疗，患者的死亡率均达到 100%，提示对于这部分患者，应尽早考虑肝移植作为挽救生命的唯一途径。此外，研究还表明，MELD 评分不仅能够用于预测非生物型人工肝治疗的效果，还能在一定程度上预示肝移植后的生存状况。Ling Q 等的前瞻性研究发现，对于 MELD 评分大于 30 的慢加急性肝衰竭患者，非生物型人工肝治疗后 MELD 评分的下降程度与患者移植后的生存率密切相关，提示非生物型人工肝治疗可能作为肝移植前的重要过渡措施，并为移植效果的预测提供参考。

综上所述，通过 MELD 评分对非生物型人工肝治疗前患者的病情进行客观评估，可以更为精准地判断其治疗适应证及预后情况，从而指导临床医生做出科学合理的治疗选择。这不仅有助于提高肝衰竭患者的整体治疗效果，还有效避免了医疗资源的浪费，为优化医疗资源配置、提升医疗服务质量提供了有力支持。

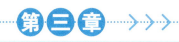

 生物型人工肝

生物型人工肝是一种利用活性肝细胞的体外装置，旨在为急性或慢性肝衰竭患者提供暂时的肝脏支持。与非生物型人工肝不同，生物型人工肝不仅能够通过物理化学手段清除血液中的毒性物质，还能利用肝细胞来执行肝脏的部分代谢、解毒和合成功能等。这使得生物型人工肝在功能性和适应性上具有更大的潜力。

生物型人工肝治疗的主要目的是为肝衰竭患者提供一个"过渡期"，即通过短期内维持患者的基本生命体征，使患者的自身肝脏有机会自我修复或等待合适的肝脏移植。生物型人工肝治疗特别适用于那些处于肝功能危机但仍有潜在恢复能力的患者，以及那些正在等待肝移植的患者。通过提供代谢支持和解毒功能，生物型人工肝可以有效降低血氨、胆红素和其他毒性代谢产物的水平，改善肝衰竭相关肝性脑病和其他并发症的症状，从而显著提高患者的生存率。

近年，随着细胞生物学、材料科学和生物工程技术的进步，生物型人工肝的研究和应用取得了显著的进展。然而，由于不同研究团队使用的细胞类型、培养方法、生物反应器设计和治疗方案的多样性，使得现有的研究结果在临床应用中的可比性和推广性仍存在一定的挑战。此外，如何克服生物型人工肝在免疫排斥、细胞功能维持、反应器规模化生产及伦理和法律方面的障碍，仍然是该领域亟待解决的问题。为生物型人工肝的进一步发展提供有价值的参考，并推动其在临床上的广泛应用。

第一节　生物型人工肝细胞来源及培养方式

 细胞来源

种子细胞作为生物型人工肝的核心生物活性组件，扮演着不可或缺的关键角色，其与生物反应器的结合共同决定了生物型人工肝替代肝脏执行合成、解毒、生物转化及分泌等关键功能的有效性。理想的生物型人工肝种子细胞应具备以下一系列特性：第一，需具备完全成熟的肝细胞生物活性与功能，以确保其具有肝细胞的合成代谢、解毒、生物转化及分泌等能力，在体外环境中能够有效代偿肝脏的各项功能；第二，应来源于丰富且易于获取的渠道，能够满足治疗所需的细胞数量，便于持续、规模化的制备和应用；第三，必须展现出极低的或几乎无免疫原性，以减少移植后的免疫排斥反应；第四，需易于在体外环境中培养，并保持稳定的增殖能力；第五，需确保无潜在的致癌性，以保障治疗的安全性。

当前，应用于生物型人工肝领域的细胞来源种类多样，涵盖了猪肝细胞、原代人肝细胞、永生化肝细胞及各类干细胞等。然而，遗憾的是，至今尚未有任何一种肝细胞种类能够同时满足上述所有理想特征。

1. 猪肝细胞

猪肝细胞因其易获取性和高功能活性，成为生物型人工肝研究领域较受青睐的种子细胞之一。猪繁殖力强，生长期快，是良好的异种肝细胞来源，但猪内源性逆转录病毒（porcine endogenous retrovirus，PERV）是否会使人类感染和异种之间是否存在免疫反应等问题尚无定论。

为了构建更加高效的人工肝，科学家们研发了如生物人工肝支撑系统（BLSS）等创新方案，该系统通过将100 g原代猪细胞与胶原蛋白混合后接种于中空纤维生物反应器内，形成了一个复杂的生物反应体系。在治疗过程中，患者的血浆首先经过精密的氧合器和加热器处理，随后与猪肝细胞进行物质交换，有效清除有害物质并补充必要成分，最终将净化后的血浆回输给患者，实现了对肝脏功能的部分替代，在治疗中安全性表现良好，但疗效仍需进一步实验证明。

尤为值得一提的是 HepatAssist 2000 系统，它作为目前临床研究中较为深入的人工肝系统之一，通过体外循环装置，将患者的血液进行置换处理，并将含有毒素的血浆引导至装有 7×10^9 个猪肝细胞的中空纤维生物反应器中，利用猪肝细胞强大的代谢能力，深度清除血液中的有毒物质。此外，猪肝细胞还能分泌并合成多种细胞因子、蛋白质等，这些成分随后返回患者体内，有效发挥了代偿肝功能的作用。

早在 1999 年，基于 HepatAssist 2000 系统的 I 期多中心临床研究便已拉开序幕，研究人员对 39 例急性肝衰竭患者实施了治疗，其中绝大多数患者的生存期超过了 30 天，甚至有 6 例患者在无须移植的情况下肝功能恢复了正常，这一成果无疑为肝衰竭治疗带来了新希望。然而，尽管初期成果鼓舞人心，但随后在美国和欧洲的 20 所医疗机构中的随机对照试验结果显示，该系统虽然能够显著降低血清总胆红素的含量，但在提升患者生存率方面并未展现出与对照组的显著差异，而对已知病因的急性肝衰竭的患者进行亚组分析则显示，与标准药物治疗对照组相比，生物型人工肝治疗组的生存率存在显著差异。目前，该系统仍处于严格的 III 期临床试验阶段，虽然尚未有确凿证据表明患者会出现异种动物传染性病毒的感染，但跨物种免疫反应及潜在的 PERV 感染风险仍是不可忽视的问题。另外，AMC – BAL 使用含有 10^{10} 个猪肝细胞的非编织支架生物反应器，7 例患者在治疗后有 6 例患者实现自然恢复，无须肝移植。MELS 采用聚醚砜和不亲水的多层玻璃制成新型编织中空纤维生物反应器，内含（$18 \sim 44$）$\times 10^9$ 个猪肝细胞，临床试验证明 8 例患者全部成功生存至等到供肝，所有患者肝移植后截至随访时生存时间超过 3 年。

美国著名的 Mayo Clinic 医学中心，将 200 g 新鲜猪肝细胞分离并制备成悬浮肝细胞球，使单位体积内有更多的肝细胞，可以维持长时间的细胞功能和减少细胞凋亡。这一创新举措成功应用于猪 D – 半乳糖和极限肝切除等急性肝衰竭模型的治疗中，展现了其巨大潜力。与此同时，我国也不甘落后，有研究者巧妙地将100 g猪肝细胞与内皮细胞混合成球进行培养（图3-1），不仅丰富了培养方式，减少了猪肝细胞的使用量，还成功地将此技术应用于非人灵长类恒河猴鹅膏蕈碱和猪D-半乳糖急性肝衰竭模型的治疗，尚未发现跨物种免疫反应和异种病毒感染的风险，进一步拓宽了猪肝细胞的应用范围。

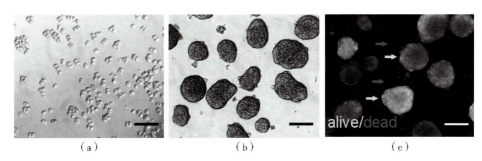

（a）　　　　　　　　　　（b）　　　　　　　　　　（c）

注：（a）为光镜下猪肝细胞单细胞悬液；（b）为光镜下猪肝细胞聚球体；（c）为猪肝胞聚球体死活染色（白色：活细胞；灰色：死细胞）。

图3-1　猪肝细胞聚球体

　　欧洲部分国家对使用原代猪肝细胞的生物型人工肝施加了禁令，而美国食品药品监督管理局也尚未给予正式批准，从而限制了其广泛应用的前景。尽管面临诸多挑战，猪肝细胞作为异种肝细胞来源，其资源丰富、易于获取的特点显著。尤其是原代猪肝细胞，不仅因其来源广泛，更因其生物特性和功能与人类肝脏细胞的高度相似性，成了临床治疗研究中的首选。然而，分离和培养原代猪肝细胞的过程复杂且昂贵，且其培养周期短、难以长期传代、功能易衰退等缺点，也极大地限制了其在生物型人工肝中的实际应用。猪肝细胞存在批次效应，生物活性与功能的波动影响生物型人工肝的安全性和疗效，应设置供体猪饲养、生产及猪肝细胞制备、质检和存储等过程的放行检验标准。此外，猪肝细胞合成的蛋白具有异种原性，可能引发机体的免疫反应，而猪携带的PERV更是存在感染人类、引发动物源性疾病的潜在风险，这些问题都亟待科研工作者们进一步探索和解决。未来可行的选择可能是使用富马酰乙酰乙酸水解酶（fumarylacetoacetate hydrolase，FAH）缺陷的I型遗传性酪氨酸血症猪模型作为人肝细胞体内扩增的培养箱，通过子宫内细胞移植正常功能性人肝细胞，允许人肝细胞在基因工程猪体内大规模扩增成熟和分离使用。

2. 原代人肝细胞

原代人肝细胞因其独特的生理特性被视为最理想的生物型人工肝细胞来源，其能够高度模拟体内肝细胞的代谢与解毒功能。然而，这一理想材料面临着严峻的现实挑战：供肝资源极度稀缺，且分离后在体外增殖能力差、不可再生，加之肝细胞对分离和保存过程造成的损伤十分敏感，导致获得的原代人肝细胞活力低下，存活率不足，极大地限制了其在临床及科研中的应用。为克服这一瓶颈，科研界积极探索多种策略以优化肝细胞体外培养条件，包括精心调配培养基成分以模拟体内微环境、补充细胞外基质以增强细胞间相互作用、引入先进的生物活性材料促进细胞生长、采用3D培养技术以模拟体内复杂的3D结构，以及实施肝细胞与肝非实质细胞的共培养策略，以期提升肝细胞的存活率与功能恢复。尽管这些努力在一定程度上改善了肝细胞的培养效果，但迄今尚未能完全复制出与体内肝细胞相当的功能与作用。

在此背景下，科研人员另辟蹊径，将研究焦点转向肝前体细胞。当肝脏长期处于慢性损伤状态，肝细胞自我更新能力严重受损时，肝细胞会采取去分化策略，转变为肝前体细胞，以逃避进一步伤害，并在适宜条件下重新分化为成熟肝细胞，成为肝脏修复再生的关键力量。基于这一发现，研究团队利用小分子重编程技术，模拟体内肝再生的复杂微环境，成功地将原代人肝细胞在特定培养体系下诱导去分化为具有体外增殖能力的HepLPC，这些细胞在特定诱导条件下能够重新分化为功能成熟的肝细胞，从而在体外实现肝细胞再生的模拟。

此外，惠利健团队通过优化培养液条件与低氧环境，诱导原代人肝细胞进入一种介于肝细胞与肝前体细胞之间的过渡状态，实现了其在体外的大规模扩增（高达10 000倍），为细胞治疗提供了新的细胞来源。胡惠丽团队则利用前沿的类器官技术，成功在体外培养了人胚胎肝细胞，并维持了其基本的生物学功能，进一步拓宽了肝细胞体外培养与应用的边界。

尽管前期研究在肝细胞体外扩增与功能维持方面取得了显著进展，但供肝资源的质量与数量问题仍然是制约原代人肝细胞广泛应用的关键因素。因此，未来仍需深入探索更加高效、稳定的肝细胞扩增技术，并评估这些细胞作为生物型人工肝种子细胞的可行性，以期为肝衰竭等严重肝脏疾病的治疗开辟新的途径。

3. 永生化肝细胞

永生化肝细胞是将细胞导入猿肾病毒 40 大 T 抗原（SV40LT）和人类端粒酶逆转录酶（hTERT）等与生长周期相关物质，通过影响生长周期、增加端粒酶长度等手段，使细胞逃避衰老和凋亡过程，使细胞达到永生化。鉴于原代人肝细胞在体外培养环境中极易丧失其特有的分化功能，并且面临长期增殖与稳定传代的巨大挑战，为了有效应对这些难题，研究者们采用了外源性永生化基因技术作为解决方案。这一策略通过向原代人肝细胞中插入特定的永生化基因，如 SV40LT 联合 hTERT，早期便成功建立了具有长期增殖能力的永生化肝细胞模型，为肝细胞研究开辟了新的路径。此后，高毅团队进一步利用慢病毒载体这一高效、稳定的基因转染工具，将 hTERT 与抑制凋亡关键酶 Caspase - 3 表达的干扰小 RNA（siRNA）同时导入原代人肝细胞，成功培育出形态与生物学功能均贴近原代人肝细胞的 HepGL 细胞系，展现了基因工程在肝细胞再生医学中的巨大潜力。与此同时，朱雪晶团队则在 HepLPC 的基础上，通过表达人乳头瘤病毒（HPV）的 E6E7 基因，构建了具有卓越合成、分泌及代谢功能的 iHepLPC。这一创新不仅保留了肝细胞的关键功能特性，还结合"液-气"交互式反应器的先进技术，成功构建出 Aliver 生物型人工肝，在动物模型实验中显著提升肝衰竭模型猪的生存率至 83.3%，预示着其在临床救治中的广阔应用前景。

然而，尽管永生化肝细胞在体外培养及功能恢复上展现出巨大优势，但这种方法仍处于基础研究阶段，其基因组稳定性的维持与临床应用的安全性仍是亟待解决的关键问题。

永生化机制与肿瘤细胞逃避免疫监视、抗凋亡的机制存在相似之处，这引发了研究者对其潜在致瘤风险的担忧。因此，未来研究需聚焦于如何精准调控永生化过程，确保细胞基因组的稳定与安全性，为永生化肝细胞在临床上的安全、有效应用奠定坚实基础。

4. 干细胞

干细胞及其衍生物是很有希望的生物型人工肝细胞来源。干细胞作为生物体内具有自我更新与多向分化潜能的细胞群体，其不同类型分化细胞之间的自然转化过程并不自发产生。然而，随着细胞生物学与再生医学的飞速进步，科学家们已能够通过先进的技术手段在体外干预并改变细胞分化的既定路径，这一过程被形象地称为细胞重编程。这一革命性的技术为肝细胞来源的拓展提供了全新的研究视角与策略。

具体而言，以干细胞为基础的人胚胎干细胞、诱导多能干细胞（induced pluripotent stem cells，iPSC）及多潜能间充质干细胞（mesenchymal stem cell，MSC），均展现出向 HLC 或 hiHep 诱导分化的巨大潜力。这些细胞不仅具备多向分化能力，其来源相对稳定，不涉及伦理争议，且功能特性上与原代人肝细胞高度相似，因此在细胞治疗领域，尤其是针对肝脏疾病的治疗中，展现出了极高的研究价值与应用前景。

然而，当前诱导分化为 HLC 或 hiHep 的技术仍面临诸多挑战，包括分化效率低下、诱导周期长、工艺复杂度高、成本昂贵，以及潜在的致瘤风险，在体外扩增至临床可用的数量级的成本十分昂贵、人力需求大，这些因素共同制约了其临床转化的步伐，使得安全性问题成为研究中的重点关注对象。

值得一提的是，惠利健团队通过创新的转录因子插入策略，在特定的培养体系下，成功将新生儿皮肤成纤维细胞直接转分化为 hiHep，这一成果不仅丰富了生物型人工肝的细胞来源，还通过动物实验验证了其在肝衰竭治疗中的有效性，PT 和血氨水平有明显的改善。此外，谢欣团队也在小鼠模型中实现了类似的突破，他们通过向成纤维细胞中插入单一转录因子，并结合特定的培养条件，实现了 HLC 的定向转分化，移植后显著改善了肝衰竭小鼠的生存状况。

自体干细胞向 HLC 的重编程可以解决人类供体肝脏稀缺并避免了同种异体的排斥，不仅简化了转分化流程，也为未来肝细胞替代疗法的开发奠定了坚实基础。尽管如此，重编程细胞是并非没有缺点，转分化来源的细胞在应用过程中仍面临诸多未解难题：截至今天尚未有完全成熟的 HLC 或 hiHep 产生，虽然其代谢特征和细胞色素 P450（CYP）活性足以用于毒性测试和药物研究，HLC 或 hiHep 在表型和功能上更类似于胎儿肝细胞而非成人肝细胞；残留宿主细胞可能带来的安全性风险、转分化效率的不稳定性、成瘤风险及缺乏统一的质量评估标准等，这些问题亟待通过进一步的科学研究加以解决。干细胞不仅可以用于产生 HLC 和 hiHep，而且可以创造有利的 HLC、hiHep 或原代人肝细胞生长的环境。与 MSC 共培养可以为原代人肝细胞提供细胞 - 细胞结构和旁分泌以支持肝细胞功能，从而明显提高肝细胞或 HLC 的生物活性和功能。

随着细胞生物学、组织细胞工程等生物技术的不断突破，干细胞作为生物型人工肝用细胞来源的探索路径正逐步清晰。其广泛的来源、低免疫原性、高度可塑性及向各类终末期细胞分化的多能性，为干细胞在肝细胞功能重建中的应用提供了无限可能。然而，如何在生物反应器内高效、稳定地将干细胞诱导分化为功能完善的类肝细胞，并实现其在体内的长期存活与功能发挥，仍是未来研究需要深入探索的重要方向。

5. 肿瘤来源肝细胞

肿瘤来源肝细胞因其来源广泛且易获取，展现出了强大的体外扩增能力，培养方法简单等特性在数量上极大地满足了生物型人工肝开发中对细胞资源的需求，但其蛋白合成、解毒能力，尤其对血氨的代谢、尿素合成的能力远远不及原代人肝细胞，且有潜在的致癌风险。

在众多肿瘤细胞系中，HepG2 和 C3A 因其独特的生物学特性，成为生物型人工肝研究领域内最常被采用的模型细胞。特别是 C3A，自 20 世纪 90 年代起就被美国 ELAD 纳入其生物型人工肝的研发计划之中，通过中空纤维生物反应器进行培养，这一创新在早期临床试验中取得了令人满意的效果，并证明了在急性肝衰竭患者中使用 ELAD 的安全性。然而，遗憾的是，尽管 C3A 具备一定的分泌与合成功能，其合成、代谢和解毒能力相对较弱，这一显著缺陷很可能成为阻碍 ELAD 在后续Ⅲ期临床试验中达到预期疗效评价终点的关键因素之一，最终导致该项目失败。相比之下，HepaRG 细胞作为一种源自人肝祖细胞系的模型，其优势在于保留了丰富的肝细胞代谢酶、药物转运蛋白及核受体相关基因，包括关键代谢酶（Ⅰ和Ⅱ期），核受体（CAR、PXR 和 AhR）和药物转运蛋白的形态和表达，并具有较高的 CYP 活性并能完全表达所有核受体。这些特性使得 HepaRG 细胞能够在有无二甲基亚砜（DMSO）的条件下均能有效分化为功能成熟的肝细胞，并对典型的 CYP 诱导剂和抑制剂的反应程度与原代人肝细胞相同。尽管如此，HepaRG 细胞在体外扩增时却面临着增殖能力有限及分化条件复杂等挑战，这极大地限制了其在大规模生产及临床前研究中的应用潜力。

此外，值得注意的是，无论是 C3A 还是其他肿瘤来源的肝细胞，在临床应用中均潜藏着不容忽视的安全风险。特别是当发生细胞泄漏时，这些细胞可能具有致癌性，对接受治疗的个体构成严重威胁。因此，在推进基于肿瘤细胞的生物型人工肝研究过程中，必须同步加强对其安全性的深入评估与有效管理，以确保研究成果能够安全、有效地惠及广大患者。

近年来，科研界积极探索并成功实践了细胞转分化技术，成功地将特定成体细胞转化为功能性的类肝细胞，这些细胞随后被应用于生物型人工肝的构建中。在严格控制的动物实验环境下，这些生物型人工肝展现出了卓越的疗效，为治疗相关疾病提供了有力的支持。这一系列成果不仅彰显了细胞转分化技术的巨大潜力，也预示着生物型人工肝在未来医疗领域拥有广阔的发展前景和巨大的应用空间，同时需要更多的研究来评估新一代生物型人工肝在不同类型肝病中的有效性和安全性，并确定最佳细胞来源种类。

二 细胞培养方式

如前所述，肝细胞在体外容易去分化和凋亡，细胞功能快速下降，因此肝细胞体外培养十分困难。因此，许多研究都集中在开发培养基成分以模拟体内微环境，补充细胞外基质以增强细胞－细胞相互作用，引入先进的生物活性材料促进细胞生长，采用 3D 培养技术模拟体内复杂的 3D 结构，以及实施肝细胞与肝非实质细胞的共培养以改善功能和活力，以及在生物反应器中实时监测肝细胞状态的方法等。

William's E 培养基和肝细胞培养添加剂包括地塞米松和青霉素－链霉素

混合溶液、ITS（胰岛素、转铁蛋白、硒复合物、牛血清白蛋白和亚油酸）、GlutaMAX™和HEPES，或合适的替代基础培养基的添加剂，是目前最常见用于肝细胞悬浮培养或铺板培养的培养基方案，可以维持肝细胞活性和诱导型CYP和活性Ⅱ相酶的表达。其他生长因子、细胞因子和药物小分子添加剂，旨在延长原代人肝细胞的培养寿命，如向供体猪中补充适量蛋白质可以增强离体肝细胞合成白蛋白和尿素的能力，增强其生物活性。在反应器中预先加入胰岛素可以有效防止脂质在肝细胞中的异常积累从而提高治疗过程中生物型人工肝内的细胞活率。

　　肝细胞的传统平面培养方法是将肝细胞种植在铺有鼠尾Ⅰ型胶原的培养皿或瓶的表面，这种方法虽然能够提供部分的细胞外环境，且容易观察和分析细胞发生的变化，但培养的单层细胞易于快速失去特异性功能，无法建立细胞－细胞和细胞－细胞外基质连接。研究证实，3D培养的肝细胞或HLC聚球体和类器官存在极性和胆小管等微观构造，更好地模拟了在体肝脏的生理结构。3D培养方法有所不同，细胞培养在微载体、旋转瓶、旋转性生物反应器、低贴附等系统中或细胞外基质提取物如Matrigel形成的聚球体和类器官，表现出良好的细胞－细胞和细胞－基质间交互作用。肝细胞与肝非实质细胞如内皮细胞、肝星状细胞（成纤维细胞）或Kuffer细胞进行共培养等方法，使得肝细胞存活时间及功能维持更为持久，最终形成了肝细胞聚球体和类器官结构。生物型人工肝的物理因素，如氧分压和二氧化碳分压，流体剪切力、离心力等对生物型人工肝内的细胞功能也有显著影响。

第二节　生物反应器

　　生物反应器是生物型人工肝中维持肝细胞活力和稳定性的核心元素。由于肝细胞是附着依赖性细胞，缺乏适当的微环境会使其迅速丧失正常表型及肝脏特异性功能。因此，生物反应器设计的主要目标是创建一个仿生微环境，使肝细胞能够实现与体内相似的生物功能，同时促进生物分子的有效传质。此外，需保持细胞之间的适当扩散距离，尽量减少养分和气体的供应，以确保介质和气体的充足供应。生物反应器的开发已持续数十年，许多生物反应器采用 3D 表面或生物支架来黏附和培养细胞，取代传统的二维（2D）细胞培养。肝细胞因此形成类似组织的 3D 结构，实现高密度培养。

 生物反应器类型

目前可用于肝细胞培养的生物反应器包括中空纤维生物反应器、流化床生物反应器、径向流生物反应器、3D 生物支架和微流控装置。

（一）中空纤维生物反应器

生物型人工肝主要围绕在肾脏透析和蛋白质纯化中广泛应用的中空纤维技术构建，常用的纤维材料为聚氨酯、聚醚砜、聚酯、醋酸纤维素或树脂。使用市场认可的材料，中空纤维生物反应器的制造可以按照良好生产规范（GMP）进行，从而快速转化为临床使用。因此，临床研究中的大多数生物型人工肝，包括 HepatAssist、ELAD、AMC－BAL、BLSS 和 MELS，都是基于中空纤维生物反应器构建的。

通常，中空纤维生物反应器由一束半透中空纤维膜包裹在定制的外壳中。肝细胞要么附着在管腔或中空纤维膜的外表面，要么被包裹在 3D 凝胶基质中，然后在额外的毛细血管空间中培养。培养基或血浆中的营养物质和氧气通过纤维的管腔输送，并通过多孔膜输送到肝细胞。然而，来自血浆的免疫因子，如白细胞和免疫球蛋白，应被膜保留以避免免疫排斥反应。氧气在介质/血浆中的溶解度低，对肝细胞的吸收率高，是中空纤维生物反应器重要的限制因素之一。为了给高密度培养的肝细胞提供足够的氧气，一些生物反应器被设计成具有额外的疏水性中空纤维用于分散供气，这些纤维被编织到网络中以获得足够的传质。Housleret 等引入了一种四室生物反应器，其中包含用于运输氧气、二氧化碳和培养基的交织中空纤维，在生物反应器中使用 80 万细胞/mL 的播种密度实现了 14 288 倍的细胞扩增。Sakiyama 等通过评估总体传质系数和对流系数发现，与普通透析器型生物反应器相比，交织型生物反应器具有更强的溶质去除能力和更高效的代谢能力。此外，还有学者使用小型交织型生物反应器在无血清条件下培养原代人肝细胞。在长期的药理学研究期间，培养的肝细胞保持了稳定的功能。然而，这些生物反应器仅在体外实验研究中进行了研究。进一步行体内实验，评价治疗效果和生物安全性。

中空纤维膜的生物学特性是影响肝细胞黏附和功能的另一个关键因素。然而，用于制造纤维膜的传统材料，如聚醚砜，由于缺乏生物相容性，不能为细胞提供稳定的黏附位点。因此，纤维膜材料经常被改性或涂覆由细胞外基质衍生的生物分子。例如，Ye 等引入了一种用 2 - 甲基丙烯酰氧乙基磷酸胆碱共聚物修饰的醋酸纤维素中空纤维膜，以促进肝细胞中尿素和白蛋白的合成。Verma 等用乳酸中空纤维膜功能化聚醚砜中空纤维膜，促进 HepG2 的附着和功能。在后来的研究中发现了一种新型戊二醛交联明胶涂层聚醚砜，可以增强 HepG2/C3A 的功能。此外，将碳纳米管掺入聚醚砜中制备 PTC - 2中空纤维膜，可提高 HepG2 的生长和功能活性。细胞可以被包裹在由琼脂糖或明胶甲基丙烯酰等生物相容性水凝胶制成的微载体中或黏附在微载体表面，而不是黏附在中空纤维膜上。

总的来说，膜基中空纤维生物反应器提供细胞附着表面，具有免疫分离的潜力。膜结构还可以保护肝细胞免受血液灌注引起的剪切应力。然而，膜或凝胶基质的传输屏障会限制传质效率。此外，细胞在生物反应器中的分布往往不均匀，容易形成聚集体，阻碍介质流动。

（二）流化床生物反应器

流化床的概念起源于热能领域。一般情况下，当流体从反应器底部流向顶部时，只有当达到临界流速时，固体颗粒才能得到支撑并保持悬浮状态。生物型人工肝中使用的流化床生物反应器的工作原理与其类似，这为微囊化肝细胞或肝细胞球状体提供了动态悬浮培养，并使物质能够通过传递的介质/血浆流动进行交换。大多数流化床生物反应器都包含细胞微胶囊化，而那些专门用于球形培养的生物反应器被称为球形储层。

在过去的几十年里，细胞微胶囊化技术得到了很好的发展，并成功地应用于肝脏组织工程和生物型人工肝。藻酸盐是一种主要来源于藻类的天然阴离子多糖，在 Ca^{2+} 等二价阳离子存在的情况下可以瞬间离子交联成水凝胶，是目前应用最广泛的细胞微胶囊化生物材料。良好的生物相容性和标准的凝胶珠制备工艺使海藻酸盐凝胶珠成为肝细胞负载生物型人工肝的有前途的载体。细胞包封的方法可以根据 GMP 开发，并在临床规模上产生含有数十亿细胞的细胞胶囊。用凝胶珠包裹细胞可以防止细胞与宿主免疫系统直接接触，从而促进异种细胞源在临床移植中的应用。在长期悬浮培养过程中，凝胶珠可以保护细胞免受剧烈剪切力的影响。微珠的高表面体积比可以减少扩散距离，提高其在生物型人工肝中的传质效率。

用于生物型人工肝的肝细胞通常培养为 3D 球体。3D 球体培养已被证明是实现肝细胞，特别是原代人肝细胞长期培养的有效方法。球状形成的肝细胞获得细胞极化和密切的细胞间相互作用，并表现出增强的肝脏表型和代谢活动。球体的大细胞团块使高密度细胞培养成为可能，有利于扩大体外应用于生物型人工肝装置。到目前为止，大多数基于球体的生物型人工肝，也称为球体储层生物型人工肝（SRBAL），使用摇摆培养系统制备大量肝细胞球体。早期使用旋转烧瓶或美国宇航局（NASA）旋转细胞容器的技术通常被用作摇摆培养系统。在这些培养体系中，细胞在连续的搅拌作用下保持悬浮状态，彼此之间随机接触，自发聚集成球状体。摇摆培养系统操作简单，可用于球体的长期培养和大规模生产。在没有额外材料隔离的情况下，球体表面的细胞直接接触介质或等离子体，这大大提高了传质效率，但与此同时，流动剪切力直接作用于球体，可能造成细胞损伤和球体解体。

多年来，李兰娟团队专注于流化床生物型人工肝的研究，特别是海藻酸－壳聚糖微球，其被用于包封各种类型的细胞源，包括永生化 HepLi4 肝细胞原代猪肝细胞和 C3A。此外，一些研究表明，流化床生物型人工肝在大型动物实验中表现出良好的性能。例如，Desille 等将猪肝细胞包埋在海藻酸盐珠中，对缺血性急性肝衰竭猪进行流化床生物型人工肝治疗，显著延长了生存期，改善了肝性脑病的症状。此外，SRBAL 的使用显示出良好的治疗效果。Chen 等在猪肝切除术后肝衰竭模型中使用 SRBAL 进行了一项随机试验，发现存活率提高，血氨减少，肝再生加速。在药物过量的急性肝衰竭猪和急性肝衰竭猴子的治疗中也获得了类似的良好结果。

然而，传统的流化床生物反应器往往需要高流速来维持微胶囊或球体的悬浮状态，导致空隙体积很大，增加了微胶囊或球体被剪切应力破坏的风险。为此，有研究者研制了一种新型导流式流化床生物反应器。实验表明，在优化后的生物反应器中，空隙体积明显减小，微胶囊受到的破坏较少。有学者报告了另一项改进利用 Fe_3O_4 颗粒制备磁铁矿微胶囊，在磁场作用下，灌注速度加快，空隙体积明显减小。除了生物反应器结构，用于微胶囊的生物材料也进行了优化，以增强其力学性能，促进肝细胞的生物学功能。这些优化生物反应器需要在体内实验中进一步验证。

（三）径向流生物反应器

径向流生物反应器通常包括一个带有外围入口和中心出口的圆柱体腔室。肝细胞在生物反应器腔室中培养，培养基从外围向中心灌注。径向流生物反应器与肝小叶的解剖结构有相似之处。高灌注率可以保证生物反应器中心的细胞有足够的氧气和营养供应。这些细胞既可以包被在微载体中包装在一起，也可以直接培养在堆叠板表面，以扩大细胞密度。虽然被包裹的细胞理论上可以达到更高的细胞密度，但致密的凝胶珠往往会阻碍介质的流动。含有一系列堆叠平板的多层径向流生物反应器因其灌注稳定性高、操作方便而被广泛使用。然而，在 2D 平板上培养的肝细胞通常表现出较差的肝脏特异性功能。因此，在合适的微环境中产生肝细胞是至关重要的。

有研究人员开发了一种新型半乳糖化壳聚糖纳米纤维支架，并将其应用于多层径向流生物反应器中。在体外实验研究中，这些支架显著促进了肝细胞的黏附和聚集，增强了肝细胞的代谢活性和肝脏特异性功能。此外，猪肝细胞和 MSC 已成功地在生物反应器中共培养。犬类实验结果显示，未检测到感染性 PERV，这证明了将这种纳米纤维支架应用于生物型人工肝的可靠性和微生物的安全性。此外，Xia 等在径向流生物反应器中引入了含有胶原包被膜的堆叠夹层培养板。在体外实验研究中，肝细胞被包裹在两片培养板之间。然后将双层夹层培养板堆叠放置于圆柱形径向流生物反应器中进行灌注培养。该方法可以增加细胞填料容量和介质流动的稳定性，提高生物反应器的可扩展性。然而，多层径向流生物反应器存在一定的局限性。第一，为了满足细胞培养密度的要求，需要大量的培养板，导致生物反应器安装的准备过程非常烦琐。第二，细胞很大程度上暴露于介质流动中，并可能受到剪切应力的负面影响。第三，细胞碎片可能阻碍均匀介质流动。第四，缺乏免疫隔离，增加肝细胞损伤的风险。针对这些问题，应优化流道拓扑设计，应进一步开发具有良好力学性能的生物支架，为细胞提供保护，保证灌注培养的稳定。

（四）3D 生物支架

随着肝脏组织工程的快速发展，各种 3D 生物支架被开发、研究并应用于肝细胞培养。由天然或合成生物材料制成的 3D 生物支架含有高度多孔的微结构，为正常细胞增殖、迁移和分化提供了物理和机械微环境。与天然肝脏相似的仿生微环境促进细胞与细胞和细胞与细胞外基质的相互作用，并有助于维持肝细胞表型和肝脏特异性功能。此外，必需生长因子可以锚定在支架表面，调节细胞信号传导和生物行为。3D 生物支架可包装在血管中进行灌注培养，这被称为基于支架的填充床生物反应器。此外，3D 生物支架还可以加入中空纤维或径向流生物反应器中，以提高生物型人工肝的性能。当应用于灌注培养时，生物支架中的营养物质和代谢物可以通过对流扩散。因此，支架结构良好的渗透性使其具有较高的传质效率。

为了提高 3D 生物支架的力学性能和生物相容性，在生物支架的制造中经常使用含有复合组分的生物材料。用于肝细胞培养的复合生物支架主要包括：通过纳米纤维静电纺丝、冷冻干燥、生物打印或冷冻等方法制备的聚己内酯/壳聚糖/明胶纳米纤维支架、聚乙烯醇树脂支架、阿拉伯胶/明胶/胶原蛋白支架、蚕丝混合基质支架、壳聚糖/半乳糖化透明质酸/肝素支架、半乳糖化聚对苯二甲酸乙酯支架和 PHEMA－明胶低温凝胶支架。尽管使用这些支架有利于促进细胞黏附和增强肝功能，但缺乏血管网络限制了支架中可以生长的细胞的最终数量。

基于脱细胞技术，来自全肝的脱细胞支架可以维持自然的血管网络，以重新种植适当的细胞类型，并在 3D 结构中保留组织特异性细胞外基质，与天然组织非常相似。然而，脱细胞的过程是耗时的，并有可能造成血管损伤。

此外，如何将特定类型的细胞适当重新分配到支架中仍有待解决。

总的来说，尽管各种类型的生物材料已被用于制造 3D 生物支架，但大多数只涉及体外实验研究。值得注意的是，生物型人工肝支架的降解组分可能被转运到血浆中，可在临床治疗过程中造成潜在的安全问题。因此，需要进一步的体内研究来评估 3D 生物支架的功能和安全性。

（五）微流控装置

近年，微流控技术已成为生物医学领域的研究热点。微流体学研究的是用微加工技术制造的微尺度装置来处理流体的行为和操纵。值得注意的是，微流体装置支持复杂的生物分析，并减少所需的样品和试剂的体积。此外，这些可以潜在地模拟生理微环境，并为细胞微环境中的时空动态提供更多的可控制性和可预测性。

目前，为肝脏研究而设计的微流控装置在细胞培养、组织或器官模型构建、药物测试等方面得到了广泛的应用。通常，微流控装置采用聚二甲基硅氧烷（PDMS）制造，PDMS 具有良好的生物相容性和高透气性，后一种特性使得培养的细胞，特别是耗氧肝细胞能够获得充足的氧气供应。因此，基于 PDMS 的微流控装置已被开发为先进的生物反应器，用于肝细胞的长期和大规模培养。如 Leclerc 等将附着 HepG2 的 PDMS 层堆叠 10 层制成微流控生物反应器，在灌注培养中实现了 HepG2 的高细胞密度和良好的代谢功能。

微孔阵列可以在微流控装置中使用微图案技术来捕获细胞并产生均匀大小的球体，为高通量生化分析和药物筛选提供有效的平台。

在肝脏模型构建方面，微流控装置的微观结构可以模拟肝小叶结构。肝组织微环境中的细胞成分可以通过肝实质细胞和非实质细胞（如内皮细胞、星状细胞和 Kupffer 细胞）的共培养来复制和重新排列，以片状或球体的形式存在。

此外，微流体装置中的动态流动培养模拟了肝组织的自然循环，并建立了存在于体内微环境中的氧气和激素梯度。

尽管片状微流控装置具有显著的优势，但其主要用于实验研究，在生物型人工肝中的应用较少。受微通道结构的限制，微流控装置的流量难以满足生物型人工肝的高要求。微流控装置的体积应增加，以扩大细胞培养密度。为了实现更高的流速和细胞密度，必须根据先进计算模型的建立对微流控器件的拓扑设计和通道布置进行优化。

二　挑战和前景

自首次成功治疗 FHF 以来，各种生物型人工肝在不断发展和改进。尽管在细胞来源和生物反应器设计方面取得了重大突破，但生物型人工肝仍处于实验室研究阶段和临床试验的早期阶段。事实上，有几个挑战阻碍了生物型人工肝大规模临床应用的发展：①科学挑战。生物型人工肝的主要目标是实现高活力、高功能的肝细胞的大规模、长期体外培养，并在肝细胞和患者血浆之间提供理想的高质量转移。由于缺乏有效的细胞来源，以及生物反应器在传质效率和微环境构建方面的设计问题，因此生物型人工肝的临床效果不理想。②管制和费用问题。生物型人工肝由活细胞组成，在许多国家的工业和商业用途中受到严格管制。上市前的临床研究，包括Ⅰ～Ⅲ期临床试验，是必需的，需要投入大量的时间和金钱。③临床试验设计。影响临床试验成功的因素包括患者入选标准、疗效评价和统计方法的选择，应仔细考虑和优化。

近年，新兴的生物制造技术在肝脏组织工程领域作出了巨大的贡献。然而，很少有研究考虑利用这些技术来提高生物型人工肝的性能。此处将就细胞的大规模培养、生物功能的增强和传质效率的提高做讨论。

（一）细胞的大规模培养

迄今为止，临床研究的生物型人工肝中使用的细胞数量变化很大。在已报道的临床研究中，大多数生物型人工肝支持（$0.5 \sim 15.0$）$\times 10^{10}$ 个细胞或 $200 \sim 470$ g 细胞用于治疗成年急性肝衰竭或 FHF 患者，治疗时间为 $3 \sim 168$ 小时。假设将患者从急性肝衰竭中拯救出来的最小细胞质量为肝脏总重量的 $5\% \sim 10\%$，那么在生物型人工肝中至少需要 1×10^{10} 个细胞实现理想的治疗效果，仍然是一个艰巨的挑战。

传统的平面细胞培养效率低，空间利用率低，营养物质和代谢物的交换受到很大限制。为了实现临床功能肝细胞的批量生产，采用合适的3D细胞培养方法至关重要。

生物材料辅助方法（包括用于细胞包封的微载体和3D多孔支架）及非生物材料辅助方法（包括3D球体的悬浮培养），已经在几个生物型人工肝中实施。对于生物材料辅助方法，各种类型的天然和合成材料已被用于制造微载体或3D支架，但是，生物材料尤其是可降解生物材料的稳定性和安全性还有待进一步提高，以满足临床治疗的需要。此外，应大力开发先进的生物材料，并加快美国药品食品监督管理局（FDA）的批准程序。对于非生物材料辅助方法，传统的旋转烧瓶和旋转培养系统用于SRBAL产生球体，但缺乏对其大小或均匀性的控制，这可能会降低细胞活力，因为细胞凋亡和坏死发生在大球体中。目前开发的技术，如非黏附表面、悬滴和微孔阵列，显示出更高的球体形成可控性。如前文所述，微孔阵列可以产生均匀大小的球体。除了与微流体装置集成外，微孔阵列还可以定制以适应标准的多孔板，从而便于可扩展的球体生产。Pang等利用PDMS微孔装置将HepG2细胞与TMNK－1肝窦内皮细胞共培养生成内皮化球体，从而获得高活力和功能的肝球体，然后松散地包装在3D生物支架中进行灌注培养，成功构建了具有临床意义的大肝组织（500 cm^3），具有相当高的细胞密度，在生物型人工肝应用中具有很大的潜力。此外，球体可以通过3D生物打印技术操纵，形成可控的组件，而不是随机包装在生物反应器中。Ayan等提出了一种新的吸气辅助生物打印技术，并将球体精确组装成特定的结构。基于此，我们期望这种良好控制的球体组装技术可以引入到生物反应器中，以优化球体的空间排列并最大化生物反应器中的细胞数量。

（二）生物功能的增强

增强肝细胞的生物功能是增强生物型人工肝性能的必要条件。构建与体内环境非常相似的细胞微环境是关键。在肝组织中，六边形的功能单位被称为肝小叶，由肝板、肝血窦、胆小管、窦周隙和中央静脉组成。一至两行肝细胞组成肝板，显示出独特的极化形态。与其他类型的上皮细胞不同，肝细胞的极性非常复杂，有几个顶极和底外侧极。基底外侧膜面向肝血窦，而两个相邻肝细胞的顶膜形成一个连续的胆管网络。重要的是，肝细胞的正确功能是通过极性的设置和维持来保证的，这被认为是肝脏组织工程的主要目标。除了早期开发的夹层培养（细胞在双层细胞外基质材料之间培养），新技术如细胞片组装和微流控装置促进了肝细胞的极性和功能。例如，Kim 等通过将肝细胞片夹在两层内皮细胞片之间，制备了三层肝组织，并显示出肝细胞特异性极化的良好建立。细胞片组装可以进一步应用于多层径向流生物反应器中，以产生功能性肝脏结构。此外，具有微加工结构的微流控器件在精确排列细胞方面具有特殊的优势。Goral 等开发了一种基于灌注的原代人肝细胞动态培养微流控装置。该装置中的原代人肝细胞表现出 3D 组织样细胞形态，并恢复了膜极性和肝功能。然而，这些技术仍然局限于小规模的实验室研究。对于生物型人工肝的应用，需要进一步的研究来实现大规模的生产和相关成本的降低。

（三）传质效率的提高

提高生物反应器的传质效率势在必行。

膜基生物反应器，如中空纤维生物反应器，依靠半透膜进行传质，必须控制生物分子通过膜的传质速率，才能维持肝细胞的存活和代谢活性，同时有效抑制凝血和免疫反应。肝细胞与患者血浆的接触受到限制，导致传质效率相对较低。为了解决这一问题，需要对膜的孔径、润湿性、表面电荷等性能进行优化，开发更适用的膜材料。

其他生物反应器，如流化床生物反应器和可灌注生物支架，通过细胞和等离子体之间的直接接触提高了传质效率，但也增加了细胞泄漏和天然免疫分子不必要反应的风险。因此，将膜基生物反应器与直接灌注型生物反应器结合，并进行结构优化，有望最大限度地提高生物型人工肝的传质效率。

氧气供应是质量传递的一个关键方面，它决定了生物反应器中肝细胞的存活和功能。在肝脏中，高速血流为肝细胞提供了充足的氧气。然而，目前生物型人工肝的最大流速只能达到 300 mL/min，是正常肝血流量的五分之一。因此，在生物型人工肝中高密度培养肝细胞通常需要氧合器配置或在循环培养基中补充氧载体。氧载体含氧量高，控制氧气释放，实现细胞长期培养。

各种类型的释氧物质，包括固体过氧化物、过碳酸钠、过氧化氢、血红蛋白、全氟碳化合物等，都被用作氧载体。有趣的是，一些生物体，特别是光合藻类，也可以作为氧气释放系统。当这些生物暴露在光线下时，它们的光合作用过程确保了持续和无限的氧气供应。因此，在3D生物打印技术中引入光合微生物的绿色生物打印概念最近引起了很多研究者的兴趣。因此，我们期待开发新的释氧材料和替代氧源，为生物型人工肝提供有效的充氧途径。

第三节　生物型人工肝的基本组成和运行组成

一　基本组成

生物型人工肝的基本组成包括泵和体外回路管道、氧合器、制氧机、生物反应器、传感器、加热器、称重系统、用户交互界面等。

1. 泵和体外回路管道

生物型人工肝中的泵分为蠕动泵和微量注射泵两种。蠕动泵用于通过体外回路的柔性管道移动流体。为了安全考虑，生物型人工肝中使用的蠕动泵为单向蠕动泵，当每个滚子通过泵滚道时会阻塞管道，并在旋转方向上取代管道中的流体，因此泵只能顺时针旋转。在将体外回路的管道安装到蠕动泵之前，一定要确保正确的旋转方向，使其正向流动方向与蠕动泵的旋转方向保持一致，并且始终确保气流方向不是逆行的，否则可能导致向患者泵入空气。如果不能确保正确的管道安装和随后的流体流动，可能会导致系统性能不佳和对患者造成严重伤害。

常规的生物型人工肝总共包括4~5个蠕动泵，以保证体外回路移动流体的顺利进行，它们通常分别用于引出血液、血浆分离、引入生物反应器、分离废液（可选）、血液回流。生物型人工肝的蠕动泵流速控制合适的范围在50~400 mL/min，并且全血部分使用的蠕动泵应选用血液泵以免造成血细胞的机械破碎。体外回路采用一次性管道，以尽量减少患者接触污染或感染。

生物型人工肝还有数个微量注射泵用于辅助各种低剂量药物/试剂的添加，如抗凝药物、麻醉药物。此外，还可通过微量注射泵注射酸或碱对 pH 值进行调节，也可通过注射氧气来对氧饱和度进行调节。

2. 氧合器

生物型人工肝中的氧合器为膜式氧合器，可以透过其中的氧合膜给循环液体添加氧气，达到调节氧饱和度的目的。此外，也可以通过氧合器向循环液体中添加二氧化碳以起到调节 pH 值的作用。

3. 制氧机

制氧机负责提供氧气，通过氧合器进入生物型人工肝以维持循环液体的氧浓度，支持生物反应器中肝细胞的正常功能。

4. 生物反应器

生物反应器见本章第二节。

5. 传感器

生物型人工肝中会设置多种传感器（探头）以确保对整个系统运行情况的监测和控制。其中监测类型的传感器负责监测相应数值的指标是否在正常范围内，若超出正常范围则会发出报警声或暂停生物型人工肝仪器，主要包括压力监测、气泡监测、血浆监测；控制类型的传感器则需和相应的其他部件联动（如微量注射泵、加热器等），动态调节所检测的指标数值，使其维持在一定的范围内，包括温度控制、pH 值控制、氧控制。

压力传感器：生物型人工肝中设置有数个压力传感器，其监测的正常范围为 $-180 \sim 450$ mmHg，在实际应用中可以根据其所处的具体位置进行设置调节。当压力超出设定值，应有明显的警报声提示，并且暂停生物型人工肝的运行以确保安全。此外，压力传感器连接器应该具有内部疏水保护过滤器，如果外部保护过滤器破裂，则可以保护传感器免受污染物的侵害。

气泡监测传感器：气泡监测传感器位于生物型人工肝血液回流前，用于监测是否有气泡随着回流血液进入人体。

血浆监测传感器：血浆监测传感器位于生物型人工肝血浆分离柱的后端，

用于监测是否有血细胞进入血浆支流。

温度传感器：温度传感器应该与加热器联动，以调节生物型人工肝中循环液体的最佳温度为37.8℃，且加热器加热温度不宜超过42℃。

pH值传感器：血液的pH值的正常范围为7.35~7.45，生物型人工肝pH值传感器可以通过与微量注射泵联动（酸或碱泵）对循环液体的pH值进行控制；也可联动气泵通过加二氧化碳到氧合器中来调节pH值。

氧传感器：患者的血氧饱和度监测通常在生物型人工肝以外（类似的还有血压、心电监测等），生物型人工肝的氧传感器通常用于控制生物反应器中的溶解氧浓度。

6．加热器

生物型人工肝需要在体外循环中维持管路中的液体保持最佳温度37.8℃，因此设有加热器并与温度传感器进行联动以保持温度。

7．称重系统

称重系统用于监测补液的质量和排出废液的质量，并且可以联动补液泵，在监测到废液秤的质量低于下限时发出警报并停止补液泵的运行。

8．用户交互界面

生物型人工肝设备用户交互界面使用显示屏和实体按键进行操作（或者触摸屏），用户可交互的内容包括泵的流速显示和控制、传感器数值显示、温度控制、氧气控制、pH值控制、紧急暂停或停止、液位调节、设备高度调节、状态指示灯、打印机（可选）、报警器等。

 运行组成

生物型人工肝的运行组成可以分为两部分：血液循环部分和生物肝循环部分。其中血液循环部分依次连接血液输入口、血液泵、血浆分离柱、血浆泵、中空纤维柱、血液回流泵、加热器和血液回输口；在中空纤维柱前可选择加入胆红素吸附柱和血浆灌流柱。生物肝循环部分依次连接循环泵、恒温加热器、氧合器、去泡器、生物反应器，循环泵的入口与中空纤维柱的外腔出口相连，生物反应器的液体出口与中空纤维柱的外腔入口相连；在生物肝循环部分可选择加入废液收集部分,包括中空纤维柱(半透膜)、废液泵、废液收集器和电子秤。

实验设计 SRBAL 装置见图 3-2。

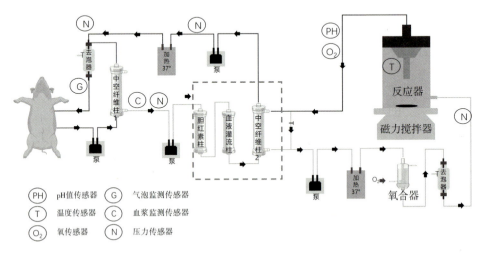

图 3-2 实验设计 SRBAL 装置

注:压力、温度和氧气由各自的传感器检测,流量由泵决定。利用中空纤维柱 1 的半透膜将血液中的废分子扩散和对流到处理介质中。使用氧合器将入口氧张力维持在 500 mmHg 以上。生物反应器含有肝细胞类器官,液体从底部进入,从顶部流出。中空纤维柱 2 被用来最大限度地去除解毒产物和脱细胞白蛋白透析液中多余的液体。

在治疗开始前,首先将血液循环部分用生理盐水预充,而生物循环部分中预充高浓度白蛋白的无血清培养基,调节三通阀使培养基不通入中空纤维柱中,培养基流过生物反应器,将循环泵速度调至 200 mL/min,培养基经过恒温加热器加温并稳定在 37℃,经过氧合器获得氧气,根据 pH 值检测数据,通过氧合器适时加入二氧化碳使管路中培养基 pH 值稳定在 7.4。待培养基循环 15 分钟,当温度、pH 值及溶解氧检测显示参数稳定后。利用注射器从生物反应器的细胞加样口将肝细胞聚球体或类器官注入生物反应器内,在培养基的灌流及磁力搅拌器的搅动下形成流化效应,使得聚球体或类器官在生物反应器内容腔中均匀分布。

在治疗开始时,患者的血液通过血液泵以流速 80～120 mL/min 引出体外并将其泵入血浆分离柱，然后血浆泵以 50 mL/min 泵入中空纤维柱，再通过血液回流泵、去泡器、加热器回输至患者体内。循环 5～10 分钟，待血液循环部分各项参数稳定后，调节三通阀使培养基通入中空纤维柱外腔，此时生物型人工肝治疗正式开始，患者血液中的有毒有害物质在中空纤维柱中交换至培养基中，培养基把上述物质带至生物反应器中，肝细胞将上述物质代谢解毒。血液循环部分和生物肝循环部分反复不停地进行物质交换，就可以使血液中的有毒有害物质经历尽可能多的生物循环，获得充分的解毒和代谢作用。

在治疗时还可选择开启废液泵，速度为 20 mL/min，但这样做的同时需要对患者进行补液。补液包含营养物质或药物随输液进入去泡器，在与患者血液混合后回输至患者体内。这样做相当于增加了 20 mL/min 生物肝部分的循环速度，患者血液中的有毒有害物质就能尽可能多地进入生物肝循环部分中被清除。此时在废液泵的作用下，一部分经肝细胞代谢后的小分子产物通过中空纤维柱（半透膜）排入废液袋中，从而减少了小分子代谢产物回到患者血液中的量，从而减轻了患者肾脏的负担，更好地对肾脏起到了保护作用。

第四节　急性肝衰竭的动物模型

在急性肝衰竭动物模型的研究中，不同动物种类和造模方式各有优缺点（表 3－1）。猪因其肝脏结构、血流动力学和免疫反应与人类相似，常用于生物型人工肝的研究。猪模型的优势在于其药物代谢和免疫系统接近人类，适合研究肝脏病理和药物反应。然而，猪的饲养成本高，操作难度大，个体差异也影响实验的重复性。相比之下，恒河猴作为灵长类动物，免疫反应与人类更接近，尤其适合研究免疫介导的肝损伤和移植排斥反应，但其应用受限于伦理问题和高成本。

在造模方式上，D－GalN 诱导是常用的急性肝衰竭造模方法，通过抑制

RNA 和蛋白质合成快速诱导肝细胞坏死。其优点是诱导速度快且具有较高的重复性，但模型复杂性不足，无法全面模拟临床肝衰竭的多种病因。85% 肝切除术通过手术切除大部分肝组织，精确模拟术后肝衰竭，适合研究肝脏再生机制，但手术复杂，且肝脏的强大再生能力可能影响模型的持续性。此外，肝血管阻断和鹅膏毒素诱导也是常见的急性肝衰竭造模方法。肝血管阻断通过外科手术阻断肝脏血流，导致缺血缺氧性坏死，适合研究缺血再灌注损伤，但操作复杂，且个体差异影响实验的重复性。鹅膏毒素诱导则通过 α - 鹅膏毒素引起广泛肝细胞坏死，快速诱导急性肝衰竭，适用于中毒性肝损伤的研究，但毒性强且操作难度高。

理想的急性肝衰竭动物模型应具备以下特点：可逆性高、具有重复性、适当的治疗窗口期、能够监测大型动物并能有效指导临床应用。然而，目前的每种方法都有特定应用场景和局限性。D - GalN 诱导因其速度和重复性高，常用于急性肝损伤研究，而 85% 肝切除术则更适合术后肝衰竭研究。肝血管阻断和鹅膏毒素诱导则为研究缺血性和中毒性肝衰竭提供了特定模型。

综合来看，选择合适的动物模型和造模方法取决于研究目标，结合实验需求和目标，合理选择模型和造模方法是确保研究有效性和重复性的关键。

表 3 - 1　不同造模方式特点以及优缺点

造模方式	造模特点	优点	缺点
D - GalN 诱导	抑制 RNA 和蛋白质合成，导致肝细胞坏死	快速诱导，高重复性	病理复杂性不足，全身毒性高
85% 肝切除术	切除 85% 肝脏，导致肝功能衰退	模拟术后衰竭，治疗窗口期长	手术复杂，肝脏恢复能强
鹅膏毒素诱导	鹅膏毒素引起肝细胞中毒性坏死	快速诱导，病理严重	毒性强，剂量窗口窄
肝血管阻断	阻断肝血流，导致缺血、缺氧和肝细胞坏死	高精确性，模拟缺血性损伤	手术复杂，个体差异大
刀豆球蛋白 A 诱导	T 细胞激活和细胞因子风暴引发免疫损伤	适合研究免疫性肝病	局限于免疫相关病因
对乙酰氨基酚诱导	高剂量对乙酰氨基酚致肝细胞线粒体损伤	适合研究药物性肝损伤	剂量控制难度大，毒性强

续表

造模方式	造模特点	优点	缺点
病毒性肝炎模型	注射病毒引发毒性肝炎和肝衰竭	模拟病毒感染病理过程	周期长，感染控制难

第五节　临床前及临床试验

在生物型人工肝的发展过程中，临床前的大动物模型研究和临床试验研究是评估其安全性和有效性的重要步骤。

 大动物模型研究

在过去几十年中，生物型人工肝经历了从初期临床试验到持续改进的过程。1990 年至 2000 年初，生物型人工肝的临床试验主要集中于评估其在急性肝衰竭患者中的效果。尽管这些试验显示了生物型人工肝在短期肝功能支持中的潜力，但并未取得广泛临床应用的成功。这主要归因于几个关键问题，如生物反应器设计不完善、细胞功能难以维持、免疫排斥反应及治疗效果的局限性。这些挑战导致当时的生物型人工肝未能在临床上推广，研究重点也转向了基础研究和系统改进。

尽管早期结果不理想，但生物型人工肝的研发并未停止。随着生物技术和工程学的进步，生物型人工肝在多个方面得到了显著改进。首先，3D 细胞培养技术和新型材料的应用大大提高了细胞的存活率和功能维持能力。其次，创新的细胞来源，如 iPSC 分化的肝细胞和经过基因编辑的细胞，改善了功能表达和免疫相容性。最后，系统集成和自动化操作的进步降低了操作复杂性，并提高了系统的稳定性和安全性。

这些技术的进步推动了生物型人工肝在大动物模型中的进一步验证。研究者通过猪和灵长类动物等模型，模拟了人类急性肝衰竭，评估改进后的生物型人工肝在长期肝功能支持中的有效性和安全性。这些研究为未来的临床试验提供了重要数据支持，也为生物型人工肝的临床应用奠定了基础。

二　临床试验研究

自 1994 年起，ELAD 和 HepatAssist 开始对急性肝衰竭患者进行临床试验，旨在通过支持治疗帮助患者等待肝移植或实现自发恢复。ELAD 虽已完成针对 203 名酒精性肝功能失代偿患者的多中心、随机、对照Ⅲ期临床试验，但针对急性肝衰竭的临床试验仅进行到Ⅰ期。HepatAssist 于 2004 年对 171 名肝衰竭患者进行了Ⅱ/Ⅲ期临床试验，其中 147 例为急性肝衰竭，24 例为原发性移植物无功能。

在生物型人工肝的临床试验中，主要使用猪肝细胞和人肝细胞（如 C3A 和原代人肝细胞）。猪肝细胞因其与人肝细胞在代谢功能上的相似性，广泛用于 HepatAssist、MELS、AMC – BAL 等系统，细胞数量通常为（0.1~4.4）×10^{10}。C3A 作为一种稳定的肝癌细胞系，主要用于 ELAD，其数量为 200~400 g，具有良好的增殖能力和部分肝功能，但在严重肝衰竭病例中效果有限。相比之下，原代人肝细胞虽然应用受限，但由于其接近体内肝细胞的全面功能，在 MELS 中显示出较高的治疗潜力。细胞数量和功能在生物型人工肝中均是决定疗效的关键因素，细胞量越大，代谢能力越强，但过高的细胞密度可能导致营养和氧气供应不足，影响疗效。

不同生物型人工肝的生物反应器设计和流体处理机制对治疗效果有重要影响。HepatAssist 采用中空纤维生物反应器，具有较大的表面积以支持猪肝细胞的培养，物质交换效率较高，但可能存在流体分布不均的问题。MELS 结合了中空纤维生物反应器和模块化设计，灵活性较高，适用于不同临床需求。ELAD 使用中空纤维反应器培养 C3A，虽然维持了环境稳定，但在处理大量细胞时可能存在局限性。AMC – BAL 采用无纺布生物反应器，增加了细胞与流体的接触面积，提升了物质交换效率，但缺乏分离机制可能导致代谢废物积累。RFB – BAL 通过径向流生物反应器设计，优化了物质交换和流体接触时间，但处理小分子废物的效率较低。

不同生物型人工肝在临床试验中的治疗时间和效果差异较大。HepatAssist 在 6~18 小时显示出较高的桥接肝移植成功率，但效果不稳定；MELS 治疗时间较长（27.3~79.0 小时），但同样显示出良好的移植成功率；HBAL 治疗时间较短（6.6 小时），短期生存率高达 75%，但长期效果有限。ELAD 在轻度肝衰竭患者中效果较好，但在严重病例中表现不佳。AMC－BAL 和 RFB－BAL 的治疗时间为 18.9~35.0 小时，表现出较高的移植成功率。整体来看，混合型人工肝在桥接肝移植成功率和急性症状缓解方面表现优越，而生物型人工肝在处理轻度肝衰竭时较为有效，但对严重病例的效果不如混合型人工肝。

hiHep－BAL 是一种先进的治疗装置，旨在支持严重肝衰竭患者的肝脏功能。该系统的核心组件包括细胞回路和血液回路，配备有滚筒泵、肝素泵、血浆过滤器、血浆成分分离器，以及一个由 65 层 PC 圆形平板组成的多层平板式生物反应器。hiHep 是通过转分化技术从人类成纤维细胞生成的，具备类似于原代人肝细胞的功能，并在 GMP 条件下制备，以确保其在临床应用中的安全性和有效性。在实验中，约 30 亿个 hiHep 被植入到生物反应器中用于治疗猪急性肝衰竭模型。

研究显示，hiHep－BAL 在治疗术后肝衰竭和急性肝衰竭方面表现出显著的疗效。其在急性肝衰竭的猪模型中成功恢复了肝功能，显著降低了血氨和胆红素水平，并延长了生存时间。随后有研究进一步验证了 hiHep－BAL 在术后肝衰竭中的有效性，不仅提高了动物模型的生存率，还增强了肝脏再生能力，并在 7 例肝切除术后患者的临床试验中显示出良好的安全性和有效性。这些研究成果表明，hiHep－BAL 在肝移植的桥接治疗和肝脏再生促进方面具有重要的应用潜力，标志着肝衰竭治疗领域的重大进展。

第六节　生物型人工肝的挑战与未来发展展望

生物型人工肝的开发面临多重挑战，但其发展潜力巨大。当前，生物型人工肝在细胞来源选择、功能维持、生物反应器设计、免疫排斥反应及伦理和法律问题上都面临显著障碍，这些挑战影响了其临床转化。然而，通过技术创新和跨学科合作，生物型人工肝的未来仍充满希望。

生物型人工肝的发展虽面临多重挑战，但也蕴含巨大的潜力。

在细胞来源和功能维持方面，猪肝细胞、转分化细胞、永生化细胞及iPSC 虽然缓解了细胞供应的不足，但也带来新的难题。例如，猪肝细胞易引发免疫排斥反应，而 iPSC 来源的肝细胞在长期功能维持上表现不佳。未来，基因编辑技术或能通过增强细胞的代谢功能和抗凋亡能力，减少免疫原性并提升功能稳定性。自体 iPSC 来源的肝细胞也有望解决免疫排斥问题。此外，3D 培养技术与生物材料支架的应用可能进一步改善细胞的长期功能维持，确保生物型人工肝的疗效。

在生物反应器设计与操作方面，现有生物反应器在处理大规模细胞数量时常面临物质交换和氧气供应不足的问题，影响治疗效果。此外，操作复杂性增加了生产成本和规模化应用的难度。未来，智能化和模块化的生物反应器设计或能带来更多灵活性，通过微流控技术和智能控制系统，实现精确的流体管理与营养供应，从而提高细胞培养效率。模块化设计还能根据患者需求灵活调整治疗方案，优化疗效。

在免疫排斥反应方面，如在使用异种细胞时，存在安全隐患。基因编辑技术提供了减少免疫原性的新途径，如通过改变细胞表面抗原，使其不易被宿主免疫系统识别。此外，封闭式反应器设计和细胞包封技术能有效隔离细胞与宿主免疫系统，减少免疫排斥。这些策略有望在未来进一步优化，以提升生物型人工肝的安全性。

在伦理与法律问题方面，使用异种细胞可能引发伦理争议，而 iPSC 等新技术虽然减少了异种移植的伦理负担，但也带来了新的挑战，如基因编辑的长期影响和风险。不同国家的法规差异也增加了跨国临床试验的复杂性，影响了生物型人工肝的全球推广。未来，研究者与监管机构需加强合作，制定统一标准，确保生物型人工肝技术的安全性与有效性。

为应对这些技术挑战，混合型人工肝正在成为一个重要方向。通过引入灌流柱、活性炭吸附柱和胆红素吸附柱等非生物组件，混合型人工肝不仅增强了解毒功能，还能减轻细胞负荷，延长细胞寿命，从而提高整体疗效。尽管这类系统设计增加了复杂性和成本，但通过技术优化，有望成为未来生物型人工肝的重要发展方向。

组学技术的结合为生物型人工肝的优化提供了新工具。代谢组学、转录组学和蛋白组学技术深入揭示了肝脏疾病的进展治疗机制，帮助研究者理解肝细胞的基因表达与代谢途径。这些技术还可以帮助确定个体化治疗的最佳参数，推动个性化医疗的发展。

总体而言，尽管生物型人工肝面临多方面的挑战，但通过持续的技术创新和多学科协作，其未来发展前景依然广阔。改进细胞选择、反应器设计、免疫控制及操作智能化，生物型人工肝有望在肝衰竭治疗中发挥更大作用。

生物型人工肝的发展充满挑战与机遇。在细胞来源的优化、反应器设计的创新、免疫排斥的管理、伦理与法律的应对，以及组学技术与大数据的应用方面，生物型人工肝都面临着技术与科学的双重考验。然而，通过跨学科合作与技术创新，生物型人工肝有望克服这些障碍，实现更广泛的临床应用，为肝病患者提供更加有效和个性化的治疗方案。未来的发展将进一步依赖于全球合作与科学突破，这将推动生物型人工肝在临床实践中的普及与成熟，为急性肝衰竭等严重肝病提供新的治疗希望。

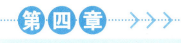

 ## 混合型人工肝

第四章 >>>>

非生物型人工肝准备时间短，临床使用方便，在血浆灌流时，使用活性炭或合成树脂吸附毒素快，但饱和作用明显，同时由于使用非特异性的吸附剂，所以除了毒性物质被清除外，也清除了一些肝细胞生长因子和激素。另外，血浆置换还需消耗大量新鲜血浆。生物型人工肝因为含有活性肝细胞，具有解毒、分泌、合成和转化等多种类似自然肝脏的功能，能为肝衰竭患者提供更为持久的肝脏功能支持，但在使用中受到了肝细胞培养技术、大规模生产、保存和运输的生物材料限制，时效性低于非生物型人工肝。由于单一模式的体外人工肝不能兼顾清除毒性物质的同时补充相应的活性物质，因此将非生物型与生物型人工肝结合的装置即混合型人工肝，其结合了两种人工肝技术的优势，是人工肝的发展方向。混合型人工肝通过活性肝细胞与物理化学组件的协同作用，结合了肝细胞与多层平板式反应器中的物理过滤功能，通过分离和吸附技术来清除血液中的毒性物质，同时进行代谢调节来模拟肝脏的多重功能。混合型人工肝可以通过非生物型和生物型人工肝的序贯治疗，以及将两者串联或并联进行同时治疗，保证临床治疗的及时性、功能性和持续性，以期获得更好的支持治疗效果。

第一节　混合型人工肝装置

混合型人工肝是将非生物人工肝与生物人工肝相结合的一种先进治疗技

术，其主要由核心功能单元、辅助循环系统、监测控制系统、动力系统和加热系统组成。在治疗过程中，患者的血液首先通过非生物型人工肝清除体内的毒素，随后在生物型人工肝中与肝细胞进行物质交换，从而模拟人体肝脏的代谢、解毒、免疫和生化调节等功能。

 核心功能单元

混合型人工肝的核心功能单元是实现人工肝功能的关键部件，主要包括非生物型人工肝装置和生物反应器。

1. 非生物型人工肝装置

在混合型人工肝中，非生物型人工肝装置主要负责解毒功能，清除肝衰竭患者血液中的有害物质。该装置应具备良好的生物相容性和抗凝活性，并确保长期使用的安全性和有效性。非生物型人工肝装置种类比较多，具体信息可参考本书第二章关于非生物型人工肝装置的详细阐述。

2. 生物反应器

生物反应器在混合型人工肝中承担代谢和调节的功能，是肝衰竭患者血液或血浆与肝细胞进行物质交换的核心部件。肝细胞与患者血液之间通过半透膜或微孔进行物质交换，避免细胞直接接触血液，从而降低免疫反应的风险。生物反应器的性能直接影响人工肝的治疗效果，因此必须具备良好的生物相容性、高效的物质交换能力和长时间维持功能稳定的能力。本书第三章详细阐述了各种生物反应器的特性和参数。

 辅助循环系统

辅助循环系统是混合型人工肝的重要组成部分，主要包括血液通路系统和各个部分的连接件。

1. 血液通路系统

血液通路系统负责引导血液流向，其根据血液流向和人工肝功能进行规划设计，来确保功能完整，同时减少无用的路线。

2．连接件

连接件用于连接各个功能单元，需根据其所在位置选择相应的连接件。辅助循环系统的组件应具备良好的生物相容性、无毒无害、耐用且使用寿命长。

三 监测控制系统

监测控制系统是混合型人工肝的重要组成部分，其主要功能是实时监测人工肝的运行状态，并确保体外血液循环处于安全有效的范围内。早期的检测和控制系统相对独立，且需要人工调节，目前市面上已有一些集成化的监测控制系统可供选择。混合型人工肝的监测内容主要包括以下几个方面：

1．安全监控系统

安全监控系统通过传感器动态监测流量、压力和温度等参数。当监测值超过安全阈值时，系统需发出声光报警。

2．控制系统

由于动力系统可能存在误差，且人工肝运行是一个动态过程，因此在安全监测异常时，需要控制系统进行调节，以维持血液出入流量、管路压力、血液pH值和血液温度等参数的平衡。

3．生物反应器营养与监测系统

生物反应器营养与监测系统负责监测肝细胞的生存状态和活力，同时负责控制肝细胞的营养补充、氧气补充和代谢物质处理，并检测和维持肝细胞培养基和循环液体的温度。

四 动力系统

人工肝的体外血液循环依赖动力泵提供循环动力，同时需要微量注射泵持续输送在治疗过程中所需的药物。

1．动力泵

人工肝的动力泵一般使用蠕动泵，为了确保在突发状况（如停电或断电）下仍能保障患者安全，推荐选用兼具软件控制与手动控制功能的双控模式泵。

动力泵数量依据人工肝的具体管路设计及临床治疗的实际需求进行配置。作为关键组件，需配备高精度的动态流量监测系统，以确保其长期稳定运行。一旦监测系统发现任何异常情况，动力泵应立即停止工作，并触发警报机制，以防止潜在的危险发生。

2. 微量注射泵

微量注射泵用于精确注射鱼精蛋白、肝素等物质，流量范围为 0.1～15.0 mL/h，快速注入时可达 6.0 mL/min。注射泵应兼容 20 mL、30 mL 和 50 mL 等常规注射器。

五　加热系统

人工肝体外循环血液的温度应尽量与体温一致，并根据生物反应器和酶的要求做出小范围调节，此时需要使用加热系统，体外循环的血液温度一般控制在 35～42℃，精度为 ±0.5℃，以便在患者血液回输时保证患者安全。生物反应器内部和循环的血液需保持在 35～38℃，通常稳定在 37℃±0.5℃，以此来保证肝细胞的活性和活力。

第二节　主要混合型人工肝

将生物型人工肝与血液透析滤过、血浆置换及血液灌流等偏向于解毒作用的装置相结合，组成混合型人工肝脏，这一领域的快速发展有望为肝衰竭患者带来更好的治疗效果，但距离临床广泛应用仍需克服多项技术挑战。目前，主要的混合型人工肝有 HepatAssist、MELS、Li‑HBAL 等。

 HepatAssist

HepatAssist 旨在为急性肝衰竭患者提供肝脏功能支持。该系统使用约 70 亿冷冻保存的猪肝细胞，这些细胞在治疗前被解冻，并置于中空纤维膜内，以分隔患者血浆和肝细胞，允许毒素和化合物的交换，同时避免直接的免疫排斥。血浆在进入生物反应器前，先经过活性炭吸附柱进行解毒处理。

在 HepatAssist 的临床前研究中，使用了多种动物模型，包括 D – GalN 和四氯化碳诱导的急性肝衰竭模型。在 D – GalN 诱导的大鼠模型中，治疗组的存活率为 85%，显著高于对照组的 45%，血清转氨酶［ALT 和天冬氨酸氨基转移酶（AST）］水平及肝组织坏死面积均明显降低，氧化应激标志物［如丙二醛（MDA）和超氧化物歧化酶（SOD）］也有所改善。在四氯化碳诱导模型中，治疗组大鼠存活率从对照组的 25% 提升至 70%，血清胆红素和转氨酶水平显著下降，表明 HepatAssist 有效减轻了肝损伤。在部分肝切除猪急性肝损伤模型中，HepatAssist 组的存活率为 75%，高于对照组的 30%，且治疗组血清胆红素和转氨酶水平显著降低，凝血功能（PT 和 APTT）也有改善，显示出该系统在维持肝功能方面的潜力。

在临床试验中，HepatAssist 的安全性和有效性在多个阶段进行评估。Ⅰ期临床试验纳入 39 名严重急性肝衰竭患者，每次治疗持续 6 ~ 8 小时，90%的患者在 30 天内存活，表明系统具有良好的安全性。在Ⅱ期和Ⅲ期临床试验中，共纳入 171 名患者（对照组 86 人，治疗组 85 人），这些患者主要患有暴发性肝衰竭或肝移植后原发性肝功能不全。研究的主要目标是评估 30 天的生存率和肝功能变化。虽然治疗组和对照组在 30 天生存率上无显著差异（治疗组为 71%，对照组为 62%），但在特定亚组中，如暴发性和亚暴发性肝衰竭患者，治疗组的生存率显著高于对照组。此外，治疗组患者在血清胆红素和转移酶及凝血功能方面均有明显改善，表明 HepatAssist 在维持肝功能和代谢功能方面具有潜力。

尽管在一些患者群体中观察到了显著的短期改善，尤其是在药物诱导或化学毒性肝衰竭的患者中，HepatAssist 在长期生存率提升方面的效果有限，同时，在试验中未检测到 PERV 的传染性，确保了使用猪肝细胞治疗的安全性。然而，由于在主要生存率数据上未达统计显著性，HepatAssist 未获得FDA 批准。

二　MELS

MELS 是一种用于急性和慢性肝衰竭患者的生物型人工肝装置，旨在提供外部肝脏功能支持。MELS 采用模块化设计，结合了细胞模块（人肝细胞或猪肝细胞）、解毒模块（如白蛋白透析清除胆红素和氨）及其他用于代谢和合成功能的单元。其生物反应器使用中空纤维膜技术，由聚醚砜材料制成，分子量截留限为 400 kDa，允许营养物质和代谢废物的交换，避免细胞与血液直接接触，从而降低免疫排斥风险。

MELS 中的细胞来源主要包括原代猪肝细胞和人肝细胞。人肝细胞通常从因脂肪肝、肝硬化等原因被弃用的非移植器官中提取，通过五步胶原酶灌注法分离并培养形成细胞聚集体。这些聚集体可自发形成类肝窦结构，维持高功能性。MELS 通过这些肝细胞清除血液中的毒素，如胆红素和氨，并支持白蛋白和凝血因子的合成。

在临床前动物试验中，MELS 在急性肝衰竭模型（如猪肝切除模型）中表现出显著效果，能够提高存活率，降低血氨和血清胆红素水平，改善肝肾功能和炎症反应。MELS 的 I 期临床试验评估了其在急性肝衰竭患者中的安全性和初步疗效，研究纳入了 10 名因药物中毒、病毒性肝炎及移植后肝衰竭的患者。患者接受 MELS 治疗，使用了 $10^9 \sim 10^{10}$ 个原代猪肝细胞，治疗时间为 6 ~ 8 小时。结果显示，血清胆红素和血氨水平显著下降，转氨酶水平有所降低，患者对治疗耐受性良好，未出现与 MELS 相关的严重不良事件。

此外，另一项研究报道了使用 MELS 治疗初次肝移植失败的案例。患者因移植后肝功能不良出现急性肝衰竭，MELS 结合原代人肝细胞和白蛋白透析技术提供了 48 小时体外肝脏支持。在治疗后，患者的血清胆红素、血氨及转氨酶水平显著降低，显示出 MELS 在处理复杂肝功能不全方面的潜力，尤其是移植后肝功能不全的情况下。

三　混合型生物人工肝和基于纤维支架的生物型人工肝

混合型生物人工肝（hybrid bioartificial liver support system，HBALSS）和

基于纤维支架的生物型人工肝（fiber scaffold bioartificial liver，FSB）是高毅团队研发的混合型人工肝。

HBALSS 结合了生物和非生物组件，提供急性肝衰竭患者临时的肝功能支持。非生物部分包括非生物膜血浆分离器、血液灌流装置和三个蠕动泵，用于血液与血浆的分离、循环和过滤。生物部分核心是灌流生物反应器，内含 4×10^9 个人肝细胞，在 3D 微重力培养系统中维持活力与功能。该系统在 D-GalN 诱导的食蟹猴急性肝衰竭模型中展现了显著效果，显著降低转氨酶水平并延长动物生存时间，HBALSS 治疗组的平均生存时间为（128 ± 3）小时，高于对照组的（112 ± 2）小时。

FSB 集成了双重血浆分子吸附系统和纤维支架生物反应器，双重血浆分子吸附系统用于吸附血浆中的毒素与代谢废物，纤维支架生物反应器则为肝细胞提供 3D 支架，促进细胞生长与功能维持。纤维支架增强了肝细胞的再生能力，并优化了细胞与生物反应器环境的互动。FSB 在 D-GalN 诱导的猪急性肝衰竭模型中展示了优异效果，不仅延长了患者生存时间，还保护了肝脏及其他器官，减轻了全身性炎症反应。FSB 显著降低了血氨水平与神经炎症，减少了脑损伤，增强了肝脏再生功能。

四　HBAL

丁义涛团队以多层平板式生物反应器为基础，利用猪肝细胞和骨髓 MSC 共培养，并将这种新的生物型人工肝与阴离子树脂吸附柱结合，形成一种混合生物型人工肝。该团队通过治疗急性肝衰竭的犬来对该系统的有效性和安全性进行了评估。

该多层平板式生物反应器由 PC 制成，内部培养猪肝细胞和骨髓 MSC，固定在半乳糖化壳聚糖纳米纤维支架上，模拟肝脏的微环境，促进代谢产物和氧气的交换。血浆通过树脂吸附柱去除毒素后，与红细胞结合，返回患者体内。该团队通过静脉注射 D-GalN 建立急性肝衰竭犬模型，研究将犬分为四组：HBAL 治疗组、生物型人工肝治疗组、非生物型人工肝治疗组和对照组。研究结果显示，所有治疗组的生化指标均有所改善，其中 HBAL 组的总胆红素水平显著低于其他组，且 PT 和血氨水平也有明显改善。此外，HBAL 组的白蛋白水平显著高于生物型人工肝组，且治疗后的抗体水平、PERV RNA 和逆转录酶活性检测结果均为阴性，表明 HBAL 治疗在急性肝衰竭中具有良好的疗效和微生物安全性。这些结果表明，基于 HBAL 的治疗方案具有较好的临床应用前景。

五　Li－HBAL

在以往非生物型人工肝研究的基础上，李兰娟团队通过引入含猪肝细胞的中空纤维生物反应器，结合血浆置换，构建了一种混合型人工肝，并用于 15 名肝衰竭患者的治疗，在治疗期间，患者生命体征稳定，部分昏迷患者的意识和食欲有短暂改善。与治疗前相比，患者的总胆红素降低了 49.3%，PTA 提升 24.9%，内毒素下降 36.6%，未发现 PERV。15 名患者中有 10 名在治疗后病情好转并出院（出院标准为总胆红素 < 50 $\mu mol/L$，ALT < 40 U/L，PTA > 60%）。

近年，李兰娟团队还自主研发了一种新型混合型人工肝，具备分布式控制结构，支持 6 种非生物人工肝模式，并可与生物型人工肝组合。该系统整合了温度、溶解氧、pH 值和压力等参数的监测与反馈控制，实现在线智能控制，并在大动物体外试验中表现出了良好的疗效。

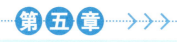

第五章

肝细胞移植

肝脏疾病作为一种高死亡率疾病，给世界各国造成了重大的经济负担，其中肝硬化和肝癌的死亡率较高。目前，终末期肝脏疾病的唯一治疗方式是原位肝移植（orthotopic liver transplantation，OLT），但合适的供体器官数量远低于临床需求。2021年，我国等待器官移植患者118 924例，其中等待肝移植患者17 788例；全年完成器官移植19 326例，其中肝移植5 834例。在欧洲，每年约有7 300例肝移植手术，几乎一半的患者等待肝移植时间超过3个月。

为了克服肝脏供体短缺的问题，外科移植技术迅速发展，如异位或部分原位辅助移植，为宿主肝脏再生提供部分或者辅助功能支持。在理论基础上，与传统的OLT或辅助移植相比较，细胞移植更加具有优势，主要优势有：①所需的移植肝细胞量更少。②同一个供体的肝细胞可以提供给更多的患者。③肝细胞可以通过注射进入血管进行移植，比OLT的侵入性更小和更安全，同时保留了患者原有的肝脏。④即使移植失败，原位肝脏仍可继续发挥肝脏原有的功能。⑤在急性肝损伤的情况下，移植的肝细胞辅助患者度过急性肝衰竭期，可支持原位肝脏进行自我修复与再生，从而不再需要肝移植。

第一节　细胞移植适应的肝脏疾病

 遗传代谢性肝病

在理论上，肝细胞移植可用于治疗遗传代谢性肝病，可以通过移植含有特定功能的肝细胞，从而补偿受体由于基因功能失调导致的遗传代谢性肝病（图5-1）。这是一种典型的"细胞-基因"治疗的方式。Ⅰ型遗传性酪氨酸血症是一种常染色体隐性遗传病，主要是 *FAH* 基因突变导致酪氨酸代谢发生障碍，不能正常代谢延胡索酸和乙酰乙酸所致。主要表现为严重的肝、肾损伤，甚至肝癌。在动物实验中，通过连续移植肝细胞到延胡索酰乙酰乙酸水解酶基因缺陷（Fah$^{-/-}$）小鼠体内，移植的肝细胞可在小鼠体内迅速扩增。肝细胞在体内的扩增能力可媲美造血干细胞。此外，在临床试验中，肝细胞移植治疗遗传代谢性肝病，在短期内已展现出良好的治疗效果，可部分地纠正一些代谢疾病，延缓了 OLT 的需求。在肝细胞移植治疗遗传代谢性肝病的临床试验中，对一名 10 岁的 Crigler-Najjar 综合征患者，通过门静脉进行肝细胞移植，肝细胞的数量为 7.5×10^9。在移植肝细胞后的 11 个月内，可以持续性地纠正高胆红素血症。由于同一供体的肝细胞可移植治疗多名患者，同时供体肝脏的边缘组织也可进行肝细胞分离，从而移植于患者体内，肝细胞移植被视为一种可有效地克服供体短缺的方式。肝细胞分离后可进行冻存，从而提高供体肝细胞的利用效率。相比较成人肝脏组织分离的肝细胞，从新生儿供体的肝脏中分离的肝细胞具有更高的活率及复苏效率。在一项临床试验中，从 9 天大的新生儿供体肝脏中分离出的肝细胞经冷冻保存后，用于治疗患有遗传代谢性肝病的儿童。其中，一名患者有氨甲酰磷酸合成酶缺乏症，一名患者有瓜氨酸血症，两名患者有鸟氨酸氨甲酰基转移酶缺乏症。在移植肝细胞后的随访初期，四名患者的肝脏代谢功能正常与稳定，一名鸟氨酸氨甲酰基转移酶缺乏症的患者，在移植后期，由于严重的代谢代偿失调而死亡。另一名鸟氨酸氨甲酰基转移酶缺乏症的患者接受从供体肝脏的边缘组织分离的肝细胞移植。第一次移植的肝细胞的数量为 7.5×10^{7}，3 天后，再次接收了肝细胞移植，肝细胞的数量为 6.6×10^{7}。该患者于肝细胞移植后的 56 天出院，在随后的 3 个月随访期间，虽然该患者需要继续使用药物来治疗鸟氨酸氨甲酰基转移酶缺乏症及免疫抑制，但该患者恢复了健康。

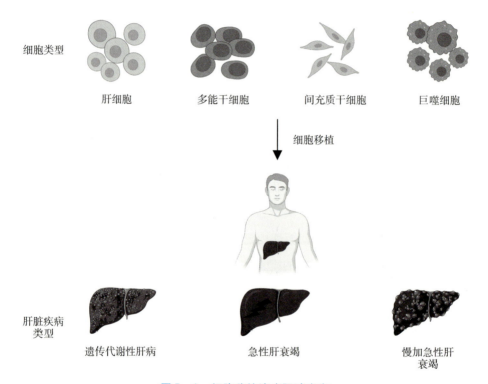

图 5-1　细胞移植治疗肝脏疾病

注：细胞移植可作为一种有效的肝脏疾病治疗的手段。肝细胞、多能干细胞、MSC 和巨噬细胞可作为种子细胞进行细胞移植，治疗遗传代谢性肝病、急性肝衰竭和慢加急性肝衰竭。

多米诺肝移植（domino liver transplantation，DLT）是 Furtado 等于 1995 年发明的一种进一步扩大供肝来源的手术方式，将非硬化性遗传代谢性肝病患者切除的病肝作为供肝移植到另一适合的患者体内，从而缩短终末期肝病患者的肝移植等待时间。DLT 供肝多来源于家族性淀粉样多发性神经病（familial amyloid polyneuropathy，FAP）患者；而受体多为肝癌患者或老年患者，这主要是考虑到在术后 3～11 年有 7.1%～11.4% 的患者可能会发生移植肝源性的甲状腺素转运蛋白沉积。枫糖尿症、家族性高胆固醇血症、甲基丙二酸血症患者作为 DLT 的供体则未见类似报道。目前相关病例较少，更大样本、更长随访期的研究仍有待开展。

二 急性肝衰竭

肝细胞移植可联合 OLT 治疗急性肝衰竭，虽然很难治愈患者，但目前已取得一些成功的案例。在治疗急性肝衰竭时，肝细胞移植往往会面对很多困难。移植进入患者体内的肝细胞往往会面对一个不利的生态位，由于急性肝衰竭伴随着大量的细胞坏死和凋亡，同时被激活的巨噬细胞吞噬衰老的细胞和死亡的细胞碎片会分泌大量的 TGF-β，这会抑制移植肝细胞的增殖，诱发细胞的衰老。目前，在临床前的研究中，抑制细胞的旁分泌的策略正在开发研究中，以面对移植肝细胞的衰老与死亡问题。非原位的肝细胞移植，可避开肝脏微环境，移植位点常包括腹膜和淋巴结。但进行非原位的肝细胞移植往往需面临移植物的血管化和免疫排斥的问题，研究人员通过海藻酸钠微球包裹肝细胞，防止免疫细胞对移植的肝细胞的排斥，但却允许细胞进行物质交换。这种方法的安全性已经在 8 名急性肝衰竭儿科患者中进行了测试。采用腹腔注射方式，避开肝脏微环境，无免疫抑制作用。4 例患者康复，避免 OLT，3 例患者进行了 OLT，1 例患者死亡。

目前，肝细胞移植被广泛应用于药物诱发的急性肝衰竭，常包括氟烷、苯妥英等多种药物滥用。肝细胞移植可有效地降低急性肝衰竭患者血氨浓度及降低肝性脑病的发生风险，从而为患者进行 OLT 延长了等候期。

三 慢加急性肝衰竭

慢加急性肝衰竭是由不同损伤因素导致的急性严重肝功能障碍临床综合征。在健康肝脏，急性严重肝损害可导致急性肝衰竭，经积极救治，非肝移植存活率可达到 60%。在慢性肝病基础上，急性肝损害可导致快速进行性肝衰竭，当肝功能储备有限时，短期内死亡率较高。慢加急性肝衰竭提出了独特的临床挑战。Wang 等试验了脾内进行肝细胞移植治疗慢加急性肝衰竭，移植细胞量为 $(4.2 \sim 6.0) \times 10^{10}$，随访时间为 5 年。3 例患者肝衰竭恢复，1 例存活，但随后需要 OLT，其余 3 例患者在肝细胞移植后 2.5 ~ 12 个月死亡。

　　肝细胞移植的细胞通常来源于不能用于肝移植的供体肝脏分离的细胞。供体肝组织可能是被拒绝用于肝移植的肝脏，或源于减体积肝移植的肝脏。因此，用于肝细胞移植的肝组织来源比 OLT 的来源多，肝细胞移植的时机比肝移植更灵活。通过适当的冷冻保存技术，来自一个存活的功能器官的细胞可以冷冻保存或冷藏 48 小时，以便患者在以后的时间进行移植。尽管并非所有的供体肝脏都能提供有效冷冻保存的细胞，但是肝细胞移植在理论上有其优势，它可以择期或立即移植给患者。肝细胞移植是微创性的，通常是通过一根细导管插入到肝脏或脾脏等器官供血的血管中，而 OLT 需要进行大规模的手术，并且需花费大量的手术费用。由于肝细胞移植是一种微创手术，与 OLT 相比，其并发症较小，术后的恢复时间也短。当放置导管后，肝细胞移植可以在患者清醒的情况下进行，而大多数 2 岁以上的患者在手术结束后可以出院回家，没有疼痛、不适或后遗症。在 OLT 中，受者肝脏完全被切除，移植的肝脏起支持作用。肝细胞移植可以保留自体肝脏，供体肝细胞只需要维持肝功能而不需要完全替代。对于急性肝衰竭的患者，肝细胞移植提供的部分支持可以维持肝功能，并为其肝脏再生提供关键的时间。在移植物无效的情况下，OLT 和肝细胞移植之间的差异更加明显。对于 OLT，移植物失效需立即重新移植，增加了经济成本、发病率和死亡率。移植肝细胞无效只会将患者恢复到肝细胞移植前的临床状态，并不一定会危及生命，因为患者通常可以通过传统的药物治疗来维持生命。

第二节 移植细胞的类型

 肝细胞

当肝脏长期受到有毒物质（如毒素和病毒）的影响时，胆管树附近的小细胞被激活为肝卵圆细胞（这种反应在啮齿动物模型中称为卵圆反应，在灵长类动物模型中称为导管反应）。肝卵圆细胞具有细胞质小、细胞核小、富含亮氨酸重复序列的 G 蛋白偶联受体 Lgr5，被称为 Lgr5[+] 干细胞（胆道上皮源性祖细胞）。通过谱系追踪分析显示，这类细胞群主要分布在肝脏胆管树的末端分支，具有双向分化的潜力。在肝脏修复过程中，可分化为肝细胞和胆管上皮细胞。

Huch 等将 Lgr5[+] 干细胞作为种子细胞，成功构建肝类器官。肝类器官在体外的扩增能力超过 12 个月。将类器官移植于 Fah[-/-] 小鼠模型中，可减轻肝损伤。胎儿肝脏含有 EpCAM[+]/NCAM[+] 祖细胞，能够在体外扩增和体内分化为肝细胞。从胎儿肝脏分离的上皮细胞已被移植到肝损伤的小鼠肝脏中，促进了纤维化的降解和促进肝细胞的再生。胎儿肝细胞在成年的免疫缺陷小鼠体内表现出的肝细胞的增殖能力不及成体肝细胞，这可能是由于成体肝脏提供的信号不足以维持或促进未成熟肝细胞的增殖。

在进行肝细胞移植过程中，直接注射肝细胞悬液会降低移植效果（因为细胞会迁移到异位部位），而直接在肝内注射透明质酸与肝细胞可显著改善肝细胞移植率。

现已有很多临床前实验进行了将人类胎儿肝细胞进行移植治疗肝病，当移植到 Fah[-/-] 小鼠体内时，移植细胞量高达 1% 的受体肝脏却无法提供足够的功能弥补小鼠的肝脏功能缺陷。相反，胆管来源的肝前体细胞作为未分化肝细胞，通过脾脏内移植到免疫缺陷四氯化碳/逆转录酶损伤的小鼠时，可在肝脏中产生少量白蛋白。尽管临床前数据可观，但为了满足临床转化的功能和监管要求，必须解决几个问题，包括开发符合 GMP 的培养和低温保存条件，以及证明使用干细胞/祖细胞进行细胞治疗的安全性。

目前的类器官生长方法由于使用动物肿瘤来源的细胞外基质，不符合临床的应用。为了实现肝脏和其他上皮类器官的临床转化，研究人员已经在广泛地开发非动物源性的细胞外基质及营养物质和小分子分化剂。通过生物组织工程支架来重建器官生态位的相互作用，去细胞化的肝脏细胞外支架支持复杂的胎儿肝细胞体外的扩增与发育，小肠来源的去细胞化胞外基质水凝胶显示支持人类成人和胎儿类器官的扩张，可与 Matrigel 相媲美。就目前而言，仍需要长期的临床前安全性研究来确定人多能干细胞的安全性，是否具有致瘤的风险。

二　多能干细胞

2006 年，Yamanaka 团队将 Oct3/4、Sox2、c－Myc 和 Klf4 转移到分化成纤维细胞中，成功获得了在基因和蛋白表达谱、增殖和分化特征方面与胚胎干细胞高度相似的重编程多能干细胞 iPSC。iPSC 具有无限的自我更新能力，可以通过特定的分化方案分化为多种细胞类型。因此，iPSC 被认为是再生医学中最有效的供体细胞来源。

在胚胎发育过程中，原肠胚形成是重要的。原肠胚在特定信号因子（Wnt、TGF－β 配体和成纤维细胞生长因子）的介导下分化为内胚层、中胚层和外胚层三个胚层。肝祖细胞起源于内胚层。iPSC 可以分化为最终的内胚层，以模拟肝脏发育。Mun 等利用 iPSC 成功构建了具有长期扩张和稳定成熟肝脏特征的肝类器官。iPSC 在 25 天内分化为内胚层，并在缺氧和常氧交替条件下进一步表现出肝脏成熟。然后在成熟肝细胞的 2D 单层上形成肝类器官，收集浮囊并包埋于基质中进行培养和扩增。在这一阶段，iPSC 保留了干细胞的特性并表现出肝脏的特征，因此，肝类器官在扩增培养基中连续传代和扩增。为了进一步成熟，肝类器官在分化培养基中培养，分化后的肝类器官更加成熟。

一些研究报道 EpCAM 是人肝干/祖细胞的标志物。Akbari 等使用 iPSC 衍生的 EpCAM + 内胚层细胞作为起始细胞。肝类器官在 2 周内生成。在保持扩张效率和分化能力的前提下，肝类器官在 16 个月以上均可扩张。将肝类器官移植到分化培养基中分化为成熟肝细胞。分化后的分析表明，肝类器官在体外具有功能性肝细胞的特征，在肝损伤的 NSG 小鼠脾内注射后，与损伤相关的症状得到缓解，并在第 32 天检测到白蛋白。

Ogawa 等利用人 iPSC 衍生的肝前体细胞建立了类胆管细胞。与 OP9 基质细胞共培养的肝前体细胞分泌 NOTCH 蛋白，模仿 JAG1/NOTCH 信号，从而通过使用与发育相关的线索（如 NOTCH 信号）促进胆管细胞的有效分化和 3D 聚集体的形成。然后将 3D 聚集体嵌入 I 型胶原和 Matrigel［含有表皮生长因子（EGF）、肝细胞生长因子和 TGF - β_1 等］的混合物中，生成类器官。胆管细胞类器官表现为 3D 导管结构。此外，Sampaziotis 等从 iPSC 衍生的胆管细胞祖细胞（CPs）中建立了胆管细胞类器官。将 CPs 嵌入到 Matrigel 中，生成功能性胆管细胞类器官。Takebe 等进行了多类型细胞的共培养，以模拟肝脏发育过程中细胞间的相互作用，从而产生了肝芽结构。Guan 等报道 iPSC 有序分化为内胚层、前肠和肝前体细胞，形成肝类器官。进一步成熟后，肝类器官表现出成熟肝细胞的功能，并被胆管样结构包围。Wu 等成功地生成了肝 - 胆类器官。对小鼠胆道小管形成的研究报道，胆管可由中胚层内皮细胞激活的 NOTCH 信号和 TGF - β 信号调控。在 25% mTeSR 的培养基中培养，iPSC 同时形成内胚层和部分形成中胚层（关键因素之一：TGF - β 信号通路的激动剂），延迟肝脏分化，激活胆管分化。在分化培养基中，肝前体细胞双向分化为肝细胞样细胞和胆管细胞样细胞，形成肝胆类器官。成熟的肝胆类器官在体外表现出肝胆功能。在体外肝脏结构不完整，但移植到裸鼠体内 8 周后胆管结构完整。

三　间充质干细胞

MSC 是一种多能的成纤维细胞样细胞，其特点是表达细胞表面抗原 CD73、CD90 和 CD105，缺乏 CD45、CD34、CD14、Cd11b、CD19、CD79a 和

HLA - DR 的表达，具有可塑性，并能分化为破骨细胞、软骨细胞和脂肪细胞。

MSC 最初是在骨髓中发现的，但可以从脐静脉和脂肪组织中分离获得，并且它们易于分离、扩增和冷冻保存，因此在临床转化中具有巨大的应用前景。

MSC 对 T 细胞、B 细胞和巨噬细胞发挥免疫调节作用，并通过免疫调节和直接抑制肝星状细胞增殖和细胞外基质的合成，从而发挥抗纤维化作用。尽管通过外周血注射的 MSC 可以到达肝脏，但人类和啮齿动物的细胞跟踪实验表明，大量的细胞积聚在肺和脾脏中。即便如此，对免疫环境和纤维化生态位的短暂影响可能对肝脏疾病有益。

在急性肝衰竭模型中使用 MSC 可以通过抑制 IL - 10 的产生来减轻肝损伤，抑制肝细胞的死亡，并调节慢性肝损伤中的巨噬细胞表型，增加金属蛋白酶的表达，以重塑胶原沉积。

在临床试验中，MSC 治疗不同类型的肝脏疾病的治疗效果并不一致。在一项随机临床试验中，通过外周血注射自体的 MSC，但并没有对患者的肝硬化参数有明显的影响。然而对丙型肝炎病毒初期的患者和晚期肝病的患者，注射 MSC 后，可以观察到一些有益的治疗效果，与对照组（未接受 MSC 注射的患者）相比较，治疗组肝功能的血液生化指标区域稳定，然而对纤维化和胶原重塑的影响并不显著，这表明 MSC 的治疗效果是短暂的。

四 巨噬细胞

在肝脏疾病中，单核细胞来源的巨噬细胞在协调肝损伤的促炎反应中发挥双重作用，介导免疫细胞募集到肝脏损伤部位，激活肝星状细胞促进肝纤维化的发生发展，以及启动祖细胞介导的肝再生和肝细胞分化。

在急性肝衰竭中，在对乙酰氨基酚诱导的小鼠肝损伤模型中，给予集落刺激因子 1（CSF - 1）可促进单核细胞的分化、肝脏免疫微环境的加速恢复。在吞噬过程中，巨噬细胞通过与中性粒细胞的相互作用，通过下调促炎感受器核苷酸结合结构域富含亮氨酸重复序列、含热蛋白结构域受体 3（NLRP3）

及上调抗炎因子 IL - 10，从而介导了促炎表型的巨噬细胞（M1）向抗炎表型的巨噬细胞（M2）的表型转变。这些数据表明巨噬细胞在肝脏炎症过程中扮演着重要的角色，并强调了中性粒细胞和巨噬细胞之间的相互作用在调控巨噬细胞的促炎表型到抗炎表型的转换中所起的关键作用。具有适当表型的外源性体外分化巨噬细胞可用于治疗肝脏疾病。

在慢性肝脏疾病中，通过静脉或脾内注射 CSF - 1 分化的巨噬细胞，通过分泌金属蛋白酶，从而可有效地减少肝瘢痕形成，增加小管反应（再生），并将宿主免疫细胞（如中性粒细胞和单核细胞）招募到肝损伤部位，以增强损伤修复。在自体巨噬细胞治疗肝硬化试验中，已证明了自体巨噬细胞治疗的安全性。

第三节　肝类器官在肝细胞移植中的潜力

肝类器官联合其他治疗方法显示出更好的治疗前景，如肝类器官在体外与生物型人工肝结合、肝类器官和支架用于构建工程植入式组织（图 5 - 2）。Huch 团队利用小鼠 Lgr5$^+$ 成体干细胞形成的肝类器官，在体外定向诱导分化为成熟的肝细胞，随后移植于酪氨酸血症 I 型小鼠模型中。2 个月后，相比较未治疗组，治疗组小鼠的生存率明显提高，然而移植的肝类器官细胞仅仅只占肝脏总体积的 1%，这将影响治疗的效率。Huch 团队分离人来源的 EPCAM$^+$ 胆管细胞，培养形成肝类器官，移植于急性肝损伤裸鼠中。移植 7 天后，可以检测到白蛋白和 α_1 抗胰蛋白酶，并在移植后的第 120 天时仍然可以被检测到。相比较对照组，治疗组移植后的 1 个月以内，白蛋白和 α_1 抗胰蛋白酶的表达量显著增高。Hu 等建立了原代人肝细胞来源的肝类器官，并将其移植到免疫缺陷的 Fah$^{-/-}$，NOD Rag1$^{-/-}$ Il2rg$^{-/-}$（FNRG）小鼠体内。移植后 30 天，肝类器官移植物快速扩增。移植后 90 天白蛋白平均超过 200 mg/mL。Takebe 团队通过共培养方式建立的血管化肝芽（LBs），其具有良好的形态结构的稳定性，保证了移植过程中的可操作性，并可实现异位移植。LBs 移植于肝损伤的裸鼠体内后，在体内可以快速形成血管，保证了 LBs 的活性和肝功能。移植 60 天后，LBs 显示出与肝脏相似的肝索状结构，并提高了小鼠的生存率。在猪肝类器官－生物型人工肝治疗急性肝衰竭猴子的研究中，与未接受治疗的猴子相比较，接受猪肝类器官－生物型人工肝的猴子的生存率有所提高。治疗 6 小时后，血氨和总胆红素降低，白蛋白水平升高，同时显示出肝再生。在细胞治疗研究中，类器官模型可以提供重建器官功能的细胞，然而，由于用于类器官培养的 Matrigel 来源于小鼠肉瘤组织，限制了其在再生医学和临床转化中的应用。

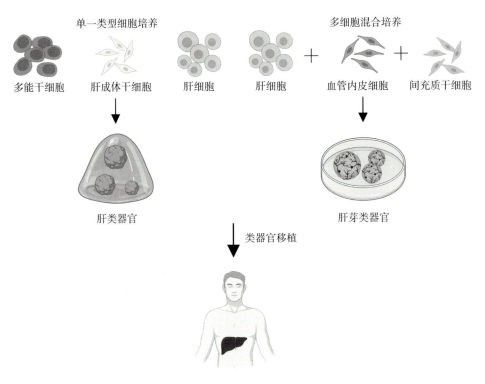

图 5-2 肝类器官治疗肝脏疾病

第四节　肝细胞移植面临的挑战

 肝细胞移植的位点与方式

在动物实验中，肝细胞移植方法有多种。在小鼠中的研究已经确定，为了使移植的细胞成功输入并融合到肝实质中，最简洁明了的方法是直接将细胞输送到肝窦中，但将细胞直接注射到肝实质会导致细胞直接进入肝静脉流出道和肺毛细血管，造成植入效率低、细胞死亡或异位分布、栓塞、免疫排斥，以及移植细胞发挥效应短暂等后果。

在临床实践中，门静脉注射是肝细胞移植的主要途径。因为输注的肝细胞在动脉血管高流速的条件下可能会被血流剪切力迅速破坏，相比而言，门静脉的低速血流更可能实现肝细胞在肝窦内迁移，并维持较长时间的存活。然而，肝硬化患者经门静脉输注细胞易导致门静脉高压，并且患者肝脏结构的改变会影响细胞植入，因此，将细胞注入脾脏是一个更安全的选择。脾红髓的网状结构有利于细胞间的相互作用和附着，使其更好地植入，同时，脾脏中丰富的血供也为细胞长期增殖提供了养分。一项小鼠实验表明，通过腹腔注射移植的肝细胞能够进入脂肪相关淋巴簇，从而产生异位肝组织。腹部脂肪组织具有三级淋巴位点，腹腔注射可以激活相关的黏附分子，从而为移植后肝再生提供新的环境。这种方法被研究人员用于急性肝衰竭患者的治疗中。

近年有研究尝试将分离的肝细胞移植于经部分肝切除处理小鼠的肾包膜下，因为肾包膜允许肝细胞植入而不需要预血管化，并且有足够的空间让肝细胞生长，成熟肝细胞能够通过自我复制，并从骨髓等受体组织中募集非实质细胞来诱导肝器官发生，最终形成一个复杂的、类似原器官大小的"新肝"，其结构与天然肝脏的特殊结构相似。

175

不同的移植方法存在一个相似的问题，即移植的供体细胞的分布可变性较大，这使得通过活检诊断受体对供体肝细胞的排斥情况变得困难。此外，由于移植细胞介导的肝功能变化指标（如胆红素、转氨酶或血氨水平）不够灵敏，难以在移植物造成不可逆转的损害或丧失功能前发现供体细胞的排斥反应。如果未能及时诊断和处理，就会造成身体的免疫功能过剩或缺乏，从而使移植细胞的活性显著降低。

为了尽可能降低免疫排斥的概率，除了使用传统的免疫抑制剂外，研究人员开发了新型材料来降低免疫反应。例如，有研究者使用藻酸盐包埋肝细胞后将其输注到腹膜内治疗儿童急性肝衰竭，可以观察到肝功能的明显改善。该方法因为没有供体细胞在受体内的黏附，从而确保了生物相容性。

二　肝细胞移植的定位与归巢

肝细胞移植成功的一个重要障碍是供体细胞进入肝脏并存活足够长的时间以发挥治疗效果的能力。新鲜分离的肝细胞并不容易获得，因此分离后的肝细胞进行冷冻保存及细胞复苏显得尤为重要。肝细胞易受低温保存和解冻的影响，对肝细胞的存活、植入和功能产生负面影响，会下调整合素 β_1 和 E－钙黏蛋白在内的重要黏附蛋白。通过优化低温保存培养基，可有效改善肝细胞移植的效率。一项研究表明，通过优化肝细胞的冻存，从而减少肝细胞在体内外的凋亡，从而提高肝细胞在对乙酰氨基酚诱导肝损伤小鼠模型中的移植的肝细胞扩增能力（高达 4 倍）。

细胞凋亡抑制剂减少应激反应信号通路的激活，恢复细胞附着能力和代谢功能，同时也能有效改善解冻后的肝细胞活力。

移植细胞所处的微环境是细胞治疗成功的关键因素。细胞通过肝窦进入肝脏与肝实质相互融合。特异性肝脏损伤，如门静脉栓塞和部分肝切除术，可预先使剩余的宿主肝细胞增殖，从而提高肝细胞的移植效率和增殖能力。

辐照诱导的肝窦内皮细胞凋亡可以有效提高肝细胞的移植数量及移植后的肝细胞在供体肝脏中的整合效率。在灵长类动物和一名苯丙酮尿症患者身上进行了部分肝叶辐照，从而使移植的肝细胞具有生长竞争的优势。

在移植 6 个月后，苯丙酮尿症患者的活检证实供体肝细胞归巢，同时细胞增殖指标——Ki67 为阳性。

其他破坏肝窦内皮细胞的方法包括使用血管舒张或诱导内皮损伤的药物，如环磷酰胺，它可以增加啮齿动物体内肝细胞的移植效率和扩增效率。通过肝细胞或因子的共移植来影响宿主环境也可能是一种有效的策略。

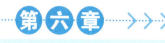

第六章

肝脏组织工程

肝移植作为治疗终末期肝病的主要手段，有效提高了患者的生存率。然而，由于器官供给严重短缺，肝移植手术面临巨大限制。在此背景下，肝脏组织工程应运而生，其核心在于将种子细胞、支架材料和生长因子三者有机结合，通过模拟体内生理环境，促进细胞增殖、分化和功能表达，最终形成具有特定结构和功能的组织或器官，通过体内植入以修复受损肝组织，最终实现永久性替代（图6-1）。鉴于种子细胞在前已有详细阐述，本章将重点介绍肝脏组织工程领域的

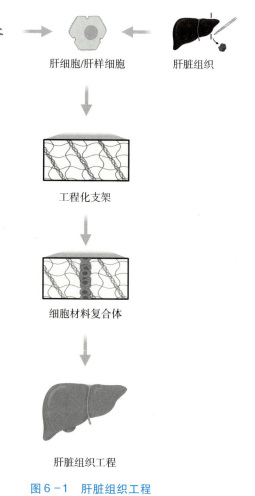

干细胞　　肝细胞/肝样细胞　　肝脏组织

工程化支架

细胞材料复合体

肝脏组织工程

图6-1　肝脏组织工程

支架材料及构建策略。

第一节 支架材料

在肝脏组织工程构建过程中，支架材料起着至关重要的作用。细胞需要依赖支架提供的适宜微环境以维持其正常功能。理想的生物材料应能够模拟生理条件下的细胞外基质的关键特性，包括3D微结构、硬度、组织特异性细胞外基质蛋白的组成，以及促进血管生成的能力。此外，支架还需具备生物活性，能够诱导细胞迁移、增殖和分化，其降解速度应与细胞在新环境中基质沉积的速率相匹配。目前，用于肝脏组织工程的支架材料主要分为天然材料、人工合成聚合物及去细胞化材料。

早期的肝脏组织工程主要是利用天然材料，为黏附依赖性肝细胞提供附着位点，提高移植细胞的存活率。多糖是由醛基和酮基通过糖苷键连接的大分子糖，多糖类材料具有良好的生物相容性和可接受的宿主反应，并具有促进细胞黏附、增殖和分化的能力。考虑到多糖的结构和生物功能，其在肝脏组织工程中的应用引起了人们极大的兴趣。外源性透明质酸具有高亲水性和生物相容性，透明质酸的骨架含有功能基团（羧基和羟基），可用于引入其他功能基团或通过交联形成水凝胶。壳聚糖可被生物降解为无毒副产品，且降解速率可通过分子量和脱乙酰度等特性轻松调节。由于壳聚糖对组织细胞的生物活性相对较弱，且缺乏细胞结合域，所以常与其他材料结合或用功能分子修饰。藻酸盐具有生物相容性、来源丰富、价格低廉等特点，已被广泛应用于肝脏组织工程中。海藻酸可与二价离子（如 Ca^{2+} 和 Mg^{2+}）交联，很容易形成水凝胶。与其他多糖一样，海藻酸盐通常与其他材料结合使用，如多肽、蛋白质和其他合成聚合物。此外，肝素和纤维素等其他多糖类生物材料在肝脏组织工程领域具有较高的应用潜力。例如，肝素主要用于改性材料，以结合生长因子或其他生物活性蛋白，减少血栓的形成。蛋白质是一种大型生物大分子，由一个或多个氨基酸残基长链组成。胶原蛋白、明胶、纤维蛋白和蚕丝等多种蛋白质可用于制备肝脏再生支架。作为细胞外基质中含量最高成分，胶原蛋白具有三螺旋结构，可形成高度有序的3D结构，与其他成分相互作用，在维持细胞外基质的生物和结构完整性方面起着至关重要的作用，具有高度动态特性。在肝脏组织工程领域的早期研究中，单层和夹层形式的胶原蛋白凝胶曾被用于维持肝细胞的形态和活力。然而，胶原蛋白的降解速度显著快于多糖及人工合成聚合物，这一弱点限制了胶原蛋白在肝脏再生中的应用。

虽然天然材料在肝脏再生方面有很多优势，但仍存在很多不足，如机械性能差、降解不可控、来源有限等。因此，具有更好机械性能和可调降解性的人工合成聚合物被用作替代品。为了克服与细胞结合亲和力低的问题，生物大分子（如蛋白质、多糖、多肽）被用来修饰合成聚合物，通过添加细胞识别基团来改善其生物相容性。脂肪族聚酯含有易水解的酯键，它们可以提供引导肝脏再生和重塑的微环境，并具有可调的降解性和机械支持，以适应再生过程。目前，聚乳酸、聚乙醇酸、聚乳酸－乙醇酸共聚物和聚己内酯等材料可以通过静电纺丝、熔融纺丝、溶液浇铸等方法制备成具有特定结构和性能的支架材料。其中，聚乳酸是一种生物相容性良好且可生物降解的聚合物，其降解产物为乳酸。由聚乳酸合成的可降解多孔性支架材料被广泛应用于肝脏组织工程中。这种支架材料具有众多网状空隙结构，有利于营养物质及分泌性因子的运输。此外，基于聚乙二醇合成的水凝胶系统在肝脏组织工程领域也发挥着良好的性能，其可以使肝细胞均匀地分布在3D网络结构中，通过改变聚合物链的长度及与一些生物活性因子的修饰可以改善水凝胶系统中肝细胞的生存状况及功能维持。

研究表明，全器官去细胞化技术可以保留组织器官原有的3D立体网状结构及大量细胞外基质，从而保证了去细胞化材料良好的生物相容性及再细胞化的可操作性。去细胞化支架中的血管结构可以促进血管内皮细胞的黏附，从而使得在再细胞化的过程中形成新的血管脉络系统成为可能。细胞外基质含有大量胶原蛋白、纤连蛋白、层粘连蛋白及多种生长因子，为细胞的黏附、增殖及分化提供重要的微环境，此外，还可以为细胞提供适宜的生物力学支持。全肝去细胞化支架被证实可以促进肝干细胞向成熟肝细胞方向进行分化。正因为这些优势，全肝去细胞化材料相对于人工合成聚合物在构建功能性肝脏组织工程领域更具吸引力。

获取性能优良的全肝去细胞化支架是构建肝脏组织工程的第一步。在去细胞化的过程中，需要注意的是在去除细胞物质的同时尽量避免破坏原有的细胞外基质组分、生物活性及力学的完整性。目前，去细胞化技术已被应用到多种实质器官中，如肺、肾脏和心脏。然而很多研究表明，去细胞化技术不可避免地会损坏细胞外基质的组分和结构，如何将这种破坏性降到最低有待进一步研究。

去细胞化过程的优化需要考虑以下因素：去垢剂的选择，组织器官的自身特性如细胞数量、结构、密度、脂质含量和厚度，去细胞化的方法。在众多去细胞化技术中，门静脉灌注是获取全肝去细胞化支架的最佳选择。通过门静脉灌注，可以将去垢剂运送至细胞所在位置，同时将细胞物质运送出来。肝脏细胞数量多而且结构致密，某些去垢剂如酶类、渗透溶液等无法有效去除肝细胞成分。Triton X - 100 是一种常用的去垢剂，通过破坏细胞中脂质 - 脂质和脂质 - 蛋白质相互作用，破坏细胞膜，使细胞裂解，进而对一些组织器官进行去细胞化处理，但是采用 Triton X - 100 进行全肝去细胞化处理，获取的支架仍能检测到细胞核成分。十二烷基硫酸钠（SDS）与 Triton X - 100 相比具有更强的去细胞化能力，SDS 可以有效地去除具有致密结构组织器官的细胞成分，但是 SDS 的使用会破坏天然组织超微结构及生长因子的生物活性。基于上述研究，在全肝去细胞化过程中采取 Triton X - 100 和 SDS 的联合使用既可以保留完整的超微结构及细胞外基质成分，又可以彻底去除细胞物质。

除了上述的方法，有研究联合酶类、去垢剂及物理方法来进行全肝的去细胞化。虽然这种组合方式可以减小对细胞外基质的破坏，但该程序耗时过久。如何有效去除去细胞化后支架中残留的去垢剂是实现去细胞化支架临床应用需要解决的问题，特别是 SDS，因为它具有细胞毒性，在完成去细胞化后，SDS 会渗透到致密的组织器官中，有研究证明 Triton X - 100 可以有效地去除残余 SDS。

使用大型动物模型的全肝（如猪）才有可能制备出大小和结构满足临床使用要求的全肝去细胞化支架。采用 Triton X - 100 和 SDS 门静脉联合灌注可以在较短时间内获取性能较为优异的猪全肝去细胞化支架。将原代细胞接种至猪全肝去细胞化支架上，培养 45 天后，肝细胞仍具有较强的白蛋白与尿素合成能力。

随着去细胞化技术的日益成熟，在获取性能优异的全肝去细胞化支架的基础上，利用血管网络实现再细胞化，再将其置于生物反应器培养，实现细胞的增殖与分化，使构建功能性肝脏组织工程成为可能。

大量实验表明，含有天然细胞外基质成分的全肝去细胞化支架是进行肝细胞移植的理想载体，然而如何在再细胞化的过程中使得细胞合理均匀地分布在构建的肝脏组织工程中是需要解决的一大难题。目前对于再细胞化常用的方法包括实质区域注射接种、多步注入接种及连续注入接种。Alejandro 等通过采用上述三种方式将 $(1 \sim 5) \times 10^7$ 个细胞接种至全肝去细胞化支架中，检测支架内部细胞数量及功能活性，从而评估这三种接种方式的效率差异。结果表明，使用多步注入接种的方法细胞植入效率最高。Uygun 等采用的是将 5×10^7 个细胞通过一步注入接种或四步注入接种，最终得出了相似的结论。此外，多步注入接种可以使细胞分布得更为均匀，并且降低了并发症的发生率，如血管阻塞、血栓形成及血管栓塞的发生率。

通过不同的路径进行细胞接种，细胞最终分布的区域也有所不同，从腔静脉接种的细胞主要分布在中央静脉区域，而从门静脉接种的细胞主要分布在门管区。联合运用这两种途径进行细胞接种，可以最大限度地利用全肝去细胞化支架中的血管网络，同时降低血管阻塞等现象发生的概率。

为了提高接种效率，生物反应器内培养液的流速也是需要考量的重要因素之一。Kim 等研究表明为了保证接种细胞的活性，流速至少需要 1 mL/min。为了进一步研究培养液流速对细胞黏附及器官重构的影响，Ji 等通过蠕动泵选择了 0.5 mL/min、1 mL/min、2 mL/min、4 mL/min 及 6 mL/min 不同流速研究培养效率，结果显示，4 mL/min 的流速可以为细胞提供最佳的氧浓度及营养物质，支架内部细胞总数最多并且凋亡的细胞比例最小。4 mL/min 是否是最佳的生物反应器灌流速度仍需要进一步论证。

肝脏组织工程的最终目的是进行体内移植，替代非功能性受损肝脏，改善患者的生活质量。肝脏组织工程的途径极为重要，目前多种有潜力的移植方式仍处于试验阶段。研究表明，异位移植的肝脏组织工程可以在体内保持增殖能力，从而可以用来治疗遗传代谢性肝病。近年，已有多项研究表明胚胎干细胞、造血干细胞及成体干细胞可以分化为成熟的肝细胞，从而为构建肝脏组织工程提供了理想的细胞来源。

Uygun 等通过切除单侧肾为肝脏组织工程提供移植位点，通过连接肾静脉与肾动脉保证肝脏组织工程内部的血液流动。然而，接受移植的大鼠术后仅存活了 8 小时。较为有说服力的一种解释是异位移植位点缺少了来自门静脉的营养成分，导致移植肝细胞容易发生坏死。当然，导致受体大鼠无法长期存活的真正原因需要更深入地研究。

门静脉是由肠系膜上静脉和脾静脉在胰颈后汇合而成的静脉干，可提供入肝血流总量的 75% 左右。门静脉引流腹部绝大多数消化管、脾、胰和胆囊的静脉回血，内含丰富的营养物质及肝细胞相关因子。考虑到这些因素，门静脉可以作为一个理想的移植位点。Baptista 等提出在显微操作下利用血管吻合术将肝脏组织工程中的门静脉与受体肠系膜上静脉相连、肝静脉与受体的腔静脉相连。这种手术方案设计得极为巧妙，但目前仍未有相关的试验验证。Ji 等将肝脏组织工程中的门静脉和上下腔静脉与进行 90% 肝切除大鼠的门静脉相吻合，术后 72 小时大鼠因为小肝综合征死亡。尽管进行 90% 肝切除的大鼠接受移植后无法长期存活，但是其存活时间延长。

在移植过程中，血容量是需要考虑的因素之一。考虑到肝脏组织工程中细胞并不具有正常肝脏完整的致密结构，因此需要更多的血液来进行灌注。一般而言，大鼠血液总量与其体重是密切相关的，这两个变量之间的关系通常符合血液容量（mL）=0.06×体重（g）+0.77。大鼠的全肝去细胞化支架一般需要约 4 mL 血液进行填充，目前的一些尝试未能实现整体性血液灌注。选取部分支架进行移植或移植前进行补液处理或许可以解决这个问题。

除了血容量，肝脏组织工程移植后，其血液流入端与流出端之间的压力梯度也需要充分考虑。

采用干细胞或祖细胞进行再细胞化时，需要进行长时间的体外培养使细胞黏附、增殖及成熟，否则，移植至体内 24 小时后高达 95% 的细胞会从支架中脱落。为保证在体外培养时支架中的细胞能够保持良好的活性和功能，合适的培养条件是必不可少的，如 37℃、5% 的二氧化碳浓度。然而，长期保存在这种环境条件下，支架中细胞外基质的成分可能会发生变化，同时细胞的正常生理活性也会受到影响。因此，相关的保存方法和技术迫切需要进一步改善。进行器官灌流培养的生物反应器是目前比较有效的一种应对方式。这种改良过的生物反应器在常温条件下可以实现氧气和营养物质的持续稳定供给，同时可以去除细胞产生的代谢废物。利用生物反应器进行器官长时间保存的研究早已开始，近年已取得了显著的进步。有研究表明，通过这种方式可以使得再细胞化的全心脏在体外保存 4 周以上。利用生物反应器培养肝脏组织工程需要考虑众多因素，如培养温度、培养液的成分、力学环境及培养液的灌流速度等，在上述的这些因素中每一个单独的因素都会对细胞的活性与功能有着重要影响。因此，确定一个标准化的培养条件仍需要研究人员的不懈努力。

全肝去细胞化支架中保留了大量的细胞外基质，其中胶原是其主要成分。然而一旦胶原直接接触到血液会发生外源性凝血。因此，在移植去细胞化支架的过程中很容易导致血栓的形成。研究人员进行了多种尝试以减少血栓的形成。全身性的药物处理，如使用抗凝剂和抗血小板药物，会导致明显的副作用并且在很多情况下并没有显著的改善效果。目前新型的抗凝药物已被用于研究，相比较传统的抗凝药物，新型的抗凝药物副作用少，药物之间的相互干扰小。然而，这种新型药物目前缺乏对应的拮抗药物。因此，仍需要寻求替代方法。

近年，对生物材料表面进行修饰是目前其在医学应用的重要途径。包骥团队通过对全肝去细胞化支架进行肝素层层自组装抗凝修饰，改善了去细胞化支架的抗凝性能。在层层自组装修饰的过程中，聚二甲基二烯丙基氯化铵虽然带有正电荷，但是其生物相容性较差。硫化鱼精蛋白具有良好的生物相容性，可以作为聚二甲基二烯丙基氯化铵的替代物，利用硫化鱼精蛋白可能会提高再细胞化的效率。将全肝去细胞化支架中的血管脉络内皮化可以有效地防止血栓形成，并可以提供一定程度的血管功能。已有多篇文献报道将人脐静脉内皮细胞运用于肝脏组织工程的构建上。向内皮化处理过的去细胞化支架及未处理的去细胞化支架中灌注大鼠新鲜的肝素化血液，内皮化处理过的去细胞化支架抗凝性远远好于未处理的去细胞化支架。抗凝问题一直是限制肝脏组织工程应用的关键因素。虽然在动物模型中，抗凝已经取得了显著进步，但是仍需要进一步研究以增强抗凝效果。层层自组装技术与内皮化组合应用是否会增强抗凝效果需要进一步的研究论证。

血管内皮细胞是在生理或病理条件下血管新生的主要参与者。全肝去细胞化支架保留了完整的血管网络，将这些血管网络内皮化可以减少血栓形成的可能性，并且可以保护肝实质细胞免受流体剪切力的损伤。已有研究表明，内皮细胞可在 24 小时内黏附到血管结构的内表面，同时内皮细胞不会从血管结构中溢出。根据以上实验结果，利用全肝去细胞化支架中天然的血管网络完成内皮化具有可操作性。因此，增强内皮化效率是极为重要的。静电接种技术有潜力在较短时间内完成全肝去细胞化支架的内皮化。治疗性血管生成领域的最新进展表明血管生长因子可以促进内皮化。利用血管内皮生长因子或成纤维细胞生长因子对材料表面进行修饰，体外实验和动物模型实验都证实了通过这种修饰方法可以有效地刺激材料表面的内皮化。以上实验表明全肝去细胞化支架可以通过释放血管内皮生长因子实现内皮化及血管重建，从而有效地防止血栓形成。然而，生长因子的最适使用浓度和最佳作用时间都需要进一步地评估。此外，有研究表明通过血管内皮生长因子、内皮细胞及靶组织细胞的共培养，在组织工程构建物的内部可以自发地形成新生血管。MSC 已经被证实可以诱导内皮祖细胞及内皮细胞，并通过它们的旁分泌作用促进新生血管的形成。根据以上实验结论，选择合适的内皮细胞类型（内皮细胞、内皮祖细胞）与 MSC 共培养是组织工程构建物血管化的有效手段。此外，体内实验也证实了内皮细胞与 MSC 的共培养可以促进组织工程移植物内的血管化。为实现全肝去细胞化 3D 支架的全内皮化，有效刺激是必不可少的，如培养液选择脉动式流动而不是连续性流动可能是需要的。流速也是需要考虑的因素之一，接近体内的生理流速是优先考虑的选择。总而言之，目前全肝去细胞化支架在构建肝脏组织工程领域具有巨大的吸引力，但迄今为止，去细胞化的方法、体外培养体系、抗凝效果、内皮化及血管化等问题都需要进一步地完善。

第二节　构建策略

传统的 2D 细胞培养方法方便易用且通常成本较低，但却无法模拟细胞的自然 3D 环境。事实上，组织特异性结构在 2D 培养系统中会发生很大变化，导致细胞间的交流发生严重改变。生物材料通常被加工成 3D 多孔/纤维支架、水凝胶和微球。支架不仅为细胞在 3D 环境中生长提供了结构支撑，而且存在相互连接的空隙网络以确保营养供应。

微图案化纳米纤维网可用作肝细胞、成纤维细胞和内皮细胞的共培养平台，以模拟体内肝小叶的结构。

水凝胶是制备 3D 支架的另一种选择，可将细胞嵌入高度水合的聚合物网络中。水凝胶与天然细胞外基质相似，可提供一种柔软、对细胞友好的 3D 基质，还可用于加入重要的信号分子。水凝胶的有趣之处在于可以将其定制为注射型，以实现体内微创应用。天然水凝胶由于可以使用与细胞外基质相同的成分来模拟其环境，因此备受关注。不过，天然聚合物的批次可变性可能会妨碍可重复性。

微球技术可用于构建微创注射系统，因此特别引人关注。它们可用作细胞支持物、形成微组织、药物储存库，也可用于微囊化技术，即将细胞包裹在微球结构中。由于存在半透性聚合物膜，微囊化技术通常能确保不受宿主免疫系统的攻击。目前有几种方法可用于生产微球，包括水油乳剂和相分离法，但凝胶化技术是迄今为止最常用的方法，只需将含细胞的预凝胶溶液滴加到交联浴中即可。

肝脏细胞膜片技术是近年来组织工程领域中备受关注的一个研究方向，无支架细胞膜片技术得到广泛关注，如温度响应性培养基板技术，该技术利用温度响应性聚合物，在培养温度变化时使细胞膜片自动脱落，从而获得完整的细胞层。Okano 团队证明，在涂有聚（N－异丙基丙烯酰胺）（PNIPAAm）并具有温度响应的亲水－疏水转变特性的特殊培养皿上培养的原代小鼠肝细胞膜片，在 48 小时后仍能保持其肝细胞功能。Itaba 等利用小鼠急性肝损伤模型首次评估了由人类 MSC 衍生的肝细胞膜片的治疗效果。以上研究结果表明，工程化细胞膜片的移植改善了肝脏再生，对急性肝损伤有治疗作用。2016 年，Nagamoto 等评估了 iPSC 衍生的类肝细胞（iPSHLCs）对肝损伤的治疗潜力。将人类 iPSC 衍生的肝细胞膜片移植到四氯化碳诱导的急性肝损伤小鼠体内，结果显示移植的肝细胞膜片改善了致死性急性肝损伤。

3D 打印技术是基于一种自下而上的策略，即通过同时沉积由包含生物物理和生物化学线索的支持性生物材料基质组成的生物沉积物和单个或多个活细胞混合物来构建相关组织。3D 打印过程基于三种核心方法：生物模仿、自结合和微型组织块的构建。若需打印出具有多种结构、成分和功能特性的复杂 3D 生物构造，这三种核心策略的组合似乎至关重要。喷墨打印、激光辅助打印和微挤压生物打印是用于沉积和图案化生物成分的三种主要生物打印技术，每种技术都有特定的优缺点和局限性。在为创建生物仿真肝脏组织而开发的几种工艺中，3D 生物打印具有细胞密度高、结构复杂和细胞间黏附性强的巨大潜力。由于肝脏是解毒的重要器官，3D 生物打印技术已被用于应用不同的生物材料和细胞类型来创建"类肝微结构"以进行药物代谢研究。

近年，3D 打印技术发展迅猛，在医学领域都有新的应用，如辅助肝脏手术，包括用于术前规划、教育和模拟的模型。开发用于肝脏再生的植入式工程肝脏装置是一种创新方法，可克服肝细胞治疗的局限性，并提供能够维持和再生肝功能的工程肝脏微组织。尽管到目前为止，可灌注肝脏结构的打印技术尚未实现，但一些评估体内生物打印功能肝组织潜力的初步试验已显示出可观的数据。Zhong 等通过生物打印技术制造了不同的 3D 水凝胶支架。为了评估它们在肝脏组织工程方面的潜力，这些生成的微型肝脏构建体被移植到先前接受过 2/3 肝切除术的小鼠肝脏中。与对照组相比，接种了装有人类肝细胞（HL7702）细胞系的 3D 支架的小鼠的肝功能指标，包括 ALT、AST、白蛋白和总胆红素的水平都得到了显著改善。这些肝脏种子移植物基于人类实质细胞、血管细胞和基质细胞，以特定的结构排列在可降解的纤维蛋白水凝胶中，在肝脏损伤后对再生刺激做出反应时共同有利于自组织的扩张。

总之，3D 生物打印技术作为一种生物制造工艺，不仅能制造支架，还能制造组织和器官，已得到广泛认可。3D 生物打印技术可以以可重复的方式获得高分辨率的结构，甚至可以模仿解剖结构，制造出针对特定患者的结构，这为未来的治疗带来了巨大的潜力。然而，一些挑战仍未解决，特别是与多细胞类型复杂组织的开发有关的挑战。因此，这项技术仍有进一步改进的空间，特别是在开发更合适的生物墨水、提高生物打印分辨率和血管化策略方面。

随着微加工和纳米技术的不断发展，通过以微米到纳米的分辨率精确控制生物分子的空间分布和基底形貌，可用于设计具有复杂形貌的细胞外微环境、细胞形状和细胞间组织结构。用于细胞培养的微流体平台在生物研究和药物开发应用中的重要性迅速增加，因为它们提供了一种可推动生物材料研究和开发的有用技术，干细胞分化研究和药物代谢或毒性研究正在利用这些平台进行。微流体通道可以简单地与集成流体处理程序多路复用，以进行高效、高通量的细胞分析，对细胞事件进行原位监测，并可模拟生理细胞微环境，控制剪切应力和细胞水平的生化分子分布。目前已开发出不同的微流体制造方法。

Bhattacharjee 等的综述比较了以下几种策略：软光刻、注塑成型、纸微流体和 3D 打印的各种相关因素，如设置成本、成本/打印、周转时间、3D 设计能力、流体自动化、吞吐量和可制造性。他们得出的结论是，3D 打印技术最大限度地减少了制造障碍，可在数小时内快速制作出物理模型原型。因此，

3D 打印技术是一种更适合特定微流体应用的技术。器官芯片因其通过在微加工腔室或通道中引入细胞重现器官功能的能力而备受瞩目。微流控结构是大多数 3D 生物打印肝脏设备的主要结构，已被制药公司普遍采用。

合适的药物和基因载体的产生，以及不同微流控装置的出现，使得在再现生物系统的条件下研究药物的影响已被广泛描述。最近，Yu 等开发了一种用于长期 3D 肝细胞培养的灌流培养箱肝芯片（PIC），可维持细胞活力 3 周以上，功能 2 周以上，并将其应用于慢性肝毒性测试。Zhou 等开发了一种基于肝细胞和肝星状细胞微流控芯片的肝损伤芯片，该芯片集成了生物传感器，用于监测乙醇损伤过程中的肝细胞信号传导。他们观察到，乙醇损伤会诱导肝细胞分泌 TGF - β 分子，这些分子会扩散到邻近的星状细胞，并通过旁分泌串联作用，促使星状细胞产生更多的 TGF - β。

肝脏组织工程作为一项前沿技术，已经在细胞来源、支架材料、血管化和功能性肝脏构建等方面取得了重要进展。尽管目前仍面临技术和应用上的挑战，但随着生物工程技术的发展，肝脏组织工程有望为肝病患者提供新的治疗途径，特别是在肝移植供体短缺的情况下，该技术可能会成为解决肝衰竭的重要手段。

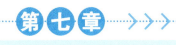

第七章 >>>

异种移植

器官移植是治疗终末期器官功能衰竭的最佳方法，但器官来源短缺是限制器官移植的瓶颈。根据世界卫生组织（WHO）统计，全球每年约有200万人需要器官移植，但仅有约10%的患者能够等到适合的供体器官。如何克服器官短缺是未来移植领域发展必须面临的难题。因此，对异种器官移植的研究和探索，有望为解决器官短缺的难题给出新的答案。

第一节　异种移植的亚临床/临床研究进展

异种移植是将动物的活体细胞、组织和器官移植到人体的过程。近年，随着基因编辑技术如 CRISPR/Cas9 的不断进步及新型免疫抑制剂的研发，异种器官移植领域取得了许多突破性进展，尤其是基因编辑猪的应用。2018 年，德国的 Reichart 团队完成了一项关于猪心脏异种移植的临床前研究，接受移植的狒狒存活了 195 天。2019 年，美国的 Kim 等进行了猪到猕猴的肾脏移植，猕猴最长存活时间为 499 天。2023 年，美国麻省总医院联合异种移植公司，将进行了 69 处基因编辑的猪肾移植到食蟹猴体内，食蟹猴存活时间长达 758 天。近年，异种肾移植进入了亚临床试验阶段，美国两个团队分别将转基因猪肾移植到脑死亡患者体内。猪肾在受者体内的存活时间分别为 54 小时和 74

小时，均未发现明显的急性排斥反应。美国马里兰大学医学中心成功地将 10 处基因编辑的猪心脏移植到一名晚期心脏病患者体内，手术后患者存活了 60 天，这是世界上第一例基因编辑猪－人心脏移植的临床研究。2024 年，美国麻省总医院移植中心成功将基因编辑猪肾移植到一名 62 岁男性体内，这是世界上首次将猪肾移植到活体受体中，患者出院并延长生命接近 2 个月。这一系列里程碑式的成果，代表了异种移植临床研究的巨大突破。

我国开始异种移植的探索起步相对较晚。但近十年里，我国异种移植取得了"突飞猛进"的进步。2011 年，王维教授团队向 22 例糖尿病患者体内移植了猪的胰岛细胞，其中 18 例患者的糖化血红蛋白水平得到改善。2020 年窦科峰团队首次完成 13 处基因修饰猪－猴肝、心、肾同期移植，再创世界最长存活。2021 年王毅团队完成多基因修饰猪肾－猴移植，受体猴存活超过一个月。2022 年，窦科峰团队开展了国际首例 6 处基因编辑猪－猴多器官、多组织同期联合移植手术，实现了异种器官移植多器官多组织移植零的突破。2023 年，孙圣坤团队完成 6 处基因修饰猪肾－猴移植，术后移植肾功能良好，受体猴存活了 1 周。2024 年，窦科峰团队成功将一只多基因编辑猪的全肝以辅助的方式移植到一位脑死亡患者体内，术中，移植肝脏恢复血流后即刻分泌胆汁，且未见超急性免疫排斥。2024 年，孙倍成团队和魏红江团队合作，成功将经过 10 处基因编辑供体猪的肝脏移植到了一位 71 岁右叶巨大肝癌的男性患者身上，这是世界首例活体人的异种肝移植手术，也是全球第五例活体人的异种器官移植手术。

经过基因改造的猪器官在抑制异种移植超急性排斥反应、急性排斥反应、凝血紊乱、炎症反应等方面都有显著的效果，但在异种移植中仍需克服一些关键问题，包括克服免疫排斥反应、控制炎症、调节凝血紊乱、预防异种病原体交叉的风险，以及免疫抑制方案的优化等。

第二节 基因编辑技术推动异种移植快速发展

随着锌指核酸酶（zink finger nuclease，ZFN）、转录激活因子样效应物核酸酶（transcription activator - like effector nuclease，TALEN），以及 CRISPR/Cas9 这些基因编辑技术的快速发展，DNA 双链断裂（double - strand break，DSB）的诱导率得以大大提高，使得体细胞或胚胎发生特异性突变的效率也进一步提高。相较于 ZFN 和 TALEN 技术，CRISPR/Cas9 技术操作简单、成本低、周期短、打靶效率高，因此 CRISPR/Cas9 是目前应用最广泛的基因编辑技术，极大推动了基因编辑动物在异种移植中的应用。

CRISPR/Cas9 是一种以 RNA 为向导的基因编辑技术，由靶向特异性的 crRNA、tracrRNA 和核酸内切酶 Cas9 蛋白 3 部分组成。TracrRNA 和 crRNA 经人工组合为一条单链向导 RNA（sgRNA），引导 Cas9 蛋白到靶基因位点，并切割基因序列发生 DSB，DSB 会引起 DNA 修复激活，通常会通过非同源末端连接（non - homologous end - joining，NHEJ）产生随机插入或缺失，进而引起移码突变。如果 DSB 通过同源定向修复（homology - directed repair，HDR）的途径，则可以通过引入外源供体模板序列，将目的片段引入到靶位点，实现基因的定点突变。CRISPR/Cas9 技术的广泛应用，大大提高了基因编辑猪的生产效率，因此基因编辑猪已被广泛应用于异种移植的研究中。

第三节 异种移植需要克服的障碍及相应的基因编辑策略

 克服临床异种器官移植中的免疫排斥反应

异种器官移植后的免疫排斥反应包括超急性排斥反应、急性血管性排斥反应和急性细胞性排斥反应。超急性排斥反应是一种体液排斥，是由猪内皮细胞表面的 αGal 抗原介导的，αGal 由 alpha－1，3－半乳糖转移酶（GGTA1）编码。灵长类动物天然产生的抗体与 αGal 抗原结合可激活补体，激活的补体通过膜攻击复合物的作用导致移植物失功。急性血管性排斥反应是由非 αGal 抗原，如由胞嘧啶单磷酸 N－乙酰神经氨酸羟化酶（CMAH）编码的 Neu5Gc 抗原，与灵长类动物的抗体结合引起的。急性血管性排斥反应引发了涉及体液和细胞免疫的炎症反应，严重急性血管性排斥反应的典型特征包括大量间质出血、梗死、血栓形成、坏死和大量免疫球蛋白和血小板的沉积。急性细胞性排斥反应由先天免疫和适应性免疫应答介导，涉及巨噬细胞、NK 细胞、中性粒细胞、树突细胞、T 细胞和 B 细胞。

在猪－人心脏异种移植中，通过基因编辑技术敲除了引发超急性排斥反应和急性血管性排斥反应的猪抗原基因 *GGTA1/CMAH/βGalNT2*。敲除这三种猪抗原只能抑制猪血管内皮上主要抗原与人体天然抗体的结合，无法完全避免补体系统的激活。在人体的补体系统中存在天然的抑制剂：CD46、CD55 和 CD59，这三种补体调节蛋白可以抑制人体补体系统中的三个途径的激活，其中 CD46 和 CD55 可以抑制 C3 和 C5 的倒置酶的形成，CD59 可以抑制膜攻击复合物的形成。由于猪与人之间的同源性差异，猪的补体抑制因子不能很好地抑制补体激活，因此有必要转入人体的补体抑制因子，以减轻补体介导的移植物损伤。

急性细胞性排斥反应可能会在移植后的数天到数周发生。当异种移植物移植到受体体内时，巨噬细胞会被 T 细胞激活，并通过巨噬细胞破坏异种移植物。研究表明，巨噬细胞表面受体信号调节蛋白 SIRP－α 和 CD47 之间的种间不相容性导致了巨噬细胞对移植物的吞噬。由于 CD47 的表达可以减少人类巨噬细胞对异种移植物的吞噬，因此已被用于预防异种移植物的凋亡。

二　调节异种器官移植的凝血紊乱

除了解决免疫排斥反应外，控制凝血紊乱是确保异种移植物在灵长类动物体内长时间存活的主要手段之一。在异种器官移植过程中，静息内皮细胞和单核细胞因暴露于炎症分子而被激活，失去了抗凝和抗血小板的功能。凝血紊乱导致了微血管性血栓病的发生，包括纤维蛋白沉积和血小板聚集，这将导致移植物内的血管血栓形成和最终的缺血性损伤。一些研究已经证明，在猪身体内过表达一个或多个人抗凝因子基因可以显著抑制器官移植后的血小板聚集，并显著延长移植物的存活时间，如 CD39、凝血调节蛋白（thrombomodulin，TBM）、内皮细胞蛋白质 C 受体（endothelial protein c receptor，EPCR）、组织因子途径抑制物（tissue factor pathway inhibitor，TFPI）。在心脏异种移植中，转入人源化的 EPCR 和 TBM 的基因已被证明对延长移植物存活时间有效。然而，一些研究显示，对肺移植影响最大的因素是 EPCR 和 CD39，而不是 TBM 和 TFPI，这表明在不同的器官上，控制凝血紊乱可能需要不同的基因策略。

三　控制炎症反应和凋亡

炎症反应在移植失败中扮演了重要角色。炎症、凝血和免疫反应之间存在复杂的相互作用。炎症反应可以促进凝血途径的激活及自适应免疫反应的发生。为了采用更有效的抗炎策略并延长异种移植受体的存活时间，建议在基因编辑的猪中表达人类抗炎或抗凋亡基因，例如血红蛋白氧化酶－1（heme oxygenase 1，HO－1）和锌脂蛋白 A20。HO－1 可以将血红蛋白转化为胆红素、一氧化碳和游离铁，并保护细胞免受氧化损伤。研究表明，表达锌脂蛋白 A20 可以在体外保护猪内皮细胞免受补体介导的细胞毒副作用，并且 HO - 1 和锌脂蛋白 A20 组合，可以有效抵抗移植后的缺血灌注和凋亡。除了在异种移植中表达人类抗炎基因外，还需要为移植受体使用一定剂量的抗炎药物。猪 - 灵长类动物实体器官异种移植基因编辑策略如表 7 - 1 所示。

表 7 - 1　猪 - 灵长类动物实体器官异种移植的基因策略

目的	基因编辑策略	作用
克服超急性排斥反应	敲除 GGTA1	去除异种抗原 αGal
克服急性血管性排斥反应	敲除 CMAH	去除异种抗原 Neu5Gc
	敲除 βGalNT2	去除异种抗原 Sda
克服急性细胞性排斥反应	转入 CD47	调节巨噬细胞介导的吞噬作用
补体抑制	转入 CD46	抑制 C3、C5 补体通路激活
	转入 CD55	加速补体衰变
	转入 CD59	抑制膜攻击复合物 C5b - 9 的形成
调节凝血紊乱	转入 CD39	抗凝和抗炎
	转入 TBM	活化蛋白 C（具有抗凝作用）
	转入 EPCR	抑制血小板聚集
	转入 TFPI	拮抗组织因子
抑制炎症和凋亡	转入 HO - 1	抗凋亡、抗炎
	转入锌脂蛋白 A20	抑制 NF - κB 的激活和 TNF 介导的细胞凋亡
预防种间交叉感染	敲除 PERV	灭活 PERV
限制器官大小	敲除 GHR	控制猪体型生长

四　免疫抑制方案的优化

尽管基因编辑可以在一定程度上减少免疫排斥反应，但它无法完全消除种间差异，因此免疫抑制疗法仍然是必要的。在临床前试验中，单克隆抗体通常用于抑制适应性免疫反应。例如，抗 CD20 单克隆抗体在心脏移植中消耗 B 细胞方面显示出一定的功效，而抗 CD4 单克隆抗体和抗 CD8 单克隆抗体可以有效清除灵长类受体中的 T 细胞，显著改善了移植的肾功能并延长受体的存活时间。

在心脏异种移植的临床案例中，研究人员分别使用了利妥昔单抗和抗胸腺细胞球蛋白来清除 B 细胞和 T 细胞。为了抑制补体，使用了 C1 酯酶抑制剂。为了抑制抗原提呈细胞和 T 细胞的激活，使用了人源化的单克隆抗体（KPL－404、抗 CD40 单克隆抗体）来阻断 CD40 共刺激。此外，还进行了甲泼尼龙的脉冲剂量治疗。在这一情况下，清除 T 细胞和 B 细胞并结合 CD40 基础疗法可以有效预防转基因异种移植物的显著排斥反应。根据上述的免疫抑制策略，异种移植心脏内膜心肌活检未显示出急性细胞或抗体介导的排斥。

尽管现有试验已经证明了抗 CD40 单克隆抗体在延长异种移植物存活方面的有效性，但 aCD154mAb 的治疗效果可能在预防早期移植物丧失方面优于抗 CD40 单克隆抗体。未来需要探索不同器官移植的单克隆抗体不同组合，以进一步抑制受体的适应性免疫反应。

五 预防病原体种间感染风险

在异种器官移植中的一个至关重要的问题是猪源病原体和人类受体之间发生交叉感染的风险，包括细菌感染、外源性病毒感染及 PERV。异种器官移植中需要用到的无特定病原体猪可以在隔离环境中育种并通过剖宫产来减少细菌感染和外源性病毒感染的风险。然而，PERV 已整合到猪的基因组中，只能通过基因敲除来去除。PERV 的拷贝数在不同物种和个体之间变化很大，并有三个亚型（PERV－A、B 和 C）。目前已经制备出不含 PERV 的供体猪。临床研究的共识要求供体猪不含 PERV－C 亚型。尽管在报道的几例猪到人的肾脏和心脏异种移植的临床研究中，术后检测结果未发现 PERV 感染的证据，但仍需要进一步研究 PERV 在人体内的传染性。

在临床心脏异种移植中，研究人员在移植前对供体猪进行了病原体筛查，检测到了 PERV－A 和 PERV－B，但没有检测到 PERV－C、猪圆环病毒 3 或其他猪源病毒病原体，如猪巨细胞病毒和猪传染性胃肠炎病毒。异种移植后 60 天进行的 PCR 检测显示受体外周血单核细胞中也未发现 PERV－A、PERV－B 或 PERV－C 的证据，表明 PERV 没有传播给受体。然而，在移植后第 20 天，在受体内检测到了猪巨细胞病毒，并在接下来的几周逐渐增加。

猪巨细胞病毒属于 β - 疱疹病毒家族，在野生和家养猪中普遍存在，可以在感染的猪体内潜伏终身，3～5 周大的猪仔的肺巨噬细胞极易受感染。研究表明，接受含猪巨细胞病毒的心脏移植的狒狒只能存活几周，而接受不含猪巨细胞病毒的心脏移植的狒狒可以存活 6 个月甚至更长时间，研究还表明，在免疫抑制剂存在的情况下，潜伏病毒更容易被激活。因此，潜伏的猪巨细胞病毒是异种移植中需要紧急解决的潜在风险。为解决这个问题，可以考虑构建稳定表达猪巨细胞病毒 siRNA 的猪。异种移植已经向器官定制化时代迈进（图 7 - 1）。

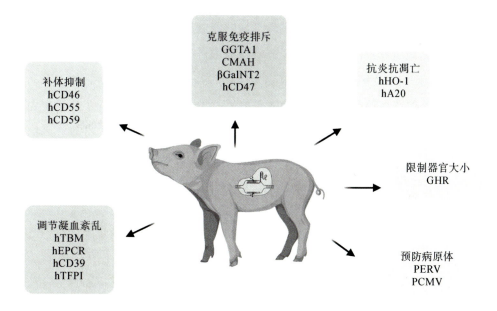

图 7 - 1　异种移植定制化基因编辑猪

第四节　肝脏异种移植

在猪肝脏异种移植后，血栓性微血管病变和全身性耗凝症似乎更为严重。

2000 年，有研究团队首次将表达 CD55 的转基因猪的肝脏原位异种移植到狒狒体内，研究显示，接受转基因肝脏的狒狒在移植术后未发生超急性排斥反应，最终狒狒存活 8 天，而使用未修饰的猪进行肝移植后，由于发生超急性免疫排斥反应，狒狒存活时间不到 12 小时。随后，该团队使用表达人补体调节蛋白 CD55、CD59 转基因猪肝脏对狒狒进行肝脏原位异种移植，尽管未出现超急性排斥反应，但由于受体形成血栓，存活时间仅为 13 ~ 24 小时。2010 年，有研究团队首次使用 *GGTA1* 基因敲除猪，将其肝脏移植到狒狒中，检测移植肝脏的凝血功能、解毒功能及补体活性后，显示供体肝脏可以正常发挥肝脏功能，但由于血小板减少引发了严重的自发性出血，受体存活时间为 4 ~ 7 天。该研究表明，使用 *GGTA1* 敲除猪能够有效延长肝脏异种移植物存活时间，血小板减少导致微血管病变及凝血功能紊乱是影响移植物存活的主要因素。2012 年，有研究团队使用 *GGTA1* 敲除猪进行肝脏异种移植时，为了预防及治疗血纤维蛋白溶解亢进引起的各种出血，对受体在术后进行了纤维蛋白溶解的抑制策略，最终将受者的生存时间延长至 9 天。2016 年，有研究团队利用 *GGTA1* 基因敲除猪作为肝供体进行狒狒原位肝移植，并在移植后连续输注凝血酶原复合物浓缩物及添加贝拉西普，使狒狒存活时间延长至 25 天，肝脏移植物存活的关键因素是克服凝血障碍，随后该团队使用了共刺激阻滞剂、抗 CD40 单抗的组合，将狒狒存活时间延长到 29 天，这是猪到非人灵长类动物的肝脏异种移植物的最长存活时间。

综上，如何预防凝血紊乱并使血小板计数自发恢复是在肝脏异种移植中需要解决的关键问题。

第五节　异种移植临床进展与展望

尽管基因编辑在异种移植中具有许多好处，但过度的基因编辑不仅降低了供体猪的存活概率，还额外增加了受体暴露于异种抗原的风险。为了提高移植物的生理功能兼容性，在异种移植中需要筛选和评估合适的供体基因编辑组合。除了紧迫的免疫不相容性、功能兼容性和跨种传播的安全问题，还需要在异种移植临床试验中选择适当的受体，以用于不同的移植物类型。此外，需要进一步完善并明确同种移植的临床指南，以提高公众接受度。预计将有更多的异种移植研究很快会从实验阶段进展到临床应用，共同推动异种移植的精确性。异种移植需要探索安全有效的基因编辑技术、开发新的免疫抑制剂、发现新的异源抗原、积累临床前研究经验，以及完善相关的法律法规。

参考文献

［1］ 中华医学会肝病学分会重型肝病与人工肝学组，中华医学会感染病学分会肝衰竭
与人工肝学组. 肝衰竭诊治指南（2024 年版）［J］. 临床肝胆病杂志，2024，40
（12）：2371 - 2387.

［2］ 李兰娟. 人工肝脏［M］. 2 版. 杭州：浙江大学出版社，2012：9.

［3］ 马元吉，杜凌遥，白浪，等. 人工肝治疗的抗凝剂应用进展及选择策略［J］. 临
床肝胆病杂志，2022，38（10）：2396 - 2401.

［4］ 马元吉，许艳，白浪，等. 肝素钠与枸橼酸钠封管液在人工肝治疗肝衰竭患者的
应用比较［J］. 实用肝脏病杂志，2020，23（1）：66 - 69.

［5］ 李爽，刘静，陈煜. 非生物型人工肝在肝衰竭中的临床应用及进展［J］. 临床肝
胆病杂志，2019，35（9）：1909 - 1915.

［6］ 王挺帅，王娜，张荣臻，等. 免疫反应与炎症损伤在肝衰竭发病机制中的作用
［J］. 临床肝胆病杂志，2020，36（6）：1415 - 1419.

［7］ 王质刚. 血液净化学［M］. 4 版. 北京：北京科学技术出版社，2016.

［8］ LARSEN F S. Artificial liver support in acute and acute - on - chronic liver failure［J］.
Current opinion in critical care，2019，25（2）：187 - 191.

［9］ WANG X T，LIU T F，LI Y F，et al. A splicing isoform of PD - 1 promotes tumor
progression as a potential immune checkpoint［J］. Nature Communications，2024，15
（1）：9114.

［10］ SHAH J A，PATEL M S，ELIAS N，et al. Prolonged survival following pig - to -
primate liver xenotransplantation utilizing exogenous coagulation factors and costimulation
blockade［J］. American Journal of Transplantation，2017，17（8）：2178 - 2185.

［11］ DE VOS W M，TILG H，VAN HUL M，et al. Gut microbiome and health：
mechanistic insights［J］. Gut，2022，71（5）：1020 - 1032.

［12］ RIETSCHEL E T，KIRIKAE T，SCHADE F U，et al. Bacterial endotoxin：molecular relationships of structure to activity and function [J]. The Faseb Journal, 1994, 8 (2): 217－225.

[13] 李新婷, 姚瑶, 阿娜尔古丽·穆哈买尔, 等. 人工肝的研究进展 [J]. 国际流行病学传染病学杂志, 2020, 47 (6): 4.

[14] 王燕腾, 李红. 人工肝支持系统的临床应用 [J]. 国际流行病学传染病学杂志, 2022, 49 (2): 5.

[15] VASQUES F, CAVAZZA A, BERNAL W. Acute liver failure [J]. Current Opinion in Critical Care, 2022, 28 (2): 198－207.

[16] BR V K, SARIN S K. Acute－on－chronic liver failure: Terminology, mechanisms and management [J]. Clinical and Molecular Hepatology, 2023, 29 (3): 670.

[17] HOU X Y, HUANG L L, ZHANG H, et al. Adsorption resin/polyethersulfone membrane used for plasma separation and middle molecular toxins adsorption [J]. Journal of Industrial and Engineering Chemistry, 2023, 123: 447－458.

[18] ZAMAN S U, RAFIQ S, ALI A, et al. Recent advancement challenges with synthesis of biocompatible hemodialysis membranes [J]. Chemosphere, 2022, 307: 1－19.

[19] YAN M J, BAI Q Y, XU Y J, et al. Overview of hemodialysis membranes: Methods and strategies to improve hemocompatibility [J]. Journal of Industrial and Engineering Chemistry, 2024, 139: 94－110.

[20] TIJINK M, JANSSEN J, TIMMER M, et al. Development of novel membranes for blood purification therapies based on copolymers of N－vinylpyrrolidone and n－butylmethacrylate [J]. Journal of Materials Chemistry B, 2013, 1 (44): 6066－6077.

[21] LIU J J, YANG Y, LU X L, et al. Structure design and performance study on anticoagulant－separation dual functional PVC plasma separation membrane [J]. Separation and Purification Technology, 2024, 328: 2－10.

[22] BACAL C J O, MAINA J W, NANDURKAR H H, et al. Blood apheresis technologies－a critical review on challenges towards efficient blood separation and treatment [J]. Materials Advances, 2021, 2 (22): 7210－7236.

[23] LESTER R, SCHMID R. Bilirubin metabolism [J]. New England Journal of Medicine, 1964, 270 (15): 779－786.

[24] FEVERY J. Bilirubin in clinical practice: a review [J]. Liver International, 2008, 28 (5): 592－605.

[25] BOIADJIEV S E, LIGHTNER D A. Altering the acidity and solution properties of bilirubin. Methoxy and methylthio substituents [J]. The Journal of Organic Chemistry, 1998, 63 (18): 6220 – 6228.

[26] MCDONAGH A F. Controversies in bilirubin biochemistry and their clinical relevance [C] //Seminars in Fetal and Neonatal Medicine. Philadelphia: W. B. Saunders, 2010, 15 (3): 141 – 147.

[27] BILLING B H. Twenty – five years of progress in bilirubin metabolism (1952 – 1977) [J]. Gut, 1978, 19 (6): 481 – 491.

[28] VAN DER GEEST B A M, DE MOL M J S, BARENDSE I S A, et al. Assessment, management, and incidence of neonatal jaundice in healthy neonates cared for in primary care: a prospective cohort study [J]. Scientific Reports, 2022, 12 (1): 14385.

[29] DI GREGORIO M C, CAUTELA J, GALANTINI L. Physiology and physical chemistry of bile acids [J]. International Journal Of Molecular Sciences, 2021, 22 (4): 1780.

[30] 陆伦根, 蔡晓波, 王建设, 等. 胆汁淤积性肝病管理指南 (2021) [J]. 临床肝胆病杂志, 2022, 38 (1): 62 – 69.

[31] DHAL P K, HUVAL C C, HOLMES – FARLEY S R. Biologically active polymeric sequestrants: Design, synthesis, and therapeutic applications [J]. Pure and Applied Chemistry, 2007, 79 (9): 1521 – 1530.

[32] 魏斌, 袁直, 何炳林, 等. 含氨基、羟基吸附剂对胆红素的吸附 [J]. 离子交换与吸附, 1997, (4): 373 – 377.

[33] 顾长海, 工宇明. 肝功能衰竭 [M]. 北京: 人民卫生出版社, 2002.

[34] OSTROW J D, MUKERJEE P, TIRIBELLI C. Structure and binding of unconjugated bilirubin: relevance for physiological and pathophysiological function [J]. Journal of Lipid Research, 1994, 35 (10): 1715 – 1737.

[35] ZHAO R, MA T T, CUI F C, et al. Porous aromatic framework with tailored binding sites and pore sizes as a high – performance hemoperfusion adsorbent for bilirubin removal [J]. Advanced Science, 2020, 7 (23): 2001899.

[36] GE D T, WU D W, SHI W, et al. An albumin – fixed membrane for the removal of protein – bound toxins [J]. Biomedical Materials, 2006, 1 (3): 170.

[37] WU S Q, DUAN B, ZENG X P, et al. Construction of blood compatible lysine – immobilized chitin/carbon nanotube microspheres and potential applications for blood

purified therapy [J]. Journal of Materials Chemistry B, 2017, 5 (16): 2952 – 2963.

[38] QIAO L Z, LI Y L, LIU Y, et al. High – strength, blood – compatible, and high – capacity bilirubin adsorbent based on cellulose – assisted high – quality dispersion of carbon nanotubes [J]. Journal of Chromatography A, 2020, 1634: 1 – 9.

[39] DING W P, ZOU L L, SUN S J, et al. A new method to increase the adsorption of protein – bound toxins in artificial liver support systems [J]. Artificial Organs, 2014, 38 (11): 954 – 962.

[40] CHEN J, HAN W Y, SU R, et al. Non – ionic macroporous polystyrene adsorbents for removal of serum toxins in liver failure by hemoperfusion [J]. Artificial Cells, Nanomedicine, and Biotechnology, 2017, 45 (1): 174 – 183.

[41] WU S Q, YUE P P, MA Y S, et al. Hemoperfusion adsorbents for removal of common toxins in liver and kidney failure: recent progress, challenges, and prospects [J]. Advanced Materials, 2023: 2305152.

[42] DHAL P K, POLOMOSCANIK S C, AVILA L Z, et al. Functional polymers as therapeutic agents: concept to market place [J]. Advanced Drug Delivery Reviews, 2009, 61 (13): 1121 – 1130.

[43] HUVAL C C, HOLMES – FARLEY S R, MANDEVILLE W H, et al. Syntheses of hydrophobically modified cationic hydrogels by copolymerization of alkyl substituted diallylamine monomers and their use as bile acid sequestrants [J]. European Polymer Journal, 2004, 40 (4): 693 – 701.

[44] DAVANKOV V, PAVLOVA L, TSYURUPA M, et al. Polymeric adsorbent for removing toxic proteins from blood of patients with kidney failure [J]. Journal of Chromatography B: Biomedical Sciences and Applications, 2000, 739 (1): 73 – 80.

[45] TONG G Q, CHEN T T, LI H B, et al. Phase transition induced recrystallization and low surface potential barrier leading to 10.91% – efficient CsPbBr3 perovskite solar cells [J]. Nano Energy, 2019, 65: 1 – 10.

[46] ZHAO C X, LIU J N, LI B Q, et al. Multiscale construction of bifunctional electrocatalysts for long – lifespan rechargeable zinc – air batteries [J]. Advanced Functional Materials, 2020, 30 (36): 1 – 9.

[47] CHEN J, CHENG G H, CHAI Y M, et al. Preparation of nano – CaCO3/polystyrene nanocomposite beads for efficient bilirubin removal [J]. Colloids and Surfaces B:

Biointerfaces, 2018, 161: 480 - 487.

[48] CHAI Y M, LIU Z, DU Y Z, et al. Hydroxyapatite reinforced inorganic - organic hybrid nanocomposite as high - performance adsorbents for bilirubin removal in vitro and in pig models [J]. Bioactive Materials, 2021, 6 (12): 4772 - 4785.

[49] PENG Z H, YANG Y, LUO J Y, et al. Nanofibrous polymeric beads from aramid fibers for efficient bilirubin removal [J]. Biomaterials Science, 2016, 4 (9): 1392 - 1401.

[50] WANG Y L, WANG S S, HE X Q, et al. A breakthrough trial of an artificial liver without systemic heparinization in hyperbilirubinemia beagle models [J]. Bioactive Materials, 2023, 20: 651 - 662.

[51] SONG X, JI H F, LI Y P, et al. Transient blood thinning during extracorporeal blood purification via the inactivation of coagulation factors by hydrogel microspheres [J]. Nature Biomedical Engineering, 2021, 5 (10): 1143 - 1156.

[52] ZHAO C S, LIU T, CHENG L P, et al. An evaluation of a polyethersulfone hollow fiber plasma separator by animal experiment [J]. Artificial Organs, 2001, 25 (1): 60 - 63.

[53] WANG L R, QIN H, NIE S Q, et al. Direct synthesis of heparin - like poly (ether sulfone) polymer and its blood compatibility [J]. Acta Biomaterialia, 2013, 9 (11): 8851 - 8863.

[54] WU K K, LIU X Y, LI Z T, et al. Fabrication of chitosan/graphene oxide composite aerogel microspheres with high bilirubin removal performance [J]. Materials Science and Engineering: C, 2020, 106: 1 - 10.

[55] HE C, LI M Y, ZHANG J, et al. Amides and Heparin - Like Polymer Co - Functionalized Graphene Oxide Based Core@ Polyethersulfone Based Shell Beads for Bilirubin Adsorption [J]. Macromolecular Bioscience, 2020, 20 (8): 2000153.

[56] ANTHIS A H C, MATTER M T, KEEVEND K, et al. Tailoring the colloidal stability, magnetic separability, and cytocompatibility of high - capacity magnetic anion exchangers [J]. ACS Applied Materials & Interfaces, 2019, 11 (51): 48341 - 48351.

[57] TYAGI A, NG Y W, TAMTAJI M, et al. Elimination of uremic toxins by functionalized graphene - based composite beads for direct hemoperfusion [J]. ACS Applied Materials & Interfaces, 2021, 13 (5): 5955 - 5965.

[58] WANG Y S, LI C Y, ZHENG Y D, et al. Plant protein modified natural cellulose with multiple adsorption effects used for bilirubin removal [J]. International Journal of Biological Macromolecules, 2021, 166: 179 - 189.

[59] GUO L Y, LU H Q, RACKEMANN D, et al. Quaternary ammonium - functionalized magnetic chitosan microspheres as an effective green adsorbent to remove high - molecular - weight invert sugar alkaline degradation products (HISADPs) [J]. Chemical Engineering Journal, 2021, 416: 2 - 14.

[60] ZHOU W, ZHANG M, LIU X, et al. Collagen - modified chitosan microsphere as a novel hemoperfusion adsorbent for efficient removal of bilirubin from human plasma [J]. Separation and Purification Technology, 2024, 337: 2 - 11.

[61] FIGARO S, PEREIRA U, DUMé A S, et al. SUPPLIVER: Bioartificial supply for liver failure [J]. Innovation and Research in Biomedical Engineering, 2015, 36 (2): 101 - 109.

[62] SONG X, XU T, YANG L, et al. Self - anticoagulant nanocomposite spheres for the removal of bilirubin from whole blood: a step toward a wearable artificial liver [J]. Biomacromolecules, 2020, 21 (5): 1762 - 1775.

[63] KANO K, IMAEDA K, OTA K, et al. Reexamination of cyclodextrin - induced conformational enantiomerism of bilirubin in aqueous solution [J]. Bulletin of the Chemical Society of Japan, 2003, 76 (5): 1035 - 1041.

[64] WANG Z, CAO Y M, WEI H L, et al. Bilirubin adsorption properties of water - soluble adsorbents with different cyclodextrin cavities in plasma dialysis system [J]. Colloids and Surfaces B: Biointerfaces, 2012, 90: 248 - 253.

[65] SALIMI E, GHAEE A, ISMAIL A F. β - Cyclodextrin modified PES hollow fiber membrane, a new strategy for bilirubin separation [J]. Materials Letters, 2018, 215: 276 - 279.

[66] LIU S, ZHONG C, CHEN J, et al. Thermoresponsive self - assembled β - cyclodextrin - modified surface for blood purification [J]. ACS Biomaterials Science & Engineering, 2017, 3 (6): 1083 - 1091.

[67] YANG Q Y, ZHOU C H, ZHAO Q, et al. Sonochemical assisted synthesis of dual functional BSA nanoparticle for the removal of excessive bilirubin and strong anti - tumor effects [J]. Materials Science and Engineering: C, 2019, 100: 688 - 696.

[68] WU K K, SONG X, CUI S Y, et al. Immobilization of bovine serum albumin via

mussel‐inspired polydopamine coating on electrospun polyethersulfone（PES）fiber mat for effective bilirubin adsorption［J］. Applied Surface Science, 2018, 451: 45‐55.

［69］ YUAN Z P, LI Y S, ZHAO D, et al. High efficiency 3D nanofiber sponge for bilirubin removal used in hemoperfusion［J］. Colloids and Surfaces B: Biointerfaces, 2018, 172: 161‐169.

［70］ LI C, ZHANG W, YANG N, et al. Fabrication of Organic Hec Nanocomposites Modified with Lysine as a Potential Adsorbent for Bilirubin Removal［J］. Applied Biochemistry and Biotechnology, 2019, 188（3）: 769‐786.

［71］ ÇORMAN M E. Poly‐l‐lysine modified cryogels for efficient bilirubin removal from human plasma［J］. Colloids and Surfaces B: Biointerfaces, 2018, 167: 291‐298.

［72］ HAGSTAM K E, LARSSON L E, THYSELL H. Experimental studies on charcoal haemoperfusion in phenobarbital intoxication and uraemia, including histopathologic findings［J］. Acta medica Scandinavica, 1966, 180（5）: 593‐603.

［73］ YAMAZAKI K, SHINKE K, OGINO T. Selective adsorption of bilirubin against albumin to oxidized single‐wall carbon nanohorns［J］. Colloids and Surfaces B: Biointerfaces, 2013, 112: 103‐107.

［74］ MA C F, GAO Q, XIA K S, et al. Three‐dimensionally porous graphene: A high‐performance adsorbent for removal of albumin‐bonded bilirubin［J］. Colloids and Surfaces B: Biointerfaces, 2017, 149: 146‐153.

［75］ TRIPISCIANO C, KOZYNCHENKO O P, LINSBERGER I, et al. Activation‐Dependent Adsorption of Cytokines and Toxins Related to Liver Failure to Carbon Beads［J］. Biomacromolecules, 2011, 12（10）: 3733‐3740.

［76］ LI Z T, HUANG X H, WU K K, et al. Fabrication of regular macro‐mesoporous reduced graphene aerogel beads with ultra‐high mechanical property for efficient bilirubin adsorption［J］. Materials Science and Engineering: C, 2020, 106: 1‐11.

［77］ GUO L M, ZHANG L X, ZHANG J M, et al. Hollow mesoporous carbon spheres‐an excellent bilirubin adsorbent［J］. Chemical Communications, 2009, （40）: 6071‐6073.

［78］ LI Q S, ZHAO W Q, GUO H S, et al. Metal‐Organic Framework Traps with Record‐High Bilirubin Removal Capacity for Hemoperfusion Therapy［J］. Acs Appl Mater Inter, 2020, 12（23）: 25546‐25556.

［79］ GAN N, SUN Q M, ZHAO L D, et al. Hierarchical core – shell nanoplatforms constructed from Fe3O4 @ C and metal – organic frameworks with excellent bilirubin removal performance ［J］. Journal of Materials Chemistry B, 2021, 9 (28): 5628 – 5635.

［80］ IDE K, WANG H, TAHARA H, et al. Role for CD47 – SIRPα signaling in xenograft rejection by macrophages ［J］. Proceedings of the National Academy of Sciences, 2007, 104 (12): 5062 – 5066.

［81］ WU G M, BROWN G R, ST – PIERRE L E. Polymeric Sorbents for Bile Acids. 5. Polyacrylamide Resins with Ammonium – Containing Pendants ［J］. Langmuir, 1996, 12 (2): 466 – 471.

［82］ NICHIFOR M, CRISTEA D, CARPOV A. Sodium cholate sorption on cationic dextran hydrogel microspheres. 1. Influence of the chemical structure of functional groups ［J］. International Journal of Biological Macromolecules, 2000, 28 (1): 15 – 21.

［83］ FIGULY G D, ROYCE S D, KHASAT N P, et al. Preparation and Characterization of Novel Poly (alkylamine) – Based Hydrogels Designed for Use as Bile Acid Sequestrants ［J］. Macromolecules, 1997, 30 (20): 6174 – 6184.

［84］ CAMERON N S, EISENBERG A, BROWN G R. Amphiphilic Block Copolymers as Bile Acid Sorbents: 2. Polystyrene – b – poly (N, N, N – trimethylammoniumethylene acrylamide chloride): Self – Assembly and Application to Serum Cholesterol Reduction ［J］. Biomacromolecules, 2002, 3 (1): 124 – 132.

［85］ HUVAL C C, BAILEY M J, BRAUNLIN W H, et al. Novel Cholesterol Lowering Polymeric Drugs Obtained by Molecular Imprinting ［J］. Macromolecules, 2001, 34 (6): 1548 – 1550.

［86］ ANDERSON J W, BAIRD P, DAVIS R H, JR., et al. Health benefits of dietary fiber ［J］. Nutrition reviews, 2009, 67 (4): 188 – 205.

［87］ EASTWOOD M A, HAMILTON D. Studies on the adsorption of bile salts to non – absorbed components of diet ［J］. Biochimica et Biophysica Acta (BBA) – Lipids and Lipid Metabolism, 1968, 152 (1): 165 – 173.

［88］ GARCIA – DIEZ F, GARCIA – MEDIAVILLA V, BAYON J E, et al. Pectin feeding influences fecal bile acid excretion, hepatic bile acid and cholesterol synthesis and serum cholesterol in rats ［J］. The Journal of nutrition, 1996, 126 (7): 1766 – 1771.

[89] ZHU X H, WEN Y B, CHENG D, et al. Cationic amphiphilic microfibrillated cellulose (MFC) for potential use for bile acid sorption [J]. Carbohydrate Polymers, 2015, 132: 598 - 605.

[90] KHORASANI A C, KOUHFAR F, SHOJAOSADATI S A. Pectin/lignocellulose nanofibers/chitin nanofibers bionanocomposite as an efficient biosorbent of cholesterol and bile salts [J]. Carbohydrate Polymers, 2021, 261: 1 - 9.

[91] STAELS B, HANDELSMAN Y, FONSECA V. Bile Acid Sequestrants for Lipid and Glucose Control [J]. Current Diabetes Reports, 2010, 10 (1): 70 - 77.

[92] CHEN L Y, HE X, PU Y J, et al. Adsorption removal properties of β - cyclodextrin - modified pectin on cholesterol and sodium cholate [J]. Food Chem, 2024, 430: 1 - 10.

[93] GALLAHER C M, MUNION J, GALLAHER D D, et al. Cholesterol Reduction by Glucomannan and Chitosan Is Mediated by Changes in Cholesterol Absorption and Bile Acid and Fat Excretion in Rats [J]. The Journal of Nutrition, 2000, 130 (11): 2753 - 2759.

[94] BUDNYAK T M, VLASOVA N N, GOLOVKOVA L P, et al. Bile acids adsorption by chitoan - fumed silica enterosorbent [J]. Colloid and Interface Science Communications, 2019, 32: 1 - 7.

[95] WANG Y, WEI R, ZHAO W F, et al. Bilirubin Removal by Polymeric Adsorbents for Hyperbilirubinemia Therapy [J]. 2023, 23 (5): 1 - 17.

[96] HANSEN T W R. Biology of Bilirubin Photoisomers [J]. Clinics in Perinatology, 2016, 43 (2): 277 - 290.

[97] CREMER R J, PERRYMAN P W, RICHARDS D H. Influence of light on the hyperbilirubinaemia of infants [J]. Lancet, 1958, 1 (7030): 1094 - 1097.

[98] BONNETT R, DAVIES J E, HURSTHOUSE M B. Structure of bilirubin [J]. Nature, 1976, 262 (5566): 326 - 328.

[99] MAISELS M J, MCDONAGH ANTONY F. Phototherapy for Neonatal Jaundice [J]. New Engl J Med, 2008, 358 (9): 920 - 928.

[100] MAISELS M J. Why use homeopathic doses of phototherapy? [J]. Pediatrics, 1996, 98 (2 Pt 1): 283 - 287.

[101] JAHRIG K, JAHRIG D, MEISEL P. Dependence of the efficiency of phototherapy on plasma bilirubin concentration [J]. Acta Paediatr Scand, 1982, 71 (2): 293 -

299.

[102] HANSEN T W. Acute management of extreme neonatal jaundice: the potential benefits of intensified phototherapy and interruption of enterohepatic bilirubin circulation [J]. Acta Paediatr, 1997, 86 (8): 843 - 846.

[103] MCDONAGH A F. Sunlight - induced mutation of bilirubin in a long - distance runner [J]. N Engl J Med, 1986, 314 (2): 121 - 122.

[104] WANG Y L, WEI R, YANG X J, et al. UV - activated "blue bulbs" for photodecomposition and adsorption of bilirubin: Strategic nanoarchitectonics to remove protein - bound toxins [J]. Materials Today, 2024, 80: 327 - 341.

[105] TOKIWA T, SHOJI M, SLADEK V, et al. Structural changes of the trinuclear copper center in bilirubin oxidase upon reduction [J]. Molecules, 2018, 24 (1): 76.

[106] 黄世臣, 赵敏. 胆红素氧化酶的特性及应用研究综述 [J]. 延边大学农学学报, 2014, 36 (1): 78 - 87.

[107] LI X, FORTUNEY A, GUILBAULT G G, et al. Determination of Bilirubin by Fiberoptic Biosensor [J]. Analytical Letters, 1996, 29 (2): 171 - 180.

[108] KLEMM J, PRODROMIDIS M I, KARAYANNIS M I. An Enzymic Method for the Determination of Bilirubin Using an Oxygen Electrode [J]. Electroanalysis, 2000, 12 (4): 292 - 295.

[109] KANNAN P, CHEN H, LEE V T W, et al. Highly sensitive amperometric detection of bilirubin using enzyme and gold nanoparticles on sol - gel film modified electrode [J]. Talanta, 2011, 86: 400 - 407.

[110] GONG J, TU W, LIU J M, et al. Hepatocytes: A key role in liver inflammation [J]. Front Immunol, 2023, 13: 9.

[111] BARAL A. Mechanisms of Inflammasome Activation and Involvement in Liver Disease [J]. J Mol Pathol, 2024, 5 (2): 171 - 186.

[112] BAK J, JE N K, CHUNG H Y, et al. Oligonol Ameliorates CCl_4 - Induced Liver Injury in Rats via the NF - Kappa B and MAPK Signaling Pathways [J]. Oxidative medicine and cellular longevity, 2016, 2016 (1): 1 - 12.

[113] SHAH J A, NAVARRO - ALVAREZ N, DEFAZIO M, et al. A Bridge to Somewhere: 25 - day Survival After Pig - to - Baboon Liver Xenotransplantation [J]. Ann Surg, 2016, 263 (6): 1069 - 1071.

[114] EICHHORN T, RAUSCHER S, HAMMER C, et al. Polystyrene－Divinylbenzene－Based Adsorbents Reduce Endothelial Activation and Monocyte Adhesion Under Septic Conditions in a Pore Size－Dependent Manner [J]. Inflammation, 2016, 39 (5): 1737－1746.

[115] ANKAWI G, XIE Y, YANG B, et al. What Have We Learned about the Use of Cytosorb Adsorption Columns? [J]. Blood Purif, 2019, 48 (3): 196－202.

[116] GRUDA M C, RUGGEBERG K G, O'SULLIVAN P, et al. Broad adsorption of sepsis－related PAMP and DAMP molecules, mycotoxins, and cytokines from whole blood using CytoSorb ® sorbent porous polymer beads [J]. PLoS One, 2018, 13 (1): 12.

[117] CHAI Y M, CHEN J, WANG T T, et al. Bead－type polystyrene/nano－CaCO3 (PS/nCaCO3) composite: a high－performance adsorbent for the removal of interleukin－6 [J]. Journal of Materials Chemistry B, 2019, 7 (9): 1404－1414.

[118] CHEN J, WANG L C, WANG T T, et al. Functionalized Carbon Nanotube－Embedded Poly (vinyl alcohol) Microspheres for Efficient Removal of Tumor Necrosis Factor－α [J]. Acs Biomaterials Science & Engineering, 2020, 6 (8): 4722－4730.

[119] ZHAO X H, WANG C, XU B Y, et al. Efficient selective adsorption of cytokine IL－6 and other middle－macromolecular toxins in the serum of uremia patients with specially designed porous hollow carbon spheres [J]. Chem Eng J, 2023, 454: 10.

[120] WANG T Y, SUN X Y, GUO X, et al. Ultraefficiently Calming Cytokine Storm Using Ti3C2Tx MXene [J]. Small Methods, 2021, 5 (5): 10.

[121] WEI G F, JIANG D D, HU S, et al. Polydopamine－Decorated Microcomposites Promote Functional Recovery of an Injured Spinal Cord by Inhibiting Neuroinflammation [J]. Acs Appl Mater Inter, 2021, 13 (40): 47341－47353.

[122] LOCKWOOD A H. Blood ammonia levels and hepatic encephalopathy [J]. Metab Brain Dis, 2004, 19 (3/4): 345－349.

[123] VIERLING J M, MOKHTARANI M, BROWN R S, et al. Fasting Blood Ammonia Predicts Risk and Frequency of Hepatic Encephalopathy Episodes in Patients With Cirrhosis [J]. Clin Gastroenterol H, 2016, 14 (6): 903－906.

[124] GOLDSTEIN B N, WESLER J, NOWACKI A S, et al. Investigations of blood

ammonia analysis: Test matrices, storage, and stability [J]. Clin Biochem, 2017, 50 (9): 537 – 539.

[125] AYYUB O B, BEHRENS A M, HELIGMAN B T, et al. Simple and inexpensive quantification of ammonia in whole blood [J]. Mol Genet Metab, 2015, 115 (2 – 3): 95 – 100.

[126] JIN Y Y, SINGH P, CHUNG H J, et al. Blood Ammonia as a Possible Etiological Agent for Alzheimer's Disease [J]. Nutrients, 2018, 10 (5): 564.

[127] WIJDICKS E F M. Hepatic Encephalopathy [J]. New Engl J Med, 2016, 375 (17): 1660 – 1670.

[128] ANKAWI G, NERI M, ZHANG J X, et al. Extracorporeal techniques for the treatment of critically ill patients with sepsis beyond conventional blood purification therapy: the promises and the pitfalls [J]. Critical Care, 2018, 22 (1): 262.

[129] BOTTARI G, DI NARDO M, GLEESON J, et al. Extracorporeal blood purification techniques in children with hyper – inflammatory syndromes: a clinical overview [J]. Minerva Anestesiol, 2019, 85 (5): 531 – 542.

[130] KATAYAMA K, KAKITA N. Possible pathogenetic role of ammonia in liver cirrhosis without hyperammonemia of venous blood: The so – called latency period of abnormal ammonia metabolism [J]. Hepatol Res, 2024, 54 (3): 235 – 243.

[131] ZHANG D L, SHEN Y J, DING J T, et al. A Combined Experimental and Computational Study on the Adsorption Sites of Zinc – Based MOFs for Efficient Ammonia Capture [J]. Molecules, 2022, 27 (17): 5615.

[132] HALIM A A, AZIZ H A, JOHARI M A M, et al. Comparison study of ammonia and COD adsorption on zeolite, activated carbon and composite materials in landfill leachate treatment [J]. Desalination, 2010, 262 (1/2/3): 31 – 35.

[133] VU T M, TRINH V T, DOAN D P, et al. Removing ammonium from water using modified corncob – biochar [J]. Sci Total Environ, 2017, 579: 612 – 619.

[134] KIM K, SCHUETZ C, ELIAS N, et al. Up to 9 – day survival and control of thrombocytopenia following alpha1, 3 – galactosyl transferase knockout swine liver xenotransplantation in baboons [J]. Xenotransplantation, 2012, 19 (4): 256 – 264.

[135] MOHAMMADI H, HEIDARI R, NIKNEZHAD S V, et al. In vitro and in vivo Evaluation of Succinic Acid – Substituted Mesoporous Silica for Ammonia Adsorption:

Potential Application in the Management of Hepatic Encephalopathy [J]. Int J Nanomed, 2020, 15: 10085 - 10098.

[136] WU S Q, CHEN B, YE Q F. Blood compatible chitin composite nanofibrous microspheres as efficient adsorbents for removal of blood ammonia in hyperammonemia [J]. Micropor Mesopor Mat, 2022, 343: 2 - 15.

[137] LICHTER - KONECKI U, VOCKLEY J. Phenylketonuria: Current Treatments and Future Developments [J]. Drugs, 2019, 79 (5): 495 - 500.

[138] SCHULTZ M J, NETZEL B C, SINGH R H, et al. Laboratory monitoring of patients with hereditary tyrosinemia type I [J]. Molecular Genetics and Metabolism, 2020, 130 (4): 247 - 254.

[139] LI Q, YANG C L, FENG L J, et al. Glutaric Acidemia, Pathogenesis and Nutritional Therapy [J]. Front Nutr, 2021, 8: 1 - 12.

[140] LU C H, FENG Y W, HE Y X, et al. Foods for Aromatic Amino Acid Metabolism Disorder: A Review of Current Status, Challenges and Opportunities [J]. Food Reviews International, 2023, 39 (9): 6630 - 6647.

[141] SU Y J, WANG Y Z, MCCLEMENTS D J, et al. Selective adsorption of egg white hydrolysates onto activated carbon: Establishment of physicochemical mechanisms for removing phenylalanine [J]. Food Chem, 2021, 364: 1 - 9.

[142] LIMA W C, OLIVEIRA L S, FRANCA A S. Adsorption of Phenylalanine from Aqueous Solutions Using Activated Carbon from Sunflower Meal Functionalized with Sulfonic Groups [J]. Foods, 2022, 11 (21): 3427.

[143] BU T T, ZHOU M J, ZHENG J X, et al. Preparation and characterization of a low - phenylalanine whey hydrolysate using two - step enzymatic hydrolysis and macroporous resin adsorption [J]. Lwt - Food Sci Technol, 2020, 132: 1 - 10.

[144] YING X G, ZHU X M, KANG A S, et al. Molecular imprinted electrospun chromogenic membrane for L - tyrosine specific recognition and visualized detection [J]. Talanta, 2019, 204: 647 - 654.

[145] HE K C, QIU F X, RONG X S, et al. Alanine - derivatized β - cyclodextrin bonded silica: structure and adsorption selectivity [J]. J Chem Technol Biot, 2014, 89 (9): 1360 - 1369.

[146] GHOSH S, BADRUDDOZA A Z M, UDDIN M S, et al. Adsorption of chiral aromatic amino acids onto carboxymethyl - β - cyclodextrin bonded FeO/SiO core -

shell nanoparticles [J]. J Colloid Interf Sci, 2011, 354 (2): 483-492.

[147] LIU F, QIAN H L, YANG C, et al. Room - temperature preparation of a chiral covalent organic framework for the selective adsorption of amino acid enantiomers [J]. Rsc Advances, 2020, 10 (26): 15383-15386.

[148] JONCKHEERE D, STEELE J A, CLAES B, et al. Adsorption and Separation of Aromatic Amino Acids from Aqueous Solutions Using Metal - Organic Frameworks [J]. Acs Appl Mater Inter, 2017, 9 (35): 30064-30073.

[149] TANG S W, KONG L, OU J J, et al. Application of cross - linked β - cyclodextrin polymer for adsorption of aromatic amino acids [J]. J Mol Recognit, 2006, 19 (1): 39-48.

[150] SAIKIA M D. Studies on adsorption of amino acids on β - cyclodextrin bonded to silica particles [J]. Colloid Surface A, 2008, 329 (3): 177-183.

[151] ZHAO F P, REPO E, YIN D L, et al. EDTA - Cross - Linked β - Cyclodextrin: An Environmentally Friendly Bifunctional Adsorbent for Simultaneous Adsorption of Metals and Cationic Dyes [J]. Environ Sci Technol, 2015, 49 (17): 10570-10580.

[152] LI H Y, MENG B, CHAI S H, et al. Hyper - crosslinked β - cyclodextrin porous polymer: an adsorption - facilitated molecular catalyst support for transformation of water - soluble aromatic molecules [J]. Chem Sci, 2016, 7 (2): 905-909.

[153] WANG D Z, CHEN G, LI X M, et al. Hypercrosslinked β - cyclodextrin porous polymer as adsorbent for effective uptake towards albendazole from aqueous media [J]. Separation and Purification Technology, 2019, 227: 115720.

[154] TU Y Z, XU G Z, JIANG L, et al. Amphiphilic hyper - crosslinked porous cyclodextrin polymer with high specific surface area for rapid removal of organic micropollutants [J]. Chem Eng J, 2020, 382: 2-12.

[155] ZHANG Y, XU L Z, WU Y X, et al. Efficient and ultrafast adsorption of aromatic amino acids by hyper - crosslinked porous cyclodextrin polymers with high adsorption capacity [J]. Separation and Purification Technology, 2024, 348: 2-11.

[156] HUANG J K, LEE H C. Emerging Evidence of Pathological Roles of Very - Low - Density Lipoprotein (VLDL) [J]. International Journal of Molecular Sciences, 2022, 23 (8): 4300.

[157] BAUMER Y, MCCURDY S, WEATHERBY T M, et al. Hyperlipidemia - induced

cholesterol crystal production by endothelial cells promotes atherogenesis ［J］. Nature Communications, 2017, 8 (1): 1129.

［158］ HOVLAND A, LAPPEGåRD K T, MOLLNES T E. LDL Apheresis and Inflammation － Implications for Atherosclerosis ［J］. Scandinavian Journal of Immunology, 2012, 76 (3): 229 － 236.

［159］ ALDANA － BITAR J, BHATT D L, BUDOFF M J. Regression and stabilization of atherogenic plaques ［J］. Trends in Cardiovascular Medicine, 2023, 34 (5): 340 － 346.

［160］ BOREN J, CHAPMAN M J, KRAUSS R M, et al. Low － density lipoproteins cause atherosclerotic cardiovascular disease: pathophysiological, genetic, and therapeutic insights: a consensus statement from the European Atherosclerosis Society Consensus Panel ［J］. European Heart Journal, 2020, 41 (24): 2313 － 2330.

［161］ XIAO Y J, XU Y H, WANG W J, et al. One － step engineering dual － network reinforced hydrogel microspheres with excellent anti － coagulant and low － density lipoprotein removal ［J］. Separation and Purification Technology, 2024, 331: 2 － 12.

［162］ BERELI N, SENER G, YAVUZ H, et al. Oriented immobilized anti － LDL antibody carrying poly (hydroxyethyl methacrylate) cryogel for cholesterol removal from human plasma ［J］. Materials Science and Engineering: C, 2011, 31 (5): 1078 － 1083.

［163］ OSTLUND R E. Immunosorbent Chemistry: A Study of Agarose － Based Column Sorbents for the Removal of Low － Density Lipoprotein (LDL) from Blood ［J］. Artificial Organs, 1987, 11 (5): 366 － 374.

［164］ STOFFEL W, DEMANT T. Selective removal of apolipoprotein B － containing serum lipoproteins from blood plasma ［J］. Proceedings of the National Academy of Sciences, 1981, 78 (1): 611 － 615.

［165］ YAVUZ H, DENIZLI A. Immunoaffinity beads for selective removal of cholesterol from human plasma ［J］. Journal of Biomaterials Science, Polymer Edition, 2003, 14 (5): 395 － 409.

［166］ 丛海霞, 杜龙兵, 方波, 等. 月桂酸修饰的低密度脂蛋白吸附剂研究 ［J］. 生物医学工程学杂志, 2010, 27 (3): 671 － 674.

［167］ 王睿睿, 赵辉, 夏春岚, 等. 一种由脂肪醇修饰的新型低密度脂蛋白吸附剂的制备及性能 ［J］. 化学世界, 2008, (5): 262 － 263.

[168] GUO C, YU Y M, JIANG X B, et al. Photorenewable Azobenzene Polymer Brush − Modified Nanoadsorbent for Selective Adsorption of LDL in Serum [J]. ACS Applied Materials & Interfaces, 2022, 14 (30): 34388 − 34399.

[169] WANG Y L, HUANG X L, HE C, et al. Design of carboxymethyl chitosan − based heparin − mimicking cross − linked beads for safe and efficient blood purification [J]. International Journal of Biological Macromolecules, 2018, 117: 392 − 400.

[170] XU Y H, LI Y P, ZHAO W F, et al. Simple emulsion template method towards self − anticoagulant and high − efficiency carboxymethyl chitosan − based adsorbent for low − density lipoprotein from whole blood [J]. Journal of Colloid and Interface Science, 2022, 631: 231 − 244.

[171] YU Y M, DONG J Z, MA B Y, et al. Bio − inspired dual − functional phospholipid − poly (acrylic acid) brushes grafted porous poly (vinyl alcohol) beads for selective adsorption of low − density lipoprotein [J]. Journal of Materials Chemistry B, 2021, 9 (32): 6364 − 6376.

[172] WANG S Q, YU Y T, CUI T, et al. A novel amphiphilic adsorbent for the removal of low − density lipoprotein [J]. Biomaterials, 2003, 24 (16): 2799 − 2802.

[173] YU Y M, MA B Y, JIANG X B, et al. Amphiphilic shell nanomagnetic adsorbents for selective and highly efficient capture of low − density lipoprotein from hyperlipidaemia serum [J]. Journal of Materials Chemistry B, 2022, 10 (25): 4856 − 4866.

[174] XIAO Y J, XU Y H, LIU X D, et al. Simultaneous Rosiglitazone Release and Low − Density Lipoprotein Removal by Chondroitin Sodium Sulfate/Cyclodextrin/Poly (acrylic acid) Composite Adsorbents for Atherosclerosis Therapy [J]. Biomacromolecules, 2024, 25 (5): 3141 − 3152.

[175] RAMíREZ P, MONTOYA M J, RíOS A, et al. Prevention of hyperacute rejection in a model of orthotopic liver xenotransplantation from pig to baboon using polytransgenic pig livers (CD55, CD59, and H − transferase) [J]. Transplant Proc, 2005, 37 (9): 4103 − 4106.

[176] YANG Q B, LI Y P, TUOHUTI P, et al. Advances in the Development of Biomaterials for Endotoxin Adsorption in Sepsis [J]. Frontiers in Bioengineering and Biotechnology, 2021, 9: 1 − 17.

[177] SHIN J S, KIM J M, MIN B H, et al. Pre − clinical results in pig − to − non − human

primate islet xenotransplantation using anti – CD 40 antibody (2C10R4) – based immunosuppression [J]. Xenotransplantation, 2018, 25 (1): 10.

[178] 刘冬絮. 特异性内毒素去除吸附剂的制备和应用 [D]. 大连: 大连理工大学, 2018.

[179] HIRAYAMA C, SAKATA M. Chromatographic removal of endotoxin from protein solutions by polymer particles [J]. Journal of Chromatography B – Analytical Technologies in the Biomedical and Life Sciences, 2002, 781 (1/2): 419 – 432.

[180] MALARD B, LAMBERT C, KELLUM J A. In vitro comparison of the adsorption inflammatory mediators by blood purification devices [J]. Intensive Care Medicine Experimental, 2018, 6: 12.

[181] DELLINGER R P, BAGSHAW S M, ANTONELLI M, et al. Effect of Targeted Polymyxin B Hemoperfusion on 28 – Day Mortality in Patients With Septic Shock and Elevated Endotoxin Level [J]. The Journal of the American Medical Association, 2018, 320 (14): 1455 – 1463.

[182] IBA T, FOWLER L. Is polymyxin B – immobilized fiber column ineffective for septic shock? A discussion on the press release for EUPHRATES trial [J]. Journal of Intensive Care, 2017, 5 (1): 40.

[183] LI Y, SUN P, CHANG K, et al. Effect of Continuous Renal Replacement Therapy with the oXiris Hemofilter on Critically Ill Patients: A Narrative Review [J]. Journal of Clinical Medicine, 2022, 11 (22): 6719.

[184] R. MARSHALL M, 张凌, 王敏敏, 等. oXiris – 内毒素吸附技术的临床应用 [J]. 华西医学, 2018, 33 (7): 797 – 800.

[185] SHOJI H, OPAL S M. Therapeutic Rationale for Endotoxin Removal with Polymyxin B Immobilized Fiber Column (PMX) for Septic Shock [J]. International Journal of Molecular Sciences, 2021, 22 (4): 2228.

[186] MONARD C, RIMMELé T, RONCO C. Extracorporeal Blood Purification Therapies for Sepsis [J]. Blood Purification, 2019, 47 (3): 2 – 15.

[187] LI Y P, LI J M, SHI Z Q, et al. Anticoagulant chitosan – kappa – carrageenan composite hydrogel sorbent for simultaneous endotoxin and bacteria cleansing in septic blood [J]. Carbohydrate Polymers, 2020, 243: 1 – 10.

[188] KANG J H, SUPER M, YUNG C W, et al. An extracorporeal blood – cleansing device for sepsis therapy [J]. Nature Medicine, 2014, 20 (10): 1211 – 1216.

［189］ DIDAR T F, CARTWRIGHT M J, ROTTMAN M, et al. Improved treatment of systemic blood infections using antibiotics with extracorporeal opsonin hemoadsorption ［J］. Biomaterials, 2015, 67: 382－392.

［190］ SHI Z Q, ZHANG X C, YANG X J, et al. Specific Clearance of Lipopolysaccharide from Blood Based on Peptide Bottlebrush Polymer for Sepsis Therapy ［J］. Advanced Materials, 2023, 35 (33): 1－13.

［191］ LIU X D, XU T, JIANG C J, et al. Ultraporous Polyquaternium－Carboxylated Chitosan Composite Hydrogel Spheres with Anticoagulant, Antibacterial, and Rapid Endotoxin Removal Profiles for Sepsis Treatment ［J］. Biomacromolecules, 2022, 23 (9): 3728－3742.

［192］ LING Z Y, JIANG C J, LIU X D, et al. Histidine－inspired polyacrylonitrile－based adsorbent with excellent hemocompatibility for the simultaneous removal of bacteria and endotoxin in septic blood ［J］. Composites Part B－Engineering, 2023, 266: 1－11.

［193］ DANG Q, LI C G, JIN X X, et al. Heparin as a molecular spacer immobilized on microspheres to improve blood compatibility in hemoperfusion ［J］. Carbohydrate Polymers, 2019, 205: 89－97.

［194］ TAPOUK F A, NABIZADEH R, NASSERI S, et al. Endotoxin removal from aqueous solutions with dimethylamine－functionalized graphene oxide: Modeling study and optimization of adsorption parameters ［J］. Journal of Hazardous Materials, 2019, 368: 163－177.

［195］ SILK E, ZHAO H L, WENG H, et al. The role of extracellular histone in organ injury ［J］. Cell Death Discovery, 2017, 8: 1－11.

［196］ ALLAM R, KUMAR S V R, DARISIPUDI M N, et al. Extracellular histones in tissue injury and inflammation ［J］. Journal of Molecular Medicine, 2014, 92 (5): 465－472.

［197］ XU J, ZHANG X M, MONESTIER M, et al. Extracellular histones are mediators of death through TLR2 and TLR4 in mouse fatal liver injury ［J］. Journal of Immunology, 2011, 187 (5): 2626－2631.

［198］ YANG R K, TONNESSEEN T I. DAMPs and sterile inflammation in drug hepatotoxicity ［J］. Hepatology International, 2019, 13 (1): 42－50.

［199］ HUANG H, EVANKOVICH J, YAN W, et al. Endogenous histones function as

alarmins in sterile inflammatory liver Injury through Toll - like receptor 9 in mice [J].
Hepatology, 2011, 54 (3): 999 - 1008.

[200] WEN Z M, LEI Z, YAO L, et al. Circulating histones are major mediators of
systemic inflammation and cellular injury in patients with acute liver failure [J]. Cell
Death Discovery, 2016, 7 (9): 1 - 10.

[201] WEN Z M, LIU Y, LI F, et al. Circulating histones exacerbate inflammation in mice
with acute liver failure [J]. Journal of Cellular Biochemistry, 2013, 114 (10):
2384 - 2391.

[202] YANG T H, PENG J, ZHANG Z Y, et al. Emerging therapeutic strategies targeting
extracellular histones for critical and inflammatory diseases: an updated narrative
review [J]. Frontiers In Immunology, 2024, 15: 1 - 22.

[203] LI Y P, CHEN Y, YANG T H, et al. Targeting circulating high mobility group box -
1 and histones by extracorporeal blood purification as an immunomodulation strategy
against critical illnesses [J]. Critical Care, 2023, 27 (1): 77.

[204] EBEYER - MASOTTA M, EICHHORN T, WEISS R, et al. Heparin - functionalized
adsorbents eliminate central effectors of immunothrombosis, including platelet factor 4,
high - mobility group box 1 protein and histones [J]. International Journal of
Molecular Sciences, 2022, 23 (3): 1823.

[205] WEBER B, LACKNER I, BAUR M, et al. Effects of circulating HMGB - 1 and
histones on cardiomyocytes - hemadsorption of these DAMPs as therapeutic strategy
after multiple trauma [J]. Journal of Clinical Medicine, 2020, 9 (5): 1421.

[206] LI Y, SUN Y, ZHANG X Y, et al. Selective clearance of circulating histones based
on dodecapeptide - grafted copolymer material for sepsis blood purification [J]. Acs
Applied Materials & Interfaces, 2024, 16 (36): 47110 - 47123.

[207] KOBAYASHI N. Life support of artificial liver: development of a bioartificial liver to
treat liver failure [J]. Journal of Hepato - Biliary - Pancreatic Surgery, 2008, 16
(2): 113 - 117.

[208] ZAREAN M, KEIKHA M, POURSAFA P, et al. A systematic review on the adverse
health effects of di - 2 - ethylhexyl phthalate [J]. Environmental Science and
Pollution Research, 2016, 23 (24): 24642 - 24693.

[209] ALTINDAG I A, AKDOGAN Y. Spectrophotometric characterization of plasticizer
migration in poly (vinyl chloride) - based artificial leather [J]. Materials Chemistry

and Physics, 2021, 258: 1－7.

［210］ GAI K, REN X F, CHEN J Y, et al. Construction of Helically Oriented Syndiotactic Polypropylene/Isotactic Polypropylene Composites for Medical Interventional Tubes via Rotation Extrusion ［J］. Industrial & Engineering Chemistry Research, 2022, 62 (2): 971－981.

［211］ ZHANG M J, LIU X J, ZHOU W, et al. Ordered porous materials for blood purification ［J］. Separation and Purification Technology, 2023, 327: 2－16.

［212］ TORII Y, YAMADA S, YAJIMA M, et al. Polymethylmethacrylate Membrane Dialyzer: Historic but Modern ［J］. Blood Purification, 2023, 52 (Suppl1): 8－14.

［213］ KIM S W, LU M G, SHIM M J. Characteristics of medical polymer based on an epoxy resin system－Curing reaction characteristics of biphenol epoxy monomer with phenolic functional hardeners ［J］. Journal of Applied Polymer Science, 2001, 82 (6): 1495－1503.

［214］ HRIDYA V K, JAYABALAN M. Studies on in vitro biostability and blood compatibility of polyurethane potting compound based on aromatic polymeric MDI for extracorporeal devices ［J］. Journal of Materials Science: Materials in Medicine, 2008, 20 (Suppl1): 195－202.

［215］ WU W L, WANG Y W. Vulcanization and Thermal Properties of Silicone Rubber/ Fluorine Rubber Blends ［J］. Journal of Macromolecular Science, Part B, 2019, 58 (6): 579－591.

［216］ MA Y J, XU Y, DU L Y, et al. Association between systemic immune inflammation index and short term prognosis of acute on chronic liver failure ［J］. Scientific Reports, 2024, 14 (1): 21535.

［217］ 李兰娟, 黄祖瑚. 感染病学 ［M］. 2 版. 南京: 江苏凤凰科学技术出版社, 2021: 12.

［218］ 中华医学会感染病学分会艾滋病丙型肝炎学组. 成人人类免疫缺陷病毒感染者新型冠状病毒疫苗接种专家建议 ［J］. 中华内科杂志, 2021, 60 (7): 615－618.

［219］ 向小梅, 万星, 张娟, 等. 细胞因子水平在重症乙型肝炎患者表面抗原清除中的临床意义初探 ［J］. 陆军军医大学学报, 2024, 46 (16): 1913－1919.

［220］ 李颜颜, 史锋, 李烨, 等. 细菌类脂 A 结构与功能研究进展 ［J］. 微生物学

报, 2008, 48 (6): 844 - 849.

[221] 韩德五. 肠源性内毒素血症与肝功能衰竭 [J]. 临床肝胆病杂志, 1996, (1): 50 - 53.

[222] 陈然, 王帅, 高扬, 等. HBV 相关慢加急性肝衰竭合并脓毒症的诊疗进展 [J]. 肝脏, 2024, 29 (7): 867 - 870.

[223] 林镛, 颜耿杰, 张衍, 等. 乳酸与免疫的调节关系及其在肝衰竭诊疗中的价值 [J]. 胃肠病学和肝病学杂志, 2024, 33 (8): 1107 - 1112.

[224] MOREAU R, TONON M, KRAG A, et al. EASL Clinical Practice Guidelines on acute - on - chronic liver failure [J]. Journal of hepatology, 2023, 79 (2): 461 - 491.

[225] HOSTE E A J, DHONDT A. Clinical review: use of renal replacement therapies in special groups of ICU patients [J]. Critical Care, 2012, 16 (1): 201.

[226] NAKAE H, YONEKAWA C, WADA H, et al. Effectiveness of combining plasma exchange and continuous hemodiafiltration (combined modality therapy in a parallel circuit) in the treatment of patients with acute hepatic failure [J]. Therapeutic Apheresis, 2001, 5 (6): 471 - 475.

[227] KARVELLAS C J, STRAVITZ R T. High volume plasma exchange in acute liver failure: dampening the inflammatory cascade? [J]. Journal of hepatology, 2016, 64 (1): 10 - 12.

[228] WILLIAMS M E, BALOGUN R A. Principles of separation: indications and therapeutic targets for plasma exchange [J]. Clinical Journal of the American Society of Nephrology, 2014, 9 (1): 181 190.

[229] HIRANO R, NAMAZUDA K, SUEMITSU J, et al. Plasma separation using a membrane [J]. Transfusion and Apheresis Science, 2017, 56 (5): 649 - 653.

[230] KOMURA T, TANIGUCHI T, SAKAI Y, et al. Efficacy of continuous plasma diafiltration therapy in critical patients with acute liver failure [J]. Journal of gastroenterology and hepatology, 2014, 29 (4): 782 - 786.

[231] MORI T, EGUCHI Y, SHIMIZU T, et al. A case of acute hepatic insufficiency treated with novel plasmapheresis plasma diafiltration for bridge use until liver transplantation [J]. Therapeutic Apheresis, 2002, 6 (6): 463 - 466.

[232] ZHANG Y N, DONG R, LI Y, et al. Efficacy and safety of plasma diafiltration: Review of case reports and case series [J]. Therapeutic Apheresis and Dialysis,

2022，27（1）：3–11.

［233］ 代明金，赵媛，王芳，等. 血浆透析滤过治疗肝衰竭的有效性与安全性研究 ［J］. 华西医学，2024，39（7）：1063–1067.

［234］ SUEOKA A. Therapeutic Apheresis Application Using Membrane Plasma Fractionation Technology：Present Scope and Limitations ［J］. Therapeutic Apheresis，2001，4（3）：211–212.

［235］ ZHAO C S，ZHANG X H，YUE Y L. Performance Evaluation of Plasma Fractionation Membrane ［J］. Therapeutic Apheresis，2008，6（1）：86–88.

［236］ YE H，HUANG L L，LI W R，et al. Protein adsorption and desorption behavior of a pH – responsive membrane based on ethylene vinyl alcohol copolymer ［J］. Royal Society of Chemistry Advances，2017，7（35）：21398–21405.

［237］ SCHOELLER J，WUERTZ – KOZAK K，FERGUSON S J，et al. Ibuprofen – loaded electrospun poly（ethylene – co – vinyl alcohol）nanofibers for wound dressing applications ［J］. Nanoscale Advances，2023，5（8）：2261–2270.

［238］ SHIMIZU M，NAKAYAMA Y，TANIGUCHI T. Successful Treatment of Enterohemorrhagic Escherichia coli O111 – Induced Acute Encephalopathy and Hemolytic – Uremic Syndrome With Plasma Diafiltration ［J］. Therapeutic Apheresis and Dialysis，2014，18（5）：516–518.

［239］ AVRAMESCU M. Functionalised ethylene vinyl alcohol copolymer（EVAL）membranes for affinity protein separation ［J］. Journal of Membrane Science，2003，216（1/2）：177–193.

［240］ DUY NGUYEN B T，NGUYEN THI H Y，NGUYEN THI B P，et al. The roles of membrane technology in artificial organs：current challenges and perspectives ［J］. Membranes，2021，11（4）：239.

［241］ SIAMI G A，SIAMI F S. Membrane plasmapheresis in the United States：a review over the last 20 years ［J］. Therapeutic Apheresis，2001，5（4）：315–320.

［242］ THOMPSON J，JONES N，AL – KHAFAJI A，et al. Extracorporeal cellular therapy（ELAD）in severe alcoholic hepatitis：a multinational，prospective，controlled，randomized trial ［J］. Liver transplantation，2018，24（3）：380–393.

［243］ NYBERG S L，HARDIN J，AMIOT B，et al. Rapid，large – scale formation of porcine hepatocyte spheroids in a novel spheroid reservoir bioartificial liver ［J］. Liver Transplantation，2005，11（8）：901–910.

[244] GLORIOSO J M, MAO S A, RODYSILL B, et al. Pivotal preclinical trial of the spheroid reservoir bioartificial liver [J]. Journal of Hepatology, 2015, 63 (2): 388 – 398.

[245] LI Y, WU Q, WANG Y J, et al. Novel spheroid reservoir bioartificial liver improves survival of nonhuman primates in a toxin – induced model of acute liver failure [J]. Theranostics, 2018, 8 (20): 5562 – 5574.

[246] HICKEY R D, MAO S A, GLORIOSO J, et al. Curative ex vivo liver – directed gene therapy in a pig model of hereditary tyrosinemia type 1 [J]. Science Translational Medicine, 2016, 8 (349): 349ra99.

[247] LI W J, ZHU X J, YUAN T J, et al. An extracorporeal bioartificial liver embedded with 3D – layered human liver progenitor – like cells relieves acute liver failure in pigs [J]. Science Translational Medicine, 2020, 12 (551): eaba5146.

[248] WANG Y F, ZHENG Q, SUN Z, et al. Reversal of liver failure using a bioartificial liver device implanted with clinical – grade human – induced hepatocytes [J]. Cell Stem Cell, 2023, 30 (5): 617 – 631.

[249] WANG J L, REN H Z, LIU Y X, et al. Bioinspired artificial liver system with hiPSC – derived hepatocytes for acute liver failure treatment [J]. Advanced Healthcare Materials, 2021, 10 (23): 1 – 11.

[250] PASQUA M, PEREIRA U, MESSINA A, et al. HepaRG self – assembled spheroids in alginate beads meet the clinical needs for bioartificial liver [J]. Tissue Engineering Part A, 2020, 26 (11/12): 613 – 622.

[251] ZHU X, ZHANG B, HE Y, et al. Liver organoids: Formation strategies and biomedical applications [J]. Tissue Engineering and Regenerative Medicine, 2021, 18 (4): 573 – 585.

[252] GARCIA MARTINEZ J J, BENDJELID K. Artificial liver support systems: what is new over the last decade? [J]. Annals Of Intensive Care, 2018, 8: 1 – 14.

[253] HE Y T, QI Y N, ZHANG B Q, et al. Bioartificial liver support systems for acute liver failure: A systematic review and meta – analysis of the clinical and preclinical literature [J]. World Journal Of Gastroenterology, 2019, 25 (27): 3634 – 3648.

[254] PARK J, LEE D. Bioartificial liver systems: current status and future perspective [J]. Journal Of Bioscience And Bioengineering, 2005, 99 (4): 311 – 319.

[255] VAN DE KERKHOVE M P, HOEKSTRA R, CHAMULEAU R A F M, et al.

Clinical application of bioartificial liver support systems [J]. Annals Of Surgery, 2004, 240 (2): 216 - 230.

[256] DING Y T, SHI X L. Bioartificial liver devices: Perspectives on the state of the art [J]. Frontiers Of Medicine, 2011, 5 (1): 15 - 19.

[257] TUÑÓN M J, ALVAREZ M, CULEBRAS J M, et al. An overview of animal models for investigating the pathogenesis and therapeutic strategies in acute hepatic failure [J]. World journal of gastroenterology, 2009, 15 (25): 3086.

[258] BADAL B D, COX I J, BAJAJ J S. Are we ready to translate metabolomics into clinical practice for ACLF prediction and diagnosis? [J]. Journal of Hepatology, 2023, 79 (5): 1082 - 1084.

[259] DAVIDSON A J, ELLIS M J, CHAUDHURI J B. A theoretical method to improve and optimize the design of bioartificial livers [J]. Biotechnology and Bioengineering, 2010, 106 (6): 980 - 988.

[260] CHEN S C, HEWITT W R, WATANABE F D, et al. Clinical experience with a porcine hepatocyte - based liver support system [J]. The International Journal of Artificial Organs, 1996, 19 (11): 664 - 669.

[261] ROZGA J, PODESTA L, LEPAGE E, et al. A bioartificial liver to treat severe acute liver failure [J]. Annals Of Surgery, 1994, 219 (5): 538.

[262] CHEN S C, MULLON C, KAHAKU E, et al. Treatment of severe liver failure with a bioartificial liver [J]. Annals of the New York Academy of Sciences, 1997, 831: 350 - 360.

[263] SAMUEL D, ICHAI P, FERAY C, et al. Neurological improvement during bioartificial liver sessions in patients with acute Liver failure awaiting transplantation1 [J]. Transplantation, 2002, 73 (2): 257 - 264.

[264] GERLACH J, TROST T, RYAN C J, et al. Hybrid liver support system in a short term application on hepatectomized pigs [J]. The International journal of artificial organs, 1994, 17 (10): 549 - 53.

[265] SAUER I M, ZEILINGER K, PLESS G, et al. Extracorporeal liver support based on primary human liver cells and albumin dialysis - treatment of a patient with primary graft non - function [J]. Journal Of Hepatology, 2003, 39 (4): 649 - 653.

[266] SHI X L, ZHANG Y, CHU X H, et al. Evaluation of a novel hybrid bioartificial liver based on a multi - layer flat - plate bioreactor [J]. World Journal of Gastroenterology,

2012, 18 (28): 3752.

[267] HAN B, SHI X L, ZHANG Y, et al. No transmission of porcine endogenous retrovirus in an acute liver failure model treated by a novel hybrid bioartificial liver containing porcine hepatocytes [J]. Hepatobiliary & Pancreatic Diseases International, 2015, 14 (5): 492－501.

[268] SELDEN C, SPEARMAN C W, KAHN D, et al. Evaluation of encapsulated liver cell spheroids in a fluidised－bed bioartificial liver for treatment of ischaemic acute liver failure in pigs in a translational setting [J]. Public Library of Science One, 2013, 8 (12): 1－12.

[269] DING Y T, QIU Y D, CHEN Z, et al. The development of a new bioartificial liver and its application in 12 acute liver failure patients [J]. World Journal of Gastroenterology, 2003, 9 (4): 829.

[270] ZHANG Z, ZHAO Y C, CHENG Y, et al. Hybrid bioartificial liver support in cynomolgus monkeys with D－galactosamine－induced acute liver failure [J]. World Journal of Gastroenterology, 2014, 20 (46): 17399－17406.

[271] WENG J, HAN X, ZENG F H, et al. Fiber scaffold bioartificial liver therapy relieves acute liver failure and extrahepatic organ injury in pigs [J]. Theranostics, 2021, 11 (16): 7620－7639.

[272] LI L J, YANG Q, HUANG J R, et al. Study of severe hepatitis treated with a hybrid artificial liver support system [J]. The International Journal of Artificial Organs, 2003, 26 (6): 507－513.

[273] DEVARBHAVI H, ASRANI S K, ARAB J P, et al. Global burden of liver disease: 2023 update [J]. Journal Of Hepatology, 2023, 79 (2): 516－537.

[274] TERRAULT N A, FRANCOZ C, BERENGUER M, et al. Liver transplantation 2023: status report, current and future challenges [J]. Clinical Gastroenterology and Hepatology, 2023, 21 (8): 2150－2166.

[275] DWYER B J, MACMILLAN M T, BRENNAN P N, et al. Cell therapy for advanced liver diseases: repair or rebuild [J]. Journal Of Hepatology, 2021, 74 (1): 185－199.

[276] PENG W C, KRAAIER L J, KLUIVER T A. Hepatocyte organoids and cell transplantation: What the future holds [J]. Experimental & Molecular Medicine, 2021, 53 (10): 1512－1528.

[277] SCHNEEMANN S A, BOERS S N, VAN DELDEN J J M, et al. Ethical challenges for pediatric liver organoid transplantation [J]. Science Translational Medicine, 2020, 12 (552): 1.

[278] PRIOR N, INACIO P, HUCH M. Liver organoids: from basic research to therapeutic applications [J]. Gut, 2019, 68 (12): 2228 - 2237.

[279] ZHU X L, ZHANG B Q, HE Y T, et al. Liver organoids: Formation strategies and biomedical applications [J]. Tissue Engineering and Regenerative Medicine, 2021, 18 (4): 573 - 585.

[280] HU H L, GEHART H, ARTEGIANI B, et al. Long - term expansion of functional mouse and human hepatocytes as 3D organoids [J]. Cell, 2018, 175 (6): 1591 - 1606.

[281] MUN S J, RYU J S, LEE M O, et al. Generation of expandable human pluripotent stem cell - derived hepatocyte - like liver organoids [J]. Journal Of Hepatology, 2019, 71 (5): 970 - 985.

[282] LI Y, LU L G, CAI X B. Liver regeneration and cell transplantation for end - stage liver disease [J]. Biomolecules, 2021, 11 (12): 1907.

[283] HERNAEZ R, SOLA E, MOREAU R, et al. Acute - on - chronic liver failure: an update [J]. Gut, 2017, 66 (3): 541 - 553.

[284] ROSSI G, MANFRIN A, LUTOLF M P. Progress and potential in organoid research [J]. Nature Reviews Genetics, 2018, 19 (11): 671 - 687.

[285] SINGAL A K, MATHURIN P. Diagnosis and treatment of alcohol - associated liver disease: a review [J]. Journal of the American Medical Association, 2021, 326 (2): 165 - 176.

[286] WANG C, MA C, GONG L H, et al. Macrophage polarization and its role in liver disease [J]. Frontiers in Immunology, 2021, 12: 1 - 25.

[287] WEN B J, ZHANG C C, ZHOU J W, et al. Targeted treatment of alcoholic liver disease based on inflammatory signalling pathways [J]. Pharmacology & Therapeutics, 2021, 222: 1 - 18.

[288] WANG Y, CUI C B, YAMAUCHI M, et al. Lineage restriction of human hepatic stem cells to mature fates is made efficient by tissue - specific biomatrix scaffolds [J]. Hepatology, 2011, 53 (1): 293 - 305.

[289] LIN P, CHAN W C W, BADYLAK S F, et al. Assessing porcine liver - derived

biomatrix for hepatic tissue engineering [J]. Tissue Engineering, 2004, 10 (7 - 8): 1046 - 1053.

[290] SOTO - GUTIERREZ A, ZHANG L, MEDBERRY C, et al. A whole - organ regenerative medicine approach for liver replacement [J]. Tissue Engineering Part C: Methods, 2011, 17 (6): 677 - 686.

[291] UYGUN B E, SOTO - GUTIERREZ A, YAGI H, et al. Organ reengineering through development of a transplantable recellularized liver graft using decellularized liver matrix [J]. Nature medicine, 2010, 16 (7): 814 - 820.

[292] KIM S S, SUNDBACK C A, KAIHARA S, et al. Dynamic seeding and in vitro culture of hepatocytes in a flow perfusion system [J]. Tissue Engineering, 2000, 6 (1): 39 - 44.

[293] JI R, ZHANG N, YOU N, et al. The differentiation of MSCs into functional hepatocyte - like cells in a liver biomatrix scaffold and their transplantation into liver - fibrotic mice [J]. Biomaterials, 2012, 33 (35): 8995 - 9008.

[294] OWAKI T, SHIMIZU T, YAMATO M, et al. Cell sheet engineering for regenerative medicine: current challenges and strategies [J]. Biotechnology Journal, 2014, 9 (7): 904 - 914.

[295] ITABA N, MATSUMI Y, OKINAKA K, et al. Human mesenchymal stem cell - engineered hepatic cell sheets accelerate liver regeneration in mice [J]. Scientific Reports, 2015, 5 (1): 16169.

[296] NAGAMOTO Y, TAKAYAMA K, OHASHI K, et al. Transplantation of a human iPSC - derived hepatocyte sheet increases survival in mice with acute liver failure [J]. Journal Of Hepatology, 2016, 64 (5): 1068 - 1075.

[297] ZHONG C, XIE H Y, ZHOU L, et al. Human hepatocytes loaded in 3D bioprinting generate mini - liver [J]. Hepatobiliary & Pancreatic Diseases International, 2016, 15 (5): 512 - 518.

[298] BHATTACHARJEE N, URRIOS A, KANG S, et al. The upcoming 3D - printing revolution in microfluidics [J]. Lab on a Chip, 2016, 16 (10): 1720 - 1742.

[299] ZHOU Q, PATEL D, KWA T, et al. Liver injury - on - a - chip: microfluidic co - cultures with integrated biosensors for monitoring liver cell signaling during injury [J]. Lab on a Chip, 2015, 15 (23): 4467 - 4478.

[300] WU Q, LI Y, WANG Y J, et al. The effect of heparinized decellularized scaffolds on

angiogenic capability [J]. Journal of Biomedical Materials Research Part A, 2016, 104 (12): 3021 – 3030.

[301] WU Q, BAO J, ZHOU Y J, et al. Optimizing perfusion – decellularization methods of porcine livers for clinical – scale whole – organ bioengineering [J]. Biomed Research international, 2015, 2015 (1): 1 – 9.

[302] BAO J, WU Q, SUN J, et al. Hemocompatibility improvement of perfusion – decellularized clinical – scale liver scaffold through heparin immobilization [J]. Scientific Reports, 2015, 5 (1): 1 – 13.

[303] WU Q, LI Y, YANG Z, et al. Ectopic expansion and vascularization of engineered hepatic tissue based on heparinized acellular liver matrix and mesenchymal stromal cell spheroids [J]. Acta Biomaterialia, 2022, 137: 79 – 91.

[304] LI Y, WU Q, YANG Z, et al. Heterotopic vascularization and functionalization of implantable bio engineered hepatic tissue alleviates liver injury in rats [J]. Liver International, 2020, 40 (3): 712 – 726.

[305] BAO J, WU Q, WANG Y J, et al. Enhanced hepatic differentiation of rat bone marrow – derived mesenchymal stem cells in spheroidal aggregate culture on a decellularized liver scaffold [J]. International Journal of Molecular Medicine, 2016, 38 (2): 457 – 465.

[306] LANGIN M, MAYR T, REICHART B, et al. Consistent success in life – supporting porcine cardiac xenotransplantation [J]. Nature, 2018, 564 (7736): 430 – 433.

[307] ANAND R P, LAYER J V, HEJA D, et al. Design and testing of a humanized porcine donor for xenotransplantation [J]. Nature, 2023, 622 (7982): 393 – 401.

[308] PORRETT P M, ORANDI B J, KUMAR V, et al. First clinical – grade porcine kidney xenotransplant using a human decedent model [J]. American Journal of Transplantation, 2022, 22 (4): 1037 – 1053.

[309] MONTGOMERY R A, STERN J M, LONZE B E, et al. Results of two cases of pig – to – human kidney xenotransplantation [J]. New England Journal of Medicine, 2022, 386 (20): 1889 – 1898.

[310] GRIFFITH B P, GOERLICH C E, SINGH A K, et al. Genetically modified porcine – to – human cardiac xenotransplantation [J]. New England Journal of Medicine, 2022, 387 (1): 35 – 44.

[311] MALLAPATY S. First pig liver transplanted into a person lasts for 10 days [J]. Nature, 2024, 627 (8005): 710 - 711.

[312] LI T X, YANG Y Y, QI H Z, et al. CRISPR/Cas9 therapeutics: progress and prospects [J]. Signal Transduction And Targeted Therapy, 2023, 8 (2): 558 - 580.

[313] TAO J L, BAUER D E, CHIARLE R. Assessing and advancing the safety of CRISPR - Cas tools: from DNA to RNA editing [J]. Nature Communications, 2023, 14 (1): 212.

[314] SYKES M, SACHS D H. Progress in xenotransplantation: overcoming immune barriers [J]. Nature Reviews Nephrology, 2022, 18 (12): 745 - 761.

[315] ZHOU Q, LI T, WANG K W, et al. Current status of xenotransplantation research and the strategies for preventing xenograft rejection [J]. Frontiers In Immunology, 2022, 13: 1 - 22.

[316] MOHIUDDIN M M, SINGH A K, CORCORAN P C, et al. Chimeric 2C10R4 anti - CD40 antibody therapy is critical for long - term survival of GTKO. hCD46. hTBM pig - to - primate cardiac xenograft [J]. Nature Communications, 2016, 7 (1): 1 - 10.